ESSAI

SUR

L'HYGIÈNE INTERNATIONALE

SES APPLICATIONS

CONTRE LA PESTE, LA FIÈVRE JAUNE

ET LE

CHOLÉRA ASIATIQUE

Avec une carte indiquant la marche des épidémies de choléra, par les
routes de terre et la voie maritime.

PAR

ADRIEN PROUST

AGRÉGÉ A LA FACULTÉ DE MÉDECINE DE PARIS, MÉDECIN DES HOPITAUX,

Membre de la Société médicale des hôpitaux,
de la Société anatomique, de la Société d'anthropologie,
de la Société de médecine de Constantinople et de la Société de
médecine de Tiflis.

PARIS

G. MASSON, ÉDITEUR
LIBRAIRE DE L'ACADÉMIE DE MÉDECINE
17, PLACE DE L'ÉCOLE-DE-MÉDECINE, 17

ESSAI

SUR

L'HYGIÈNE INTERNATIONALE

CLICHY. — Impr. PAUL DUPONT, 12, rue du Bac-d'Asnières.

ESSAI

SUR

L'HYGIÈNE INTERNATIONALE

SES APPLICATIONS

CONTRE LA PESTE, LA FIÈVRE JAUNE

ET LE

CHOLÉRA ASIATIQUE

(Avec une carte indiquant la marche des épidémies de choléra, par les
routes de terre et la voie maritime.)

PAR

ADRIEN PROUST

AGRÉGÉ A LA FACULTÉ DE MÉDECINE DE PARIS, MÉDECIN DES HOPITAUX,

Membre de la Société médicale des hôpitaux,
de la Société anatomique, de la Société d'anthropologie,
de la Société de médecine de Constantinople et de la Société de
médecine de Tiflis.

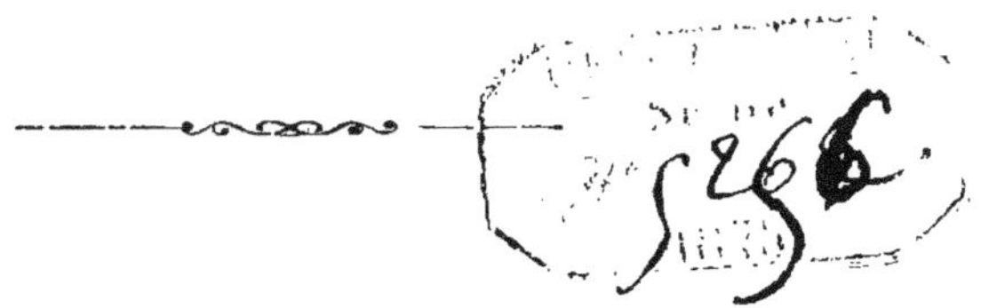

PARIS

G. MASSON, ÉDITEUR

LIBRAIRE DE L'ACADÉMIE DE MÉDECINE

17, PLACE DE L'ÉCOLE-DE-MÉDECINE, 17

1873

PRÉFACE

Les immenses travaux dont l'hygiène internationale a été l'objet dans ces derniers temps se trouvent disséminés dans une multitude de recueils et n'avaient pas été réunis jusqu'à présent dans un ouvrage spécial; et cependant il existe, à cet égard, tous les éléments d'un travail d'ensemble, destiné à montrer quels sont les adversaires que nous avons à combattre et quels sont les moyens jusqu'à présent employés dans ce but.

La direction de mes études m'a inspiré l'idée de rassembler les données éparses dans la science pour les fondre en un seul volume que je viens aujourd'hui soumettre au public. J'ai largement profité du *Dictionnaire d'hygiène publique et de salubrité*, de M. le professeur Tardieu, dans le cours de ces études, et j'ai puisé d'importants renseignements sur la *peste* dans la mémorable discussion de l'Académie et le rapport de Prus (1846); pour la *fièvre jaune,* j'ai surtout utilisé le rapport présenté à l'Académie de médecine par Mélier, sur l'épidémie de Saint-Nazaire. Enfin, pour le *choléra,* les travaux de la conférence de Constantinople et l'excellent livre de M. le docteur Fauvel m'ont fourni la plupart des matériaux que j'ai mis en œuvre.

J'ai donné une attention toute particulière à la question du choléra, dont l'importance doit frapper aujourd'hui tous les gouvernements. Occupé surtout de la prophylaxie de cette affection, je me suis attaché à préciser les points qui doivent être fortifiés contre l'invasion de cette épidémie, et qu'on peut considérer comme de véritables *positions stratégiques*.

La mission que le gouvernement français m'a confiée en 1869, m'a permis de visiter les pays que traverse habituellement le choléra, lorsqu'il suit la route de terre pour venir en Europe, et d'ajouter, sous ce rapport, quelques faits nouveaux à nos connaissances actuelles.

Je me suis occupé, en même temps, de la géographie du Turkestan, ce pays jusqu'à présent presque inexploré, mais auquel la conquête russe va sans doute imprimer une transformation complète.

Enfin j'ai cru devoir ajouter un appendice sur la *peste bovine*, et placer à la fin du volume une carte qui indique la marche comparée des épidémies de choléra par les routes de terre et la voie maritime.

ESSAI

SUR

L'HYGIÈNE INTERNATIONALE

PREMIÈRE PARTIE

DE L'HYGIÈNE INTERNATIONALE
CONSIDÉRÉE EN GÉNÉRAL

CHAPITRE PREMIER

Considérations générales sur l'origine et la propagation des épidémies.

La transmission des maladies par le contact est une idée qui remonte à la plus haute antiquité ; et les prescriptions si minutieuses par lesquelles Moïse cherchait à isoler, au milieu de son camp, les individus atteints de la lèpre ou d'autres affections qu'il supposait contagieuses (1), semblent indiquer que déjà, chez les anciens

(1) Le mot de contagion ne se trouve pas dans les livres attribués à Moïse; mais il nous semble que l'idée s'y trouve assez clairement exprimée par le mot de *souillure* qui s'y rencontre à chaque instant.

Égyptiens , très-versés d'ailleurs dans l'étude de la médecine, cette notion première avait été universellement acceptée.

Toutefois, par un hasard singulier, le premier récit d'une épidémie se propageant par voie de *contagion* nous a été transmis, non par un médecin, mais par un historien ; et la peste d'Athènes est le premier exemple connu de ces affections formidables qui, venues du dehors, s'abattent soudainement sur une population tout entière, et frappent mortellement, dans un court espace de temps, d'innombrables victimes.

Dans la marche de cette épidémie, la première dont l'histoire ait conservé le souvenir, nous retrouvons les principaux caractères qui, à diverses époques, se sont rencontrés dans d'autres affections de la même nature.

L'encombrement, la misère et la faim s'y montrent au nombre des causes prédisposantes qui, en tout temps, ont favorisé le développement de ces fléaux redoutables ; mais les deux caractères vraiment essentiels, ceux qui impriment aux yeux du médecin un cachet vraiment spécial à ce genre de maladie, nous les retrouvons tous deux dans la peste d'Athènes ; ce sont :

1° La localisation de l'épidémie, pendant un certain espace de temps, dans un foyer circonscrit ;

2° L'arrivée d'un germe morbifique venant du dehors.

Ce serait en Égypte (ou en Éthiopie), d'après Thucydide, que le mal aurait débuté : il aurait gagné de proche en proche la Perse, l'Asie Mineure et les îles de l'Archipel ; et c'est au Pirée que les premiers cas de cette maladie auraient éclaté parmi les habitants d'Athènes, preuve évidente que la voie des communications maritimes, seule praticable dans une ville assiégée par terre, avait servi de porte d'entrée à l'épidémie.

C'est dans des conditions analogues que les affections pestilentielles qui ont si souvent décimé les populations au moyen âge, paraissent s'être développées chez nous. On attribue aux incursions des Sarrazins en Europe l'apparition de la variole, maladie entièrement inconnue des anciens ; et si l'incertitude de l'histoire à cette époque laisse subsister quelques doutes à cet égard, il est indubitable que les Européens ont introduit cette maladie en Amérique et en Océanie, où, comme on le sait, elle a exercé, dans les premiers temps, d'épouvantables ravages.

Aussi, pendant tout le moyen âge, l'idée de la contagion a régné sans partage, et dès que les progrès de la civilisation et l'organisation plus régulière des sociétés modernes ont permis de mettre en pratique les données de la théorie, on s'est efforcé de circonscrire les épidémies et d'en arrêter la marche envahissante, par une surveillance rigoureuse et des mesures sanitaires plus ou moins adaptées à leur but.

Mais, depuis la fin du siècle dernier, des idées tout opposées se sont fait jour ; et l'on a vu des observateurs du plus grand mérite s'élever d'une manière générale contre la doctrine de la contagion et les conséquences pratiques que l'on prétendait en tirer.

La suppression des quarantaines, l'abolition de toutes les entraves qui peuvent gêner le commerce, et la libre circulation des voyageurs et des marchandises : tels sont les résultats les plus immédiats de cette opinion nouvelle. On comprend dès lors la faveur dont elle a naturellement joui chez les peuples mercantiles ; et l'on n'a guère été surpris, dans la conférence sanitaire de Constantinople, de voir le représentant de l'Angleterre s'élever au nom de l'humanité contre des mesures destinées à restreindre la liberté des échanges et gêner les transactions commerciales.

Aujourd'hui les idées anciennes semblent avoir regagné le terrain qu'elles avaient perdu, et l'on s'accorde généralement à penser que des germes d'infection apportés du dehors, ou ensevelis dans le sol, sont l'origine et la cause première de ces grandes épidémies qui, malgré certaines irrégularités plus apparentes que réelles, obéissent évidemment à des lois spéciales dans leur marche et leur développement.

Il est d'ailleurs évident que c'est exclusivement sur quelques points limités que porte le débat. Jamais, en effet, on n'a songé à nier le caractère éminemment contagieux de la variole et de certaines autres maladies qui peuvent régner épidémiquement ; mais le problème, malgré ces restrictions, n'en subsiste pas moins dans toute son intégrité : car c'est précisément à l'égard des seules affections qui puissent aujourd'hui donner lieu à des mesures sanitaires que la controverse est encore pendante.

La *peste*, la *fièvre jaune*, le *choléra*, tels sont les ennemis contre lesquels nous sommes appelés à nous défendre ; et toute la question, si nous l'envisageons au point de vue de l'hygiène internationale, se réduit à savoir si, pour ces trois maladies, il faut admettre ou

repousser le principe de la contagion. Ce n'est point
là, d'ailleurs, une de ces discussions purement scientifiques qui passionnent si vivement les esprits les plus
élevés, mais qui ne sauraient donner lieu, pour le moment, à une conclusion pratique. Il est évident, au
contraire, que la solution affirmative ou négative du
problème doit paralyser tous nos efforts, ou leur imprimer une direction nettement déterminée; car, si l'origine des épidémies se rattache à des causes cosmiques,
telluriques ou individuelles, sur lesquelles nous ne
pouvons nous flatter d'exercer aucune influence, il
faut nous résigner à les subir, et les supporter avec
autant de patience que les neiges de l'hiver et les sé-
cheresses de l'été.

Un exemple récent nous permettra de mieux expliquer notre pensée : la peste bovine s'est déclarée presque en même temps, il y a quelques années, en France
et en Angleterre; les vétérinaires français, convaincus
du caractère contagieux de cette épidémie et armés par
la loi d'une autorité suffisante, ont pris immédiatement les mesures les plus rigoureuses pour couper le
mal dans sa racine; il a suffi d'abattre une centaine de
têtes de bétail pour mettre un terme aux progrès de
l'épidémie.

En Angleterre, il n'en a pas été ainsi; et l'anarchie
des opinions ainsi que l'insuffisance de la législation
ayant laissé les choses suivre leur cours naturel, il
en est résulté une mortalité colossale, qu'on évalue à
plus de 300,000 têtes pour toute l'étendue du Royaume-
Uni.

Il est donc de la plus haute importance d'avoir sur
cette question des opinions bien arrêtées; et nous

croyons pouvoir le dire, les progrès de la science contemporaine paraissent devoir aujourd'hui dissiper toute incertitude à cet égard.

Une observation rigoureuse, appliquée aux faits individuels, a démontré que, plus d'une fois, l'arrivée d'un seul malade dans une localité jusqu'alors épargnée a suffi pour y développer le fléau; dans d'autres cas, il a été possible de s'assurer que la contamination des eaux ou du sol a suffi pour infecter certains quartiers d'une ville à l'exclusion des autres. Enfin, l'étude attentive de la marche des principales épidémies contemporaines a permis de constater qu'elles suivent un itinéraire presque aussi régulier que celui des voyageurs dont le déplacement sert à les transmettre.

Des expériences pratiquées sur les animaux ont enfin démontré que l'inoculation des produits morbides avait pour effet de déterminer un empoisonnement, dont les principaux symptômes étaient en rapport avec les phénomènes les plus caractéristiques de la maladie primitive.

Ainsi, les données de l'observation clinique, de l'hygiène internationale et de l'expérimentation directe se trouvent entièrement d'accord avec les enseignements de la médecine traditionnelle.

Il nous est donc permis de croire que, sur ce point comme sur tant d'autres, nos prédécesseurs avaient sainement jugé les choses, malgré toute l'imperfection de leurs moyens d'étude.

Ajoutons enfin que la tendance générale du mouvement scientifique moderne vient apporter à ces vieilles idées une jeunesse toute nouvelle. Les recherches si remarquables de M. Pasteur sur le panspermisme et l'intervention de ferments animés dans tous les phénomènes de la putréfaction ; les expériences si curieuses de Recklinghausen qui démontrent la possibilité de conserver presque indéfiniment des substances éminemment altérables (le sang, par exemple,) grâce à quelques précautions élémentaires destinées à prévenir la pénétration des germes venus de l'extérieur ; enfin, les découvertes vraiment capitales de M. Davaine relativement à l'origine du *sang de rate* et des autres maladies charbonneuses : voilà des arguments imprévus s'il en fut jamais, et qui donnent à l'idée de la contagion une force inattendue.

Aussi voit-on se dessiner une tendance à faire rentrer, dans le cadre des affections infectieuses et contagieuses, beaucoup de maladies, qui, jusqu'à présent semblaient y rester complétement étrangères.

Il nous suffira de citer l'infection purulente, qui se rattacherait, au dire de plusieurs micrographes des plus éminents, à la présence de certains microphytes dans les tissus.

Il ne nous appartient pas, évidemment, de résoudre des questions aussi controversées ; tout au plus nous permettrons-nous d'y faire allusion, pour caractériser la direction du mouvement qui semble entraîner aujourd'hui les esprits même les plus sévères.

D'ailleurs la discussion si intéressante qui se déroule en ce moment devant l'Académie de médecine de Paris n'est-elle pas aussi l'un des indices les plus significatifs de nos préoccupations contemporaines? Et les faits vraiment extraordinaires qu'elle a mis en lumière ne sont-ils pas de nature à nous inspirer de sérieuses réflexions, quelle que soit d'ailleurs la manière de les interpréter ?

Ce livre est conçu tout entier dans les idées que nous venons d'indiquer, ou, pour mieux dire, si ces idées n'existaient pas, il n'aurait aucune raison d'être. Le lecteur peut, dès à présent, se rendre compte du plan de l'ouvrage et de l'esprit qui a présidé à sa rédaction.

CHAPITRE II

Définition des mots : contagion, infection. maladies endémique, sporadique, épidémique; constitution épidémique.

Les mesures sanitaires sont dirigées contre les maladies qui trouvent un moyen d'extension et de propagation dans les contages qu'elles émettent.

Le mot *contagion*, dont la définition paraît, au premier abord, extrèmement simple, a donné lieu cependant à des confusions regrettables.

Je n'en citerai qu'un exemple.

La *commission de la peste* nommée par l'Académie royale de médecine (27 août 1844) arriva à cette conclusion singulière que la peste n'était pas contagieuse, et que cependant elle était transmissible, n'appliquant le mot contagieuses qu'aux maladies communicables par contact. Ce sont là des subtilités scolastiques qui sont surtout dangereuses dans le sujet qui nous occupe.

En effet, quel crédit l'administration accordera-t-elle à l'opinion de savants déclarant qu'une maladie est transmissible, mais n'est pas contagieuse ?

Précisons donc le sens qui doit être accordé au mot contagion.

Fracastor est le premier auteur qui ait posé la question d'une façon réellement scientifique, et les distinctions adoptées par le célèbre professeur de Padoue sont encore acceptées aujourd'hui. Il existe plusieurs modes de contagion. Quelquefois un simple *contact* suffit pour que les téguments soient atteints (*solo contactu afficiuntur*). Tantôt l'*inoculation* est nécessaire, la peau doit être entamée (*dilaceratur cutis*). D'autre fois la maladie se communique à *distance* (*contagionem transferunt*). Tantôt enfin il suffit de faire usage de hardes et de vêtements (*quæ apta sunt conservare seminaria prima contagionis*) (1).

Dans ce dernier cas, le principe contagieux s'attache à certains corps appelés *coutumaces,* lesquels sont susceptibles de le conserver intact pendant des années et, par suite, permettent son transport à des distances illimitées.

Sans doute les idées émises par Fracastor ne sont pas toutes également justes, et il sacrifiait évidemment à la poésie , lorsqu'il disait que certaines ophthalmies sont susceptibles de se communiquer par le simple regard des malades (2).

Mais on ne peut nier que Fracastor n'ait posé avec une précision remarquable les conditions de la contagion.

Il avait été précédé dans cette saine interprétation de la contagion par d'autres auteurs également célèbres.

---

1) *Fracastorii, de Contag.*, lib. I, p. 220 et 221 Lugd., 1550.
(2) *De Contag.*, lib. I, p. 107.

Thucydide pensait comme Fracastor, lorsque, au sujet
de la peste d'Athènes, qui, comme nous le verrons,
n'était point en réalité la peste, il disait : « Le mal
avait cela d'affreux qu'il se transmettait des malades
à ceux qui les soignaient. » Il plaçait comme nous la
seule preuve déterminante de la contagion dans le danger attaché à l'approche des malades.

Lancisi étudia le mode de pénétration du principe
contagieux. Ces voies étaient pour lui au nombre de
trois : l'absorption pulmonaire, à ses yeux la plus importante de beaucoup, l'absorption par la muqueuse de
l'appareil digestif, et enfin l'absorption par la peau (1).
Les deux premiers modes de contagion ont été aussi
appelés les modes de la contagion pneumogastrique.

Nous remplacerions volontiers, avec M. Fauvel, le
mot contagion par celui de transmission, qui, lui, ne
prête à aucune ambiguïté.

Mais si le premier terme doit être maintenu, il faut
du moins lui conserver le sens général que nous avons
adopté, et sous le bénéfice de ces réserves, nous défini-
rons, avec M. le professeur Bouillaud, la contagion :
« un acte par lequel une maladie déterminée se communique d'un individu qui en est affecté à un individu sain, au moyen d'un contact soit immédiat, soit
médiat. »

Mais comment la *contagion* se distingue-t-elle de
l'*infection?*

« Les fatigues excessives, prolongées, répétées outre
mesure, jointes à une alimentation mauvaise ou insuffisante, dépriment l'être vivant, en usant, par une dé-

____

(1) *Dissert. de nativ. deque adv. romani cœli qualitatibus,* p. 16.

pense exagérée, ses forces mal réparées. Elles s'asso-
cient à une cause nouvelle et puissante d'infection,
l'encombrement. L'encombrement accumule en un lieu
fermé ou d'accès difficile à l'air des matériaux organiques éliminés, et par conséquent inassimilables et nuisibles; il les condense en une atmosphère artificielle où
se passent bientôt des transformations catalytiques, qui
accroissent et multiplient les qualités funestes de cette
atmosphère confinée. Les êtres vivants renfermés et
pressés dans ces lieux délétères, condamnés à absorber
par les voies pulmonaires des matières plus hostiles à
la vie que celles qu'ils éliminent, souvent en outre
épuisés de travail et de fatigue, mal ou pauvrement
nourris, parfois atteints jusque dans leur force morale,
subissent et offrent toutes les conditions favorables aux
maladies infectieuses (1). »

C'est ainsi que les casernes, les camps, les hôpitaux,
les prisons, les navires, les garnis encombrés, sont des
foyers permanents de maladies infectieuses.

Ces conditions ne déterminent pas exclusivement
une espèce morbide comme le ferait un agent spécifique particulier. Elles sont communes et peuvent engendrer des espèces morbides différentes, suivant le
pays ou certaines circonstances spéciales. Tantôt, elles
provoqueront le typhus, tantôt la fièvre typhoïde, ici la
peste, là la fièvre jaune, ailleurs enfin le choléra. La
maladie infectieuse jette ensuite dans ces foyers où elle
a été créée de nouveaux éléments occasionnels, non
plus communs désormais, mais vraiment spécifiques. A

____

(1) Chauffard, *De la spontanéité et de la spécificité dans les maladies*, p. 157.

l'*infection* s'est ajoutée la *contagion*. De la sorte, naissent des maladies épidémiques, limitées à un centre, propres à des établissements, à un quartier spécial, à une maison. Dans la production et dans la propagation de ces épidémies interviennent à la fois et tour à tour les éléments occasionnels communs primitifs, et des éléments spécifiques, éléments de la « seconde heure, » suivant l'heureuse expression de M. le professeur Chauffard. Les éléments spécifiques contagieux vont bientôt primer les éléments communs infectieux dans le développement de la maladie.

L'*infection* diffère donc de la *contagion* en ce que celle-ci, une fois produite, n'a plus besoin pour se propager de l'intervention des causes qui lui ont donné naissance; qu'elle se reproduit, en quelque sorte, par elle-même, par voisinage; tandis que l'infection n'agit que dans la sphère du foyer d'où émanent les miasmes morbifiques.

On dit qu'il y a *épidémie* quand une maladie attaque un très-grand nombre d'individus, et on donne le nom d'*endémiques* aux maladies qui règnent habituellement dans un lieu déterminé. Ces maladies sont dues à une cause locale. Enfin, on dit qu'une maladie est *sporadique* (σπείρειν, disperser) lorsqu'elle n'attaque que quelques individus.

Il était nécessaire de préciser la valeur de chacun de ces termes, afin d'écarter à l'avance toute confusion. Nous puiserons maintenant des exemples dans les maladies dont nous devons nous occuper ici.

La peste, pendant de longues années, sévissait presque constamment en Orient. En Égypte, en Syrie, en Turquie même, il existait des causes locales qui produisaient la peste d'une façon à peu près permanente ; on disait alors qu'elle y était *endémique*.

L'Égypte était pour la peste, le principal foyer d'*infection ;* d'après Pariset, elle en aurait même été le foyer exclusif.

Mais le mal n'avait pas constamment la même intensité ; par moment il ne s'attaquait qu'à quelques individus isolés, il existait à l'état *sporadique ;* d'autres fois les causes d'infection étaient plus actives, puis la maladie venait jeter dans ces milieux misérables ses éléments contagieux, éléments de la seconde heure ; elle faisait de nombreuses victimes, elle devenait *épidémique*. Car, comme l'a dit le professeur Chauffard (1), « l'état d'épidémie résulte de l'intensité spécifique momentanée de certaines affections, il est plutôt le signe que la cause de cette haute intensité. »

On avait voulu accepter pour la peste une *constitution épidémique*, existant en dehors des foyers producteurs de l'épidémie. C'était là une erreur que nous réfuterons plus tard ; et Pariset a dit avec raison : « Ce n'est pas la constitution qui fait l'épidémie, c'est l'épidémie qui fait la constitution. » Mais revenons aux éléments spécifiques contagieux et voyons le rôle de ces éléments de la seconde heure. Je ne prendrai qu'un exemple, celui de Moscou.

La peste vient d'Orient, le mal s'insinue furtivement ; fait-il d'abord de grands ravages ? Non. Il arrive avec un ou deux hommes à la fin de novembre. Le mal va grandissant ; réduit d'abord à quelques cas

(1) Chauffard, *loc. cit.*, 213.

sporadiques, il devient épidémique, et si largement épidémique qu'il enlève des milliers de victimes à la fois. Comment cela? Par la contagion ; et, comme le dit Mertens, par le contact avec les malades, avec les cadavres, avec les vêtements, ces vêtements qu'on finit par enterrer, mais que la cupidité déterrait.

La contagion a donc, dans ce cas, le premier rôle, le rôle capital. Toutefois, les conditions de fatigues excessives et prolongées, d'alimentation mauvaise, insuffisante, d'encombrement, ne sont point sans action. Elles constituent un milieu tout préparé pour l'extension et la propagation de l'épidémie. La contagion joue le rôle de l'étincelle, et le milieu n'est que l'amas de poudre qui attend cette étincelle pour faire explosion. Je pourrais multiplier les exemples. Je pourrais montrer comment le choléra naît par infection dans l'Inde, où il est endémique, comment il est importé par contagion en Europe et produit surtout ses ravages dans les milieux misérables et malsains. Je ne déduirai de tous ces faits qu'une conclusion :

Les maladies ne doivent intéresser les gouvernements au point de vue des mesures sanitaires, que suivant qu'elles sont ou non transmissibles; mais toutes les maladies transmissibles ne relèvent pas de l'hygiène internationale, et il faut maintenant déterminer quelles sont les maladies contre lesquelles le système sanitaire doit être appliqué.

CHAPITRE III

Toutes les maladies transmissibles exigent-elles des mesures sanitaires internationales ? Évidemment non. Quelques-unes apparaissent dans notre pays, sous notre climat, sont engendrées sur notre sol : la fièvre typhoïde, la diphthérie, par exemple ; d'autres, d'origine exotique, se sont si profondément acclimatées chez nous, qu'elles font partie intégrante de notre constitution pathologique, comme la variole, la scarlatine, la rougeole.

Toutes ces maladies intéressent évidemment l'hygiène publique, mais ne réclament aucune mesure préventive au point de vue de l'importation. D'après une communication récente faite à l'Académie par M. le professeur Chauffard (15 octobre 1872), le typhus ne devrait plus être considéré comme une maladie indigène, faisant partie de la pathologie de notre race ; il devrait, comme le choléra, être rangé parmi les maladies épidémiques exotiques, ayant pour foyer d'origine le nord de l'Europe et certaines parties de l'Italie méridionale, ne paraissant sur notre sol que par importation, et ne s'y acclimatant pas après y avoir été importées.

Cette opinion a été également soutenue par M. Kelsch, professeur agrégé au Val-de-Grâce (1). Pour lui, le typhus est endémique exclusivement en Irlande et dans les provinces frontières de la Russie, de la Pologne, de l'Allemagne, et surtout de la haute Silésie. C'est de l'Irlande que le typhus se propage aux principales villes d'Angleterre et d'Ecosse, comme Glasgow, Liverpool, Édimbourg, Birmingham, Londres, où viennent affluer les Irlandais émigrant pour l'Amérique.

Suivant le professeur Chauffard, le typhus ne se déplace et ne marche que par étapes régulières. Il n'offre rien de capricieux ou d'inattendu dans ses invasions successives. Le plus ordinairement, il stationne sur les lieux envahis ; on s'en rend maître et on l'isole sans difficulté. Le typhus s'épuise rapidement, sa faculté contagieuse s'affaiblit graduellement sur un sol où il demeure étranger ; importé, il meurt promptement comme espèce morbide.

Les raisons sur lesquelles s'appuie le professeur Chauffard sont de divers ordres. Pour lui, les petites épidémies que l'on observe de temps à autre sur certains points du territoire ou dans certains établissements spéciaux, tels que bagnes ou prisons, seraient rarement des épidémies de typhus ; et il conteste d'autant plus la nature de la plupart de ces épidémies locales, que depuis la guerre de Crimée aucune éclosion de typhus

(1) *Gaz. hebd.*, 15 oct. 1872.

n'a été signalée dans les prisons, dans les casernes, dans les centres manufacturiers voués à l'encombrement et souvent à la plus extrême misère.

Le même argument est encore invoqué pour expliquer l'épidémie de typhus observée en Algérie. Pour M. Chauffard, il semble démontré que le typhus exanthématique, importé de Crimée en Afrique, ne s'y est jamais complétement éteint : il a continué à frapper quelques victimes parmi les indigènes ; l'épidémie de typhus de l'Algérie ne serait alors qu'une épidémie mal éteinte et ravivée, dans le foyer où elle couvait, par la misère et la faim.

C'est encore par l'importation que M. Chauffard explique une petite épidémie observée à Riantec. Cette petite épidémie a été décrite par le docteur Gilett et a été le sujet de sa thèse inaugurale à la Faculté de Paris.

Riantec est situé à l'extrémité occidentale du département du Morbihan, sur les bords de la mer, dont un vaste prolongement pénètre dans l'intérieur des terres sous le nom de golfe de Riantec. Cette petite ville compte 4,000 âmes et a dans son voisinage immédiat Nézenel, Kerderf et Locmiquélic, où résident un certain nombre d'ouvriers de l'arsenal maritime de Lorient. Tous ces villages ou bourgs sont en relation continue avec la ville de Lorient, distante seulement de quelques kilomètres. Le typhus de Riantec s'est successivement étendu à ces divers villages. Il s'est éteint complétement après avoir sévi durant une année.

M. Chauffard fait remarquer qu'il n'existe pas de différence entre la misère et la malpropreté des habitants de Riantec et celle des autres hameaux du Morbihan. Il insiste surtout sur ce fait que Riantec est, non-seulement une petite ville maritime, mais est en communication continuelle avec un véritable port de mer et un important atelier de construction navale, Lorient, et que, dans ces circonstances, l'importation du typhus, bien qu'elle ait pu échapper, est chose probable. C'est l'importation seule qui, à Riantec, peut rendre un compte réel de l'apparition, de la marche et de la disparition du typhus exanthématique.

Mais l'argument principal sur lequel s'appuie M. Chauffard repose sur l'absence de typhus à Paris et à Metz pendant la dernière guerre. A Metz, dit M. Chauffard, les souffrances et les privations ont dépassé toute expression. L'encombrement occasionné par les réfugiés, les blessés, les malades, était effroyable ; et cela aussi bien chez les particuliers que dans les hôpitaux et ambulances. Les habitants étaient rationnés et ne recevaient qu'une quantité insignifiante de viande de cheval ; le pain était rare, les légumes frais manquaient ; l'esprit public vivait dans un état de fermentation et de douleur constamment entretenu et accru par les bruits sinistres de trahison.

Toutes les causes génératrices du typhus se pressaient dans cette ville désespérée ; aussi le typhus était-il attendu comme le résultat fatal et le couronnement funeste de tant de misères. Malgré ces prévisions lugubres, à Metz comme à Paris, le typhus n'a pas paru.

Par opposition, le typhus infligeait à l'armée prussienne des pertes considérables. Et cependant cette armée était loin de supporter les privations que l'on ressentait si cruellement à l'intérieur de la ville. Armée victorieuse, largement approvisionnée, bien commandée, occupant de larges espaces, supportant les fatigues de la guerre mais non les influences délétères de l'encombrement, de l'alimentation insuffisante, du sombre désespoir, elle était dans les conditions qui assurent un état sanitaire satisfaisant. A coup sûr, continue le professeur Chauffard, d'après l'étiologie commune du typhus, c'est la ville assiégée que le typhus aurait dû décimer, c'est l'armée assiégeante qu'il aurait dû épargner. Néanmoins, les faits dénotaient la situation inverse : le typhus manquait là où tout l'appelait, il existait là où on n'aurait pas dû le voir.

Enfin, il est une dernière considération que M. Chauffard fait valoir : c'est que les épidémies de typhus importées sur notre sol, qui n'est pas le leur, qui abordaient ce sol par une sorte d'irruption, mais où elles n'étaient pas nées, et apparaissaient comme des étrangères, ces épidémies s'y éteignaient promptement : elles n'y trouvaient pas les éléments de fécondité et de renouvellement qu'elles rencontrent ailleurs ; après avoir sévi dans un rayon et pour un temps limité, elles disparaissaient d'elles-mêmes , et le sol français envahi était bientôt délivré d'un fléau qu'il ne saurait longtemps nourrir.

Évidemment, ces diverses raisons ont une très-grande valeur; l'épidémie de Riantec, dans une petite ville, au bord de la mer, au voisinage d'un port, peut bien être une épidémie importée. Toutefois, l'importation n'est pas absolument démontrée; elle est possible, mais on n'a pas saisi le corps du délit.

Les faits des prisons, des casernes, du typhus d'Algérie, sont moins importants. Ils peuvent, sans doute, avoir été le résultat des derniers vestiges du typhus de Crimée ; il y a là une hypothèse dont la probabilité est très-admissible, mais qui n'a pas acquis la valeur d'une démonstration.

Le contraste qu'offre l'immunité de l'armée française à Metz, avec les ravages du typhus dans l'armée prussienne, est un argument évidemment puissant. Toutefois, malgré les souffrances des populations françaises, elles n'ont pas présenté cependant toutes les conditions de misère, de malpropreté, d'air confiné, au même degré que certaines parties de la Prusse orientale et de la Russie, où des malheureux, pour se soustraire à la rigueur du froid, passent des jours et des semaines dans des trous, se préoccupant plus de conserver la chaleur que de renouveler l'air.

Pour certains médecins, et je citerai en particulier M. Kelsch, le typhus n'existait pas plus dans le campement autour de Metz et de Paris que dans Metz et Paris même. Pour eux, la forme typhique régnant chez les Allemands était la fièvre typhoïde, que par une erreur de terminologie les Allemands appellent souvent typhus sans autre dénomination particulière.

D'autres affirment que le typhus exanthématique s'est montré à Metz, dans la population civile, à la suite du blocus. Le docteur Michaux (1) a cité quelques-uns de ces faits. Le docteur Viry (2) admet également que quelques cas de typhus ont existé dans la ville de Metz, et il établit la distinction des conditions hygiéniques au milieu desquelles se trouvaient la population civile d'un côté et l'armée de l'autre. L'encombrement était beaucoup plus considérable à l'intérieur de Metz

(1) *Gaz. hebd.*, 17 janvier 1873.
(2) *Gaz. hebd.*, 24 janvier 1873.

que dans l'armée qui campait à l'extérieur. Or, c'est parmi la population civile que les cas de typhus auraient été observés. Quand bien même ces cas seraient authentiques, on pourrait encore opposer à la genèse du typhus dans Metz, l'importation possible de cette maladie à la suite des combats de Borny et Gravelotte, combats dans lesquels l'armée française a fait plusieurs centaines de prisonniers (1).

Ces arguments, ces faits contradictoires ne sauraient décider une question aussi complexe, ni détruire l'opinion généralement acceptée dans notre pays, de la naissance du typhus sur notre sol, sous l'influence de certaines conditions spéciales.

Cependant, grâce à la communication de M. Chauffard, cette question sera désormais mieux approfondie et, en présence d'une épidémie de typhus, les conditions étiologiques en seront mieux déterminées.

M. Chauffard d'ailleurs n'a pas voulu formuler une opinion absolue. Il termine, en effet, ainsi sa communication :

« Je ne prétends pas avoir fourni une démonstration complète du problème étiologique que j'ai soulevé. De nouvelles observations sont nécessaires pour arriver à de pleines convictions sur ce sujet. Il faut attendre les lumières qu'elles apporteront avant de se prononcer sur l'étiologie définitive du typhus. Il importe surtout de ne

---

(1) Cette question, pleine d'actualité et d'intérêt, est en ce moment l'objet d'un débat académique qui, nous l'espérons, éclairera les points obscurs. Au moment où ces feuilles s'impriment, la discussion se trouve interrompue par le débat de la septicémie, et la discussion du typhus n'a encore donné lieu qu'à une seule communication, celle du professeur Bouchardat (séance du 7 janvier 1873). M. Bouchardat a soutenu l'ancienne étiologie du typhus.

pas accéder à des solutions préconçues, ou fondées sur une observation incomplète. »

C'est en nous basant sur ces réserves prescrites par M. le professeur Chauffard, que nous croyons ne pas devoir ranger encore d'une façon définitive le typhus au nombre des maladies exclusivement exotiques, ne pouvant se développer sur notre sol que par importation.

Cette maladie, ne réclamant pas d'une manière générale l'intervention de la police sanitaire, ne me semble pas devoir prendre place dans cet ouvrage.

Les mesures préventives pourront être utiles dans certaines circonstances spéciales, lorsqu'une épidémie de typhus sévira dans un pays voisin ; mais ces cas, purement accidentels, ne réclament que des mesures partielles et ne sauraient être régis par une réglementation fixée à l'avance.

Qu'un navire, par exemple, ayant le typhus à bord, débarque dans un port de France, il sera nécessaire de prescrire une série de mesures pour l'isolement des passagers, pour l'assainissement et la purification du navire. De même encore, si un navire aborde avec la variole, le même ordre de mesures devra être appliqué. Mais il y a là une série de précautions sanitaires ayant trait à un navire déterminé, dans un cas déterminé, qui n'est régie par aucune loi générale concernant la provenance ou le point de départ du navire. C'est pourquoi le typhus et la variole ne nous paraissent point devoir prendre place dans cette étude.

Il est encore une maladie contre laquelle on a proposé des mesures internationales, je veux parler de la syphilis. Ce sujet a même été l'objet de communications et de discussions intéressantes au *congrès médical international* de Paris, en 1867. La question était ainsi posée : « Est-il possible de proposer aux divers gouvernements quelques mesures efficaces pour restreindre la propagation des maladies vénériennes ? » C'est là un problème extrêmement important que nous aurons peut-être à reprendre un jour; mais les mesures à employer appartenant à un ordre tout différent, nous ne saurions les classer dans cet ouvrage. La syphilis ne peut pas être considérée comme une maladie exotique, dont l'importation puisse être empêchée d'un pays à l'autre. Elle appartient à l'hygiène publique, mais non pas à l'hygiène internationale.

Nous arrivons à une maladie qui, quoique d'un tout autre ordre, a cependant pu, dans quelques cas, être confondue avec la syphilis.

Née sur les bords du Nil, la lèpre, si l'on en croit la tradition, a presque parcouru le monde, suivant les grands mouvements des peuples. On a cru la reconnaître dans une description faite par Moïse. Les Israélites paraissent l'avoir rapportée d'Égypte où elle était endémique. Du moment qu'elle eut franchi les limites de ce foyer elle se répandit en Palestine, puis en Arabie, en Perse; elle suivit Alexandre en Macédoine et en Grèce, Pompée en Italie et en Espagne (1). Elle

---

(1) La lèpre, d'après Morejon, aurait été importée en Espagne en l'an 60 avant J.-C. par les armées de Pompée, lesquelles l'avaient prise en Syrie. En 923 de notre ère, cette maladie fit de grands ravages dans la péninsule Ibérique. Pendant le onzième siècle (1067), elle avait pris de telles proportions, qu'il fallut enfin créer des établissements hospitaliers pour les lépreux. Pendant le quinzième, la lèpre représente une des grandes endémies de l'Espagne.

En 1726, la lèpre règne dans l'Andalousie à la manière d'une mala-

envahit l'Europe pendant le moyen âge avec une fureur inouïe. C'était au temps des croisades; les croisés furent accusés d'avoir rapporté ce fléau des contrées orientales. Cette opinion paraît erronée. Toutefois ces lointaines expéditions, qui créaient de fréquentes relations de l'Orient avec l'Occident, devaient multiplier les éléments de contagion en ramenant en France de nouveaux lépreux.

La conviction généralement répandue de la contagion de la lèpre amena les rigueurs exercées contre les malheureux lépreux et l'isolement affreux auquel on les réduisit.

Si une institution nous frappe dans l'histoire du moyen âge, c'est celle des léproseries. Ces établissements étaient déjà très-nombreux sous Charlemagne, et Voltaire nous apprend que Louis VIII laissait par testament cent sous à chacune des 2,000 léproseries de son royaume.

D'après Mézeray, « il n'y avait ny ville ny bourgade qui ne fust obligée de bâtir un hospital pour les retirer. »

Rotharis avait publié cette loi célèbre : « Si quis « leprosus fuerit affectus, et cognitus fuerit judici et

---

die épidémique grave. A l'époque où Thierry voyageait en Espagne (1755), il y existait vingt léproseries. Cette maladie règne encore en Catalogne, en Andalousie, dans la Galice, les Asturies, Grenade.

En Portugal, le siége de la lèpre le plus anciennement connu est le district montagneux de Laloës. La maladie est également endémique aux Algarves.

D'après le rapport officiel de Gomeg (1821), à la léproserie de Saint-Lazare, à Lisbonne (1820), il y avait quarante malades atteints de la lèpre, désignée ici comme au Brésil sous le nom de morphea.

D'après la communication de Troghci (1853), on observerait encore cette maladie assez fréquemment.   Hirsch.

« populo, quia certa sit veritas, expulsus sit a civi-
« tate vel a casa sua, ita ut solus inhabitet. »

Ainsi donc, le moyen âge, comme l'antiquité, regardait cette maladie comme contagieuse. Les écrivains arabes, grecs, hindoux n'ont jamais mis en doute ce mode de transmission, et cependant, aujourd'hui, il est généralement accepté que la lèpre n'est pas contagieuse. Nous la considérons en France comme une maladie à peu près exotique ; elle existe encore dans toutes les parties du monde.

En Islande, la lèpre existe sous le nom de spedalsked. Le nombre des lépreux était en 1857 d'environ 150 sur 52,000 habitants (Guérault).

Aux îles Féroé, le nombre des lépreux était en 1846 de 66.

La lèpre est très-répandue dans la partie sud-est de la Russie d'Europe, à l'est de la Crimée, sur le littoral de la mer d'Azov, le long du Caucase jusqu'à Astrakan, près de la presqu'île de Cherson, sur les bords du Don, ainsi que dans l'Oural. Elle existe aussi dans quelques localités des provinces baltiques, particulièrement en Finlande, en Esthonie, en Courlande, et cela, non-seulement parmi les habitants des côtes, mais aussi, d'après Meyer, parmi la population des villes situées plus à l'intérieur.

En Suède, la lèpre s'observe dans la province de Helsingelande. Cette maladie est endémique sur les rives du grand fleuve de Ljusnam.

Le nombre des lépreux est considérable en Norwége, principalement dans certains districts des environs de Bergen. Au dénombrement de 1846, on comptait 1 lépreux sur 95 habitants ; il existait dans toute la Norwége 1,122 spedalsques dans les provinces, et 196 internés dans les hôpitaux spéciaux de Bergen, Drontheim, Molde et Christiania. Ces chiffres sont aujourd'hui (1857) au-dessous de la vérité et, d'après Boëck et Danielsen (1), la maladie a fait des progrès dans ces dernières années (Guérault).

En Italie, la lèpre est endémique dans quelques localités du littoral, sur la côte orientale, à Comacchio, située dans les lagunes de Ferrare ; elle est un peu plus fréquente sur le littoral du golfe de Gênes depuis Chiavari jusqu'à Nice.

La lèpre, d'après Hennen, règne endémiquement dans un village de Céphalonie. Elle se rencontre dans quelques îles grecques ainsi que dans plusieurs villages d'Eubée et d'Andros, mais particulièrement dans les îles turques, Tenedos, Patmos, Samos et surtout à Candie. Elle s'observe également en Syrie et en Palestine (2).

La lèpre est endémique dans quelques régions de la Perse ; on rencontre des lépreux à Tabris, à Zendjam, à Hamadan.

---

(1) Danielsen et Boëck, *Traité de la spedalsked ou éléphantiasis des Grecs*, Paris, 1848, in-8°, et atlas in-folio.

(2) Godard, qui a visité ces pays, nous fait connaître les détails suivants :

« On prétend qu'il n'y a pas d'exemple ici (Jérusalem, juillet 62) d'Européens ayant gagné la lèpre.

Ils se marient entre eux, c'est-à-dire qu'un lépreux achète une lépreuse. Il la paye 400 piastres environ. Un derviche fait le marché, et la femme appartient au mari.

Un lépreux a deux femmes. Je lui ai demandé si elles pouvaient le quitter puisqu'il était lépreux. Il me dit d'un air féroce que non, qu'elles ne pouvaient le quitter que s'il voulait divorcer, mais qu'il ne le ferait pas.

J'ai appris le 25 juillet que, sur les vingt lépreux qui composent la

La lèpre est très-commune à Bombay, à Madras; elle s'y montre sous toutes les formes.

A Foo-Chow (Chine) la lèpre est très-répandue; les lépreux sont cantonnés et nourris dans des léproseries.

colonie de Jérusalem, il n'y avait réellement que deux ménages de lépreux : Abd-el-Gader a épousé Eloué; Mahmoud-Achmed, que l'on pourrait appeler l'homme *momie*, a épousé une femme lépreuse et aveugle : il a bien fait de la prendre aveugle ; c'est pour faire son ménage, a-t-il dit.

Jusqu'ici, sur huit cas, il y a trois transmissions de la mère à l'enfant..... Jusqu'ici, il me semble que la lèpre transmise par les parents débute de bonne heure, même pendant l'enfance.

Jusqu'à présent, j'ai toujours vu la lèpre par hérédité transmise par la mère, et pas d'exemple de lèpre venant du grand-père ou de la grand-mère, des oncles ou des tantes.»

Godard cite aussi les notes suivantes fournies par Eloué : « La variété des petits boutons fait mourir vite.

Les lépreux peuvent aller dans la ville. Lorsqu'un chrétien lépreux meurt, le prêtre vient et l'enterre dans le cimetière des chrétiens. Quand c'est un musulman, on fait venir un cheik de la mosquée d'Omar, le mort est enterré sans être porté à la mosquée, et on fait les prières d'usage.

A Jérusalem, les parents n'ont pas peur de gagner la lèpre, mais ils pensent que la maladie se gagne plus facilement dans les villages que dans la ville.

Quand un lépreux épouse une femme, il ne l'achète pas à ses parents, mais il la paye elle-même.

La lépreuse transforme l'argent, prix de son achat, en piastres, dont elle fait une sorte de collier qu'elle place sur sa tête suivant l'usage des paysannes de la Palestine; elle coud toutes les pièces par le trou qu'on leur a fait. Cette somme, qui est sa fortune, elle la tient cachée sous un grand voile. Quand elle a absolument besoin d'argent, elle découd une pièce.

Il paraît que le mariage entre lépreux se fait ainsi : quand l'homme et la femme sont d'accord, on fait venir un cheik qui écrit sur un papier la somme que l'homme doit donner à la femme, puis le marié paye un grand dîner à tous les lépreux.

Quand dans un village, un homme ou une femme est atteint de la lèpre, on chasse le malade, et il doit se réfugier à Ramleh (près de Jaffa), à Naplouse ou à Jérusalem.

Eloué ne croit pas que la nourriture rende malade; elle croit que

A l'île Sitka (Amérique) on rencontre la lèpre tuberculeuse.

D'après Hoest, Lemprière et Jackson, la lèpre règne au Maroc ; les lépreux sont en grand nombre et habitent un quartier séparé, bien que restant en relations habituelles avec la population.

Suivant les observations de Prosper Alpin, de Larrey, de Pruner, de Griesinger et les rapports de tous les voyageurs, la lèpre règne endémiquement sur toute la vallée du Nil, sur le littoral méditerranéen et sur celui de la mer Rouge ; il en serait de même pour l'Abyssinie, où la lèpre n'est pas seulement limitée au littoral et aux plaines, mais où on l'observe fréquemment aussi sur les plateaux. Elle serait inconnue au Sennaar ; en revanche elle est commune au Darfour. Cette maladie est également endémique le long de la côte septentrionale d'Afrique ; elle serait plus rare dans le pays des dattes que dans les autres régions. La lèpre est aussi répandue en Sénégambie. On rencontre cette maladie en suivant la côte ouest d'Afrique depuis Sierra Leone jusqu'à la côte du Congo ; il existe à la colonie du Cap deux léproseries. On signale la fréquence de la lèpre à Madagascar, à la côte de Mozambique, à Maurice et à la Réunion. Elle est fort commune à Madère ; elle règne endémiquement aux Açores. Elle a été constatée à Sainte-Hélène.

La lèpre se rencontre dans beaucoup de localités du Mexique ; elle est de préférence endémique parmi

la lèpre vient de frayeur ; elle dit que les lépreux qui ont les doigts rétractés ou coupés peuvent encore avoir des enfants. Elle me dit qu'il y a maintenant à Ennebrond, sur la route de Nazareth, un homme sain de corps, fils d'un lépreux, dont les enfants n'ont pas la maladie.»
GODARD, *Égypte et Palestine*, p. 186.

les tribus indiennes. Elle ne s'est pas seulement montrée sur le littoral et dans les plaines, mais encore, d'après les observations de Cheyne, sur beaucoup de points des terres hautes (Colombie).

La lèpre règne dans les anciennes possessions espagnoles de l'Amérique du Sud qui forment la nouvelle-Grenade et le Venezuela.

Dans la république de l'Equateur, elle est très-répandue.

Ulloa a appelé l'attention sur son extension à Carthagène et aux environs. Restreppo mentionne son endémicité à Bogota, Tunga, Casanare, Socorro, Pamplona, etc.,et Etcheverria, qui lui-même était lépreux, a donné des renseignements sur la léproserie de Quito. Aux Antilles, la lèpre est connue sous le nom de cocubéa (cacabay), sévit principalement sur les nègres et les hommes de couleur, et ne se montre pas dans toutes les îles avec la même intensité.

Au Brésil la lèpre, connue sous le nom de morphéa, est extrêmement fréquente. A l'exception des provinces de Rio-Grande et de Maranhao qui, selon Rendu et Plagge, en seraient à peu près exemptes, la maladie règne endémiquement dans cette contrée, mais de préférence dans les provinces de l'intérieur de Matto-Grosso et Minas-Geraes. Au dire de Tschudi, on rencontre des localités dans cette province où chaque famille est lépreuse (Hirsch).

En 1758, la lèpre est apparue dans la baie de Mizamichi (nouveau Brunswich) et a fait assez de ravages pour que l'on ait entrepris de parquer les lépreux dans une léproserie (à Tracadie).

A Bornéo, dans les kampongs des indigènes, on

voit quelques individus atteints de la lèpre. Les cas graves sont relégués dans une cabane au bord de l'eau (1).

Presque tous les médecins qui ont observé la lèpre dans ces pays nient qu'elle soit contagieuse.

Cette contradiction apparente entre le passé et le présent a été différemment interprétée. On a prétendu que la lèpre pouvait avoir perdu son caractère contagieux. Bazin soutient cette opinion, ajoutant « qu'elle n'a pour l'esprit rien de choquant. » D'autres auteurs (et cette manière de voir nous paraît beaucoup plus acceptable) croient que la lèpre du moyen âge est un type extrêmement complexe dans lequel ont été confondus un grand nombre d'états morbides, la syphilis entre autres.

Cependant des faits plus récents, et qui ont été communiqués à un comité anglais institué en 1863 pour recueillir les travaux qui ont paru sur la lèpre, paraissent donner plus de vraisemblance à l'opinion favorable à la contagion.

Quelques observations ont été recueillies, qui établiraient la transmission par inoculation directe du pus ulcéreux, ou par contact de ce pus. Le docteur Pollard, à la Guyane, prétend que les enfants d'une famille européenne ont contracté la maladie en jouant avec un jeune nègre. Les docteurs Duffey, Carney, Van Holst, citent des faits où la transmission se serait produite entre personnes ayant couché dans le même lit. Les médecins du Bengale ont fait connaître des cas semblables. A Honolulu, dans les îles Sandwich, la lèpre

(1) Ces détails sur la distribution géographique de la lèpre ont été donnés par Hirsch et par Rey. (*Géographie médicale.*)

inconnue jusqu'alors y fut importée par les Chinois en 1848 ; depuis ce temps la propagation a été telle qu'un recensement a signalé 250 lépreux. H. Haeser (1). qui relate ces faits, ajoute que, d'après les rapports envoyés au comité, les lépreux sont partout évités, et que là où l'isolement est complet la maladie diminue, tandis qu'elle paraît s'accroître dans des conditions inverses.

A la Guyane, depuis l'émancipation, la lèpre envahit les familles blanches. Elle se propage avec une telle rapidité, qu'un dixième de la population en est infecté (Laure).

A la Réunion, la lèpre grecque n'est pas rare et présente une grande bizarrerie dans son mode de transmission.

A Santa-Fé, la lèpre est assez répandue pour y avoir nécessité la création d'un hôpital spécial. On la considère comme contagieuse.

A l'archipel des Amis (Tonga-Tabou, Océanie), Barthe, médecin de la *Sybille*, a vu des lésions qui, d'après les missionnaires, seraient liées à la maladie lépreuse. Dans ce pays, la maladie passe pour contagieuse ; les individus atteints de cette affection sont mis en quarantaine, à quelque caste qu'ils appartiennent. Ils se tiennent eux-mêmes à l'écart, et cachent le plus possible leur infirmité.

Toutefois d'autres faits semblent contredire ceux que nous venons de citer :

Chose curieuse, à la léproserie de la Désirade, où il a été difficile d'empêcher entièrement le rapproche-

(1) H. Haeser, *Geschichte der epidemischen Krankheiten.* (Iena. 1865.)

ment des sexes, la plupart des enfants nés de père et mère lépreux n'ont pas présenté la lèpre.

En Abyssinie, les lépreux ne sont pas séquestrés. Dans quelques familles, les mâles sont tous atteints, et les femmes restent indemnes bien qu'elles donnent naissance à des enfants lépreux (Carré).

La question ne saurait être tranchée par aucun de ces exemples.

Toutefois je suis entré dans ces détails, parce que la plupart de ces faits m'ont paru curieux, par leur opposition avec une opinion généralement acceptée. Mais nous n'avons pas à craindre, en ce moment, l'importation de la lèpre et il faudrait bien d'autres exemples et beaucoup plus concluants pour qu'on songeât à prendre contre cette maladie une mesure restrictive quelconque.

Je ne m'arrêterai pas non plus sur la *dengue (dengue fever)* (1), quoique l'histoire de cette maladie

---

(1) La *dengue* est une affection fébrile, *sui generis*, avec début soudain, s'accompagnant de douleurs intenses dans les grandes et petites articulations; vers le troisième jour, éruption cutanée particulière (efflorescence), paraissant sur la paume des mains, s'étendant rapidement sur toute la surface du corps, mais n'étant appréciable que rarement au delà de vingt-quatre heures.

Il y a alors une rémission évidente des symptômes; les rechutes sont nombreuses, et la maladie peut persister ainsi pendant deux mois à peu près, caractérisée par la prostration et la cachexie, et subissant par intervalle des exacerbations ou rechutes, caractérisées elles-mêmes par des phénomènes rhumatoïdes ou névralgiques. Jusqu'à présent, d'après W. Dunkley, cette maladie a toujours été bénigne.

Voir pour plus de détails un rapport fait par le docteur Elliot et publié en 1863; un rapport fait par la commission spéciale de la fièvre (fièvre épidémique du Bengale), par les docteurs : F. Anderson, C. Palmer et J. Elliot, publié dans la *Gazette de Calcutta* (2 mars 1870), par David Smith.

Voir aussi un travail par W. Aitken, sur la dengue *(dandy fever)*.

semble indiquer qu'elle se propage avec les courants humains et qu'elle suit les diverses voies de communication. Elle paraît avoir été observée pour la première fois à Rangown, en mai 1824, et s'être propagée plus tard à Calcutta. Stedman note son arrivée à Saint-Thomas. Elle fut observé aussi aux îles Baléares et à la Jamaïque ; on l'a vue plus tard en Amérique et dans les Indes occidentales. Elle a sévi plusieurs fois sur nos possessions du Sénégal (1845, 1848, 1856 et 1865), et, ce qui est plus important pour nous, elle a éclaté brusquement dans le sud de l'Espagne : dans une seule ville, à Cadix, 1,400 personnes ont été frappées. Enfin le docteur Sparrow, en notant les avantages qu'il a retirés de l'isolement et de la séquestration des malades, paraît confirmer la transmissibilité de la dengue.

Il incomberait donc à la prophylaxie de prévenir le mal et d'en restreindre les ravages. Cependant l'histoire et le caractère de cette affection sont trop peu connus pour qu'il soit possible de formuler en ce moment aucune règle sanitaire.

Les seules maladies qui doivent intéresser l'hygiène internationale, celles d'ailleurs contre lesquelles on institue un ensemble de mesures et de règlements, qui portent le nom de *régime,* de *système,* de *police sanitaires,* sont : la peste, la fièvre jaune et le choléra asiatique (1).

Voir aussi une observation de Sparrow (*Madras Monthly Journal of Med. sciences,* mai 1872).

Voir aussi William Anstie (*System of medecine,* edited by Reynold, *Dengue or dandy fever,* 1866) ; H. Rey (*Archives de médecine navale,* 1868); et Jules Rochard (*Nouveau Dictionnaire de médecine et de chirurgie,* art. Dengue, 1869).

Voir enfin un excellent article sur la *dengue* dans la *Gaz. hebd.* (1873), par M. Labadie-Lagrave.

(1) Dans un appendice, nous dirons quelques mots de la peste bo-

Nous suivrons, dans notre description, l'ordre même de l'apparition des maladies ; nous étudierons donc successivement la peste, la fièvre jaune et le choléra asiatique. Mais avant d'entrer dans cette étude, il est un point sur lequel nous devons encore nous arrêter :

Une maladie contagieuse spécifique peut-elle être spontanée ? Peut-elle apparaître en dehors d'une transmission, c'est-à-dire sans importation d'un principe contagieux ? Cette question, qui soulève un des côtés les plus difficiles de la pathologie générale, dépasserait les limites que nous nous sommes imposées ; d'ailleurs, aucune des trois maladies dont nous avons à nous occuper n'est jamais née spontanément chez nous. Si la peste, pendant le moyen âge, a pu avoir en Europe (d'après quelques auteurs) un foyer d'origine, cette origine ne peut être acceptée aujourd'hui. Le choléra *nostras* se développe bien en France, mais il ne doit pas être confondu avec le choléra *asiatique,* et si les deux maladies peuvent avoir la même expression symptomatique, elles sont de nature toute différente. Le choléra asiatique n'a qu'un berceau, c'est l'Inde. Aussi, sans entrer dans cette discussion de la spontanéité, qui nous ferait remonter à l'origine première des maladies, nous dirons que, ni la peste, ni la fièvre jaune, ni le choléra asiatique ne sont jamais nés spontanément en Europe, et que, lorsqu'une de ces maladies y existe, elle a été évidemment importée. Or, c'est cette impor-

vine ou typhus contagieux des bêtes à cornes, qui, au point de vue de l'origine exotique, de l'importation et de la prophylaxie, présente avec la peste à bubons, la fièvre jaune, le choléra asiatique, de très-grandes analogies.

tation que les gouvernements doivent prévenir. C'est là que doivent tendre les efforts de l'hygiène internationale, c'est là pour elle le but à atteindre.

Il est cependant une objection qu'on peut nous adresser : n'est-il pas dangereux de dire et de proclamer que ces trois terribles fléaux peuvent se communiquer de l'homme à l'homme et ne doit-on pas craindre, qu'en affirmant cette vérité, on ne décourage les populations et qu'on n'augmente leurs terreurs ? Nous ne le pensons pas. Nous croyons, au contraire, qu'on se défendra avec plus de sagesse contre le choléra, lorsqu'on saura comment et par quel mode il est contagieux.

Quand ces vérités seront vulgarisées, on ne verra plus des populations, affolées de terreur, se jeter sur des malheureux qu'elles accusent d'empoisonner les fontaines, et on n'assistera plus à ces défaillances professionnelles, à ce spectacle navrant de médecins regardant des pestiférés de loin, à travers des lunettes d'approche, leur jetant des bistouris à distance, les laissant eux-mêmes opérer leurs bubons, et les faisant mouvoir de loin à l'aide de crochets.

CHAPITRE IV

Police sanitaire, historique. — Venise, Gênes, Marseille. — Lazaret de Venise, 1403. — Intendances sanitaires, leur indépendance. — Loi du 3 mars, 1822. — Conférences sanitaires internationales, Paris, 1852, 1859 ; Constantinople, 1865. L'hygiène internationale est fondée.

La première maladie exotique dont l'importation ait été combattue par des mesures sanitaires est la peste d'Orient.

Nous ne trouvons, en effet, dans les auteurs de l'antiquité, aucune mention de ces mesures préventives dirigées contre les grandes pandémies qui, à diverses époques de l'histoire, ont désolé l'humanité.

L'introduction du système sanitaire en Europe, suivi de son application la plus immédiate, la création des lazarets, paraît appartenir à la république de Venise.

Venise, sortant de ses lagunes, fit avec les musulmans ses premiers essais de commerce en leur vendant des chrétiens pour esclaves (Pariset). Tant que ce commerce fut limité, ou lorsqu'il se trouva suspendu par les rivalités des Orientaux, Venise, suivant la remarque de Robertson, ne fut point affligée par la peste. Mais lorsqu'elle fut devenue assez forte pour entreprendre des conquêtes, lorsqu'elle eut couvert la Méditerranée de ses vaisseaux et qu'elle fit à la fois le commerce et la guerre, elle fut envahie par une suite de pestes qui avaient le Levant pour origine.

En six siècles (de 901 à 1500) elle en eut 63.

Ainsi maltraitée, Venise fut conduite par l'excès de ses malheurs, d'abord à proscrire la vente, puis à détruire et brûler les effets des morts. Elle créa bientôt des provéditeurs de la santé, un bureau de santé, et finalement un *lazaret* qui a servi de modèle à l'Europe et a obtenu les suffrages de Montesquieu et de Voltaire.

Ce lazaret fut établi dans une île appartenant aux pères Augustins et appelée *Sainte-Marie-de-Nazareth*. C'est du nom de cet hôpital que le docteur Frari (1) fait dériver le mot lazaret.

Dans les premiers temps du lazaret vénitien, on y mettait en observation tout navire venant d'Alexandrie, par cela seul qu'il venait d'Alexandrie, et n'eût-il pas eu à la mer le plus léger indice de maladie.

Les autres villes qui étaient en relations de commerce avec le Levant imitèrent bientôt Venise (2), et chacune voulut avoir son lazaret : Gênes, d'abord, en 1467 ; Marseille, en 1526 ou 1527 (le lazaret de Venise datait de 1403). Cependant, déjà avant cette époque, Marseille

---

(1) Frari, *Sulle presenti questioni della peste* Venise, 1847.

(2) *Histoire des principaux lazarets d'Europe*, par J. Howard. Paris, 1801. — *Guide sanitaire des gouvernements européens*, par H. J. Robert, Paris, 1826, 2 vol. in-8°.

possédait des établissements qui devaient la protéger de la peste. Les consuls de la ville reçurent du roi René des instructions tendant à appliquer à ces établissements le régime des léproseries.

Ces premières institutions eurent d'abord un caractère purement municipal, mais bientôt ces administrations sanitaires se rendirent indépendantes, prirent une influence considérable et arrivèrent à lutter contre les municipalités dont elles émanaient et n'étaient en somme que la délégation. Toutefois, malgré ces allures un peu despotiques, la *Santé* de Marseille rendit de grands services.

Depuis 1720, en effet, la peste importée neuf fois dans le lazaret de Marseille s'y est éteinte presque à l'insu des habitants. La dernière de ces importations, dont M. le docteur Berthulus a donné le relevé exact, date de 1837.

Le pouvoir de l'intendance de Marseille fut consacré en France par un grand nombre d'actes émanés des souverains. Il lui fut même accordé une certaine juridiction. Les navires venant des ports du Levant ne purent aborder qu'à Marseille ou à Toulon. Les règlements ne s'appliquèrent donc qu'à ces ports et il fut expressément interdit aux bâtiments de se montrer sur aucun autre point.

La réglementation n'avait été faite qu'en vue des villes du midi, et jusqu'à l'apparition de la fièvre jaune à Saint-Nazaire les ports de l'Océan étaient régis par des règlements beaucoup moins sévères que ceux de la Méditerranée (1).

---

(1) Voir dans les *Lois et règlements* l'arrêté ministériel qui applique

Nous avions bien en France quelques règlements sanitaires (1), mais nous n'avions pas une loi, un code sanitaire pouvant s'appliquer uniformément à la France tout entière, lorque parut la fièvre jaune, en 1821, sur les frontières du midi, en Catalogne.

La France alors se sentit menacée. Il y eut un grand effroi dans toutes les populations méridionales; le gouvernement lui-même s'émut et la loi du 3 mars 1822, une des meilleures lois qui aient été promulguées à ce sujet, parut, suivie de l'ordonnance du 7 août de la même année et d'instructions détaillées, qui développaient avec une sagesse et une netteté remarquables les dispositions précédentes, de façon à faciliter leur application.

Cependant les attaques contre cette loi furent vives ; Chervin, dans son *Examen des principes de l'administration en matière sanitaire* (2), ainsi que dans sa *Pétition aux Chambres pour la suppression immédiate des mesures sanitaires* (3), se montra l'ardent antagoniste des quarantaines.

La tentative infructueuse qu'on fit du système quarantenaire contre le choléra de 1830-1832 aida encore à discréditer ce système. En même temps, notre conquête de l'Algérie faisait surgir de nouvelles difficultés quant à son application. Les communications incessantes et forcées avec ce nouveau département ren-

au littoral de l'Océan et de la Manche les dispositions de la convention internationale.

(1) Voir dans les *Lois et règlements* le règlement de Louis XIV et de Colbert, de 1683 ; une autre déclaration du roi, de 1729 ; une autre de 1748, etc...

(2) Paris, 1827.

(3) 1843, 1 vol. in-8°.

dirent à peu près impossible l'observation des quarantaines exigées pour les provenances d'Orient.

Les compagnies de bateaux, frappées de la concurrence qui leur était faite par certaines compagnies étrangères, attaquèrent également le système des mesures restrictives.

Toute cette opposition entraîna le gouvernement à des modifications profondes du système quarantenaire.

Cette nouvelle réglementation se trouve dans une ordonnance royale du 18 août 1847, un décret du 10 août 1849 et un décret du 24 décembre 1850. Mais l'administration ne voulut pas céder complétement ; les deux partis se firent des concessions réciproques, et il sortit de ce débat une transaction consacrée par l'acte de la conférence de 1852, qui ne constitue en réalité ni une quarantaine efficace, ni la libre pratique pure et simple. Cette convention sanitaire, conclue entre la France, la Sardaigne et le Portugal, fut promulguée par un décret impérial qui porte la date du 27 mai 1853 (1).

Un dernier décret du 4 juin 1853 est relatif à la mise à exécution de cette convention sanitaire. Il est suivi d'instructions ayant pour but de bien déterminer et expliquer les mesures qu'exige l'application de ce décret (2).

Mais que pouvait-on espérer d'un pareil système, que devait-on attendre d'une quarantaine contre le choléra

(1) Voir ce décret dans les *Lois et règlements*.

(2) Cette convention n'ayant pas été renouvelée, se trouve maintenant abrogée. En 1859, il y eut une nouvelle conférence composée exclusivement de diplomates. Cette conférence avait pour but de reviser certaines résolutions de la conférence sanitaire de 1852 ; la conférence s'est réunie, elle a formulé des résolutions, mais la guerre de 1859 survint et la révision projetée n'eut pas de suites.

de 3 à 5 jours, y compris le plus souvent la traversée des navires, sans qu'il fût tenu compte, ni de la durée de l'incubation, ni de la diarrhée prémonitoire, ni des effets contaminés, ni des linges souillés par les déjections, toutes conditions qui sont reconnues aujourd'hui déterminer les lois de la transmission du choléra ? Quelle garantie espérer de lazarets qui, pour la plupart, étaient accolés aux villes, construits sur un terrain souvent poreux et marécageux, presque toujours mal choisi, à la manière de casernes ou de prisons, encombrés, et dans lesquels les quarantenaires respiraient un air confiné et malsain ? Je pourrais citer comme exemple les lazarets de Beyrouth, des Dardanelles, d'Ancône, de Trébizonde et le vieux lazaret de Bakou, sur la mer Caspienne, que j'ai visité il y a quelques années.

De pareils moyens étaient plus aptes à propager la maladie qu'à l'arrêter ; et une seule conclusion pouvait être déduite de leur emploi : l'inefficacité des mesures restrictives.

Toutefois, si la conférence sanitaire de 1852 a proposé parmi ses règlements certaines mesures dont on a pu voir les imperfections, l'existence même de cette conférence reste cependant, à elle seule, un grand progrès dans l'histoire du système sanitaire. Jusqu'ici Venise, Gênes, Marseille avaient cherché à se protéger isolément. Après l'épidémie de Barcelone en 1822, le gouvernement français avait agi comme nous l'avons vu ; d'autres pays l'avaient imité. Chaque gouvernement avait pris ses propres mesures sanitaires, mais il les prenait pour lui seul, sans concert préalable avec ses voisins.

En 1852, la question entre dans une nouvelle phase.

La France, qui déjà à plusieurs reprises avait essayé de réunir une conférence sanitaire internationale, y réussit enfin. Les délégués des différents pays furent convoqués à Paris.

Pour la première fois les puissances se concertaient dans un but d'intérêt commun ; l'hygiène internationale était fondée.

Comment, en effet, prendre des mesures sanitaires sérieuses, basées sur des notions scientifiques, comment prétendre à leur rigoureuse observation par tous les gouvernements, si chacun de ces gouvernements n'y a lui-même coopéré ?

Le principe posé, ses heureux effets ne devaient pas tarder à se faire sentir.

L'épidémie de choléra de 1865 venait d'éclater avec une rapidité foudroyante. Les populations du midi furent terrifiées. L'Europe comprit qu'elle ne pouvait rester ainsi, chaque année, à la merci du pèlerinage de la Mecque. Le gouvernement français prit l'heureuse initiative de réunir une conférence sanitaire internationale à Constantinople, ce centre stratégique du choléra.

Le système des mesures restrictives fut, dans cette conférence, l'objet d'une discussion sérieuse et c'est à partir de ce moment que les quarantaines furent établies sur une base réellement scientifique.

Ces moyens préventifs ont toujours rencontré de chauds partisans et d'ardents adversaires ; mais la vérité se trouve rarement dans les extrêmes.

Plusieurs périodes peuvent être distinguées dans l'histoire des mesures restrictives. Tout d'abord les populations sont saisies de terreur, elles sont affolées, elles veulent être protégées à tout prix.

C'est la première période, la période de la superstition et de la terreur.

C'est ainsi que des villages atteints de peste ont été brûlés (1). Des malheureux, accusés d'avoir empesté une ville en frottant des rampes d'escalier avec des emplâtres chargés de pus de bubons pestilentiels (2), ont été livrés aux derniers supplices. De même encore, il était interdit sous peine de mort de porter secours à des naufragés partis de lieux mis à l'index par l'intendance sanitaire, avant d'y avoir été autorisé par elle (3).

De malheureux pestiférés mouraient sans avoir vu ni médecin ni chirurgien durant tout le cours de leur maladie. Un autre n'était vu qu'au 6e jour, et seulement à l'aide de lunettes d'approche. Des malades sont obligés de se rendre de leur chambre à la grille intérieure de l'enclos Saint-Roch (lazaret de Marseille) pour être vus de loin par les hommes de l'art. A ceux-

---

(1) On avait décidé de brûler la ville de Digne. Toutefois, Gassendi rapporte que la décision prise de brûler cette ville avait été abandonnée au moment d'être mise à exécution, parce que l'autorité, ayant su que la peste était dans trois ou quatre villes voisines, recula devant la nécessité de tout brûler. L'allusion de Fracastor avait été saisie :

> Proderit et lætos stipularum incendere campos,
> Et nemora intacta et sanctos exuere lucos.

Opera omnia de contagione, lib. II, cap. VII, p. 239.

(2) *Arrêts notables du parlement de Toulouse* (liv. III, tit. VIII).

(3) Foderé, *Dict. des sc. méd.*, art. Lazaret, p. 373.

ci on jette les bistouris dont ils ont besoin pour ouvrir leurs bubons. A ceux-là les secours ne sont administrés qu'à distance par les fenêtres, et à l'aide de machines. Il est même un cas dans lequel un malade, après être resté trois jours sur le carreau, est tiré sur un matelas à l'aide de crochets. Mais laissons ces souvenirs, qui sont heureusement loin de nous.

Ces exagérations barbares devaient bientôt soulever des oppositions et des résistances.

Nous entrons dans la deuxième période, la période de réaction.

L'atmosphère est considérée comme le véhicule des maladies épidémiques à de grandes distances, et, par la pente rapide qui pousse toute réaction jusqu'à l'extrême opposé, les quarantaines sont déclarées inutiles, les départs et les arrivées sont affranchis de tout contrôle.

Le choléra de 1830 vint, comme nous l'avons vu, fournir de nouvelles armes aux adversaires des mesures restrictives.

En effet, des quarantaines sévères avaient été établies, des cordons sanitaires organisés sur une vaste échelle, en Russie, en Prusse et dans d'autres points de l'Europe centrale. Mais ces mesures, appliquées au milieu de populations denses, ne devaient aboutir qu'à des mécomptes. Les cordons qui avaient pour but de conjurer les progrès de l'épidémie en ont été les agents propagateurs.

En présence de cette marche toujours envahissante du fléau, la doctrine de la diffusion par l'air fut généralement acceptée.

La conférence sanitaire de Constantinople fit justice de ces erreurs. Tout en acceptant que les quarantaines aient été souvent mal appliquées, elle a proclamé les heureux effets du système protecteur (1). Elle a établi en principe, que les mesures restrictives, connues d'avance et appliquées préalablement, sont beaucoup moins préjudiciables pour le commerce et les relations internationales, que la perturbation qui frappe l'industrie et les transactions commerciales à la suite d'une invasion de choléra. Elle a alors montré, en ce qui concerne le choléra, que les quarantaines ont une efficacité d'autant plus grande qu'elles sont appliquées plus près du point d'origine de la maladie.

Elle a précisé les points voisins de la mer Rouge où les postes sanitaires devaient être placés et, nous-mêmes, dans une mission qui nous a été confiée à ce sujet, nous avons déterminé les points de la frontière russo-persane qui devaient protéger l'Europe contre le choléra venant de la Perse, où il exerce presque constamment ses ravages.

Avec la conférence de Constantinople la question des mesures restrictives entre dans la troisième période, la période scientifique.

(1) A. Hirsch s'exprime ainsi :

« On a pu suivre l'importation de la peste de l'Orient en Europe, dans les dernières épidémies du dix-septième siècle et dans le commencement du dix-huitième. Depuis cette époque, la peste s'est éteinte graduellement en Europe. Ce résultat a marché d'accord, on ne peut le nier, avec l'établissement et le perfectionnement des quarantaines, soit de l'Europe à l'Orient, soit de pays à pays. Je ne conçois pas comment, en considérant les faits sans prévention, on peut se refuser à attribuer à un système bien ordonné de quarantaines, la raison principale de l'extinction de la peste sur le territoire de l'Europe. Je dis la raison principale, car il faut tenir compte des progrès de l'hygiène et des améliorations de l'état social. »

La conférence a établi les vrais principes d'hygiène internationale, s'occupant exclusivement de leur application contre le choléra. Il serait utile qu'une nouvelle conférence internationale généralisât ces principes, revînt sur quelques points de détails qu'un premier examen n'a pu élucider complétement, et donnât ainsi pour l'Europe les bases d'un code sanitaire international.

Les développements dans lesquels nous allons entrer ont pour but de vulgariser les notions scientifiques qui doivent être la base de cette réglementation.

CHAPITRE V

Utilité et nécessité des mesures restrictives. — Cordons sanitaires. — Lazarets. — Quarantaines. — Patentes de santé. — Interrogatoire sanitaire. — Arraisonnement. — Organisation sanitaire des ports de la France.

Quels sont les moyens prophylactiques, les mesures restrictives qui doivent nous protéger contre la peste, la fièvre jaune et le choléra?

Et d'abord, l'utilité de ces mesures peut-elle être contestée? Leur égitimité peut-elle être mise en doute? Évidemment, non. Du moment où il est démontré que la peste, la fièvre jaune et le choléra asiatique ont chacun leur foyer d'origine, que le berceau de ces maladies peut être circonscrit, qu'elles sont susceptibles de quitter ce berceau, qu'enfin elles peuvent être importées, cette importation doit être prévenue par les mesures sanitaires ; l'humanité les commande ; elles sont en droit d'une justice absolue, et chaque gouvernement doit chercher à sauvegarder la santé des individus dont les intérêts lui sont confiés.

On a invoqué contre les mesures restrictives le trouble que leur rigoureuse exécution peut imprimer aux relations commerciales.

Mais il faut rechercher si, comme l'a dit la conférence de Constantinople, en s'appuyant de documents nombreux, cette interruption momentanée n'est pas beaucoup moins nuisible aux transactions commerciales que le trouble général qui suit une épidémie cholérique. Cette opinion est attaquée par M. Girette (1), mais les arguments qu'il a invoqués ne me semblent pas réfuter d'une façon suffisante les raisons données par la conférence.

M. Fauvel a repris cette discussion; il a montré que, si la restriction imposée au commerce produisait pour certains pays, comme l'Angleterre (2), plus de trou-

(1) Jules Girette, *la Civilisation et le choléra*; Paris, 1867.

(2) En Angleterre, il n'y a pas de lazaret. Il n'y a, pour ainsi dire, pas d'organisation sanitaire. Dans quelques circonstances exceptionnelles, le gouvernement prend des mesures extrêmement sévères.

Le *London Gazette* a publié en 1866 le texte d'un arrêté rendu sous l'autorité du conseil privé contre l'importation du choléra en Angleterre. Après avoir rappelé l'acte promulgué dans la sixième année du règne de George IV, chapitre LXXVIII, l'arrêté continue ainsi :

« Attendu qu'une maladie infectieuse, c'est-à-dire le choléra asiatique, existe dans quelques pays étrangers ; et attendu qu'il est nécessaire d'empêcher (*to cut off*) toute communication entre les personnes se trouvant à bord des navires infectés de la maladie et les autres sujets de Sa Majesté;

« 1º Que dans le cas où un navire quelconque arrivant dans quelque port que ce soit du Royaume-Uni, aurait à bord cette maladie, aucune personne ne pourra débarquer de ce navire avant trois jours francs, à partir du moment de son arrivée, sans la permission des autorités *locales;*

« 2º Les autorités *locales* feront immédiatement examiner toutes les personnes se trouvant à bord de ce vaisseau, par un médecin ou chirurgien, et elles autoriseront le débarquement immédial des personnes qui, après l'examen du médecin ou du chirurgien, seront déclarées par eux, exemptes de cette maladie.

« 3º Toutes les personnes que ce médecin ou ce chirurgien décla-

bles que ceux que provoque une épidémie cholérique, le contraire existe pour les contrées méridionales ; là, l'opinion de la conférence reprend toute sa valeur.

Les moyens qui ont été employés contre la peste, la fièvre jaune et le choléra sont fondés sur cette opinion, que ces maladies ne peuvent être transportées par l'air à de grandes distances, à travers les mers et les déserts, mais qu'elles sont susceptibles d'importation. Nous nous contentons en ce moment d'affirmer ces propositions, qui trouveront leur démonstration dans les développements qui vont suivre.

Examinons successivement : les cordons sanitaires, les quarantaines, les lazarets, les patentes de santé, enfin l'acte de la reconnaissance et de l'arraisonnement.

Cordons sanitaires. — On donne le nom de cordon

reront présenter quelques symptômes de cette maladie, seront transférées, si leur état le permet, dans quelque hôpital ou endroit désigné par les autorités *locales* pour en tenir lieu; et aucune personne ainsi transférée ne pourra quitter cet endroit ou cet hôpital avant qu'un médecin ou un chirurgien ait certifié qu'elles sont exemptes (*free*) de la susdite maladie.

« 4° Au cas où un décès par choléra aurait lieu à bord d'un de ces navires, le cadavre, chargé suffisamment pour qu'il ne puisse remonter à la surface, sera jeté à la mer et confié à l'abîme.

« 5° La garde-robe et la literie de toute personne morte du choléra ou ayant eu une attaque de cette maladie à bord du navire pendant son voyage, soit dans un port ou sur un rivage étrangers, ou dans la traversée vers le Royaume-Uni, seront désinfectées ou (s'il est nécessaire) détruites sous la direction d'un agent des douanes.

« 6° L'autorité locale chargée d'appliquer cet arrêté sera le Conseil local de santé, là où il en existera ; et dans les agglomérations urbaines où ce conseil n'existerait pas, l'autorité locale sera le Conseil communal (*town council*) de cette agglomération.

« 7° Toute personne transgressant cet arrêté sera passible des peines édictées par le susdit acte du Parlement contre les personnes transgressant les dispositions susdites. »

sanitaire à des lignes de troupe ou de détachement postés de distance en distance, ayant pour but d'isoler un pays en interceptant ses communications pour empêcher la propagation d'une épidémie.

Les cordons sanitaires, pour être efficaces, doivent être établis sur des routes peu fréquentées, semées d'obstacles naturels, ne laissant que peu de points à garder.

La frontière russo-persane présente dans plusieurs parties toutes ces conditions réunies: peu de communications par terre entre les deux pays, quelques routes seulement établissant ces communications, routes rendues d'une surveillance facile par une série d'obstacles naturels et limitées par des montagnes et des rivières. Je n'entre pas ici dans plus de détails; c'est un sujet sur lequel nous reviendrons quand nous traiterons des moyens de défense que doit employer la Russie sur sa frontière de terre lorsque la Perse est envahie par le choléra.

Si les cordons sanitaires formés en Russie et en Prusse pendant les épidémies de 1830 et 1831 ont été sans résultat, c'est que ces conditions indispensables n'existaient pas. Les troupes étaient placées dans un rayon trop rapproché. On ajoute même que le choléra était déjà parvenu en Prusse lorsque les cordons y furent établis.

Au contraire, quelques résultats heureux peuvent être cités en faveur des cordons sanitaires appliqués en temps opportun et rigoureusement observés.

Des forts et des villages situés dans les gouvernements d'Orenbourg et d'Astrakan ont été préservés.

De même encore, en Russie, la ville de Sarepta a été

protégée du choléra par des cordons de troupes qui la séparaient de Tsaritsin, où régnait le choléra, et qui en est distante de 26 kilomètres. C'est encore grâce à ce système qu'en 1831, les palais de Péterhof, Tsarskoe-Selo, Pawlowsk et l'île d'Élaguine, placés près de Saint-Pétersbourg, ont été préservés du choléra qui régnait dans cette ville.

Il résulte encore d'une statistique présentée au ministre de l'intérieur de Russie par le docteur Rosenberger que, de 1847 à 1849, le nombre des décès cholériques dans l'empire russe a surpassé le chiffre de un million; le nombre des villes atteintes fut de 471. Or, à cette époque, les communications étaient libres entre les localités saines et les localités infectées ; par contre, dans les premières invasions de 1829 à 1835, lorsque la marche du choléra a été entravée par des cordons sanitaires, le nombre des décès ne s'est pas élevé au delà de 290,000, et celui des villes atteintes n'a été que de 336.

En 1866, la petite ville de Tibériade, en Palestine, perdit sur 3,000 habitants plus de 100 cholériques. Située dans des conditions faciles de séquestration, elle a été cernée par un cordon, et le choléra s'y est épuisé sans se propager dans aucune autre localité de la Syrie.

Il résulte, en outre, des archives de l'intendance sanitaire ottomane, que, presque à la même époque, le choléra sévissait à Nedjeff et à Kerbellah. L'un des huit fortins existant sur la lisière du désert arabique pour contenir les excursions des Bédouins est infecté. Il est séquestré et gardé. Le choléra s'éteint sans que les autres fortins, situés à une heure de marche l'un de

l'autre, aient ressenti la plus légère atteinte de l'épidémie.

On voit donc que les cordons sanitaires peuvent
rendre des services précieux, mais ils ne doivent être
prescrits qu'au milieu de populations clair-semées,
comme sur les limites de l'Orient et de l'Occident.

Dans nos pays, les cordons sanitaires ne seraient
point un moyen de protection; composés de troupes
fraîches et n'ayant point encore subi l'accoutumance
cholérique, ces cordons deviendraient bientôt eux-
mêmes des foyers de renforcement et de dissémination
de la maladie.

Lazarets. — On donne généralement le nom de *lazaret* à un édifice isolé, établi dans le voisinage d'un
port de mer, qui sert de lieu de désinfection aux hommes et aux diverses provenances d'un pays où règne
une maladie contagieuse.

La durée du séjour dans un lazaret, quelle qu'elle
soit, se nomme *quarantaine*.

Les lazarets qui existent en ce moment en Orient, et
même en Europe, datent tous d'une époque assez
ancienne, et ne peuvent contenir qu'un petit nombre
d'individus. On n'assistait pas alors à ces émigrations
considérables que nous voyons aujourd'hui (1). Ce sont
pour la plupart des cours carrées, des bâtiments com-
muniquant entre eux. Ils ont été créés surtout en vue
de la peste.

Aujourd'hui, ces anciens lazarets sont devenus plus
dangereux qu'utiles ; les lazarets d'Ancône, des Dardanelles, en ont donné la preuve pendant l'épidémie
de choléra de 1865.

(1) En 1865, on a compté 35,000 émigrants venant d'Égypte.

La proximité de ces édifices avec les villes amenait forcément des compromissions avec les habitants, et sous l'influence de l'encombrement et du confinement de l'air, ils ont été la cause de graves accidents.

Aussi est-il important de préciser les principes qui doivent présider à l'installation d'un lazaret. L'emplacement du lazaret, son plan et sa construction en sont les conditions les plus importantes.

Le lazaret doit être isolé, c'est-à-dire qu'il doit être placé à une distance suffisante de tout centre de population. Aussi une île, et une île déserte même, sera-t-elle préférée. Il faut également tenir compte de la composition du terrain; on recherchera les terrains durs, consistants, de nature rocheuse et granitique, en évitant, au contraire, les sols poreux, humides, les marais, sources d'infection palustre.

Le terrain doit être pourvu d'eau potable; il doit y avoir un bon mouillage, présentant toutes les garanties de sécurité, et assez vaste pour abriter un nombre suffisant de navires.

Ces diverses conditions ont plus d'importance au point de vue du choléra que pour la peste et la fièvre jaune. La peste, en effet, peut être considérée, en ce moment, comme à peu près éteinte. En outre, ces deux maladies ne donnent pas lieu aux explosions si redoutables du choléra. Elles ne provoquent pas non plus les dangereuses émigrations qu'entraîne ordinairement la panique produite par le choléra.

Le lazaret capable de nous garantir du choléra sera à plus forte raison efficace contre la peste et la fièvre jaune.

Dans les pays orientaux, les populations, habituées

à vivre en plein air, sont protégées par des lazarets improvisés sous des tentes ou des baraques absolument isolées. Ces lazarets très-peu dispendieux peuvent être presque immédiatement agrandis, conditions très-précieuses près des lieux de pèlerinage qui voient s'accumuler tout à coup des hordes d'individus. Dans l'épidémie de 1865, ils ont rendu de réels services. A mon passage à Tiflis, le général Tchiliaeff, inspecteur général des quarantaines, m'a dit avoir obtenu de ces lazarets *temporaires* des effets utiles, et il comptait avoir recours à ce système si de nouvelles épidémies venaient menacer la Russie du côté de la Caspienne.

Toutefois, la construction en pierre aura toujours une supériorité incontestable; mais elle exige impérieusement certaines conditions : l'isolement doit être radical entre les quarantenaires et les cholériques; les quarantenaires auront un hôpital distinct (séparé d'au moins 200 mètres) ; un médecin distinct ; des débarcadères, des buanderies distincts. Je n'insiste pas davantage sur ces détails de construction, exposés dans le savant rapport du docteur Bartoletti « sur les mesures quarantenaires applicables aux provenances cholériques. »

L'écoulement des eaux, des conduits d'eau, la désinfection incessante des matières, doivent être l'objet d'une sérieuse préoccupation. Les fosses mobiles seront préférées aux latrines fixes; des magasins seront installés pour les marchandises, qui seront séparées, suivant qu'elles sont *susceptibles* ou *non susceptibles.*

Enfin, une force armée, placée à une distance suffisante, fera observer les règlements en vigueur.

Le plan que nous venons d'exposer convient aux lazarets dans lesquels doit être subie la quarantaine de rigueur, c'est-à-dire ceux où doivent se rendre les navires en patente brute de choléra; mais ces lazarets ne sont pas les seuls nécessaires, ils sont trop dispendieux pour être établis en assez grand nombre. Il faut donc maintenir les lazarets dits d'*observation*. Ces lazarets d'observation sont spécialement affectés à la contumace de certaines provenances qui, bien qu'en patente nette, paraissent suspectes à l'autorité sanitaire, soit par rapport au lieu de départ qui n'offrirait pas toutes les garanties de sécurité désirable, soit en raison de circonstances spéciales au navire, soit, enfin, par suite de communications sur mer ou de relâche intermédiaire de nature douteuse. Cette sorte de lazaret peut être établie sans inconvénient dans les ports où existe une navigation considérable. Ils causent beaucoup moins de troubles que le lazaret de *rigueur*. Enfin des postes placés de distance en distance doivent avoir pour mission spéciale d'assurer l'observation du règlement, en contrôlant les arrivages de toute nature et en vérifiant les patentes.

On donne le nom de lazarets *flottants* à des pontons ou gros navires qui, convenablement aménagés, peuvent servir de lieu de quarantaine. Ce moyen n'est habituellement employé qu'en cas d'urgence, et à défaut d'autre local quarantenaire. On s'en est servi à New-York avec succès pour séquestrer, dès le début, les passagers des arrivages cholériques, l'*Atlanta*, l'*Ingland* et le *Virginia*.

Le lazaret international recrute son personnel administratif parmi les gouvernements qui prennent part à sa fondation et à son entretien. Un lazaret international serait placé avec utilité à l'entrée de la mer Rouge, prévenant ainsi les dangers du pèlerinage de la Mecque.

La coopération de l'Europe entière ferait d'un semblable lazaret un lazaret modèle, en rendant exécutoires toutes les prescriptions sanitaires. On aurait une centralisation énergique et une unité de décision impossibles à obtenir des peuples d'Orient. Mais la généralisation des lazarets internationaux rencontrerait des obstacles politiques forcés. Il est toutefois un système intermédiaire très-pratique : ce serait un lazaret situé dans une position favorable à la navigation, administré par le gouvernement local, sans aucune ingérence étrangère ; dans ce lazaret, seraient admis à faire quarantaine les navires de deux ou plusieurs nations, en vertu d'une convention spéciale et moyennant payement d'un droit établi d'un commun accord entre les parties contractantes. Ce système est déjà en vigueur dans la Baltique, entre les États riverains.

La Suède possède l'établissement de Kanzoë, îlot situé dans le Cattegat, sur la côte occidentale de la Suède. L'administration suédoise seule en fait les frais ; elle est indemnisée par le droit qu'elle prélève sur les navires russes, mecklembourgeois, danois et prussiens.

Quarantaines. — On donne le nom de quarantaine au séjour forcé des voyageurs arrivant d'un pays où règne une maladie contagieuse dans le lazaret ou à bord des vaisseaux, avant de communiquer avec les habitants du pays ou du port où ils veulent entrer. Malgré ce nom de quarantaine, la durée de ce séjour n'atteint jamais ou presque jamais 40 jours.

Les quarantaines se distinguent en *quarantaine de*

rigueur et *quarantaine d'observation* (1). Dans les deux cas il y a séquestration ; mais, dans la quarantaine de rigueur, il y a en outre désinfection.

La quarantaine d'observation est d'une efficacité moins certaine, mais elle n'entraîne que la perte de temps. La quarantaine de rigueur offre plus de garanties, mais elle implique des troubles considérables.

La quarantaine d'observation consiste à tenir à l'écart et à faire surveiller un navire, son équipage et ses passagers pendant un nombre de jours limité, à partir du moment où des gardes de santé sont placés à bord ; le temps d'observation peut être prolongé par l'autorité sanitaire. Cette quarantaine n'entraine le déchargement des marchandises que s'il s'agit de sub-

(1) D'après l'article 50 de *la conférence sanitaire*, promulgué par décret du 27 mai 1853, la quarantaine se distingue en quarantaine d'observation et en quarantaine de rigueur.

Art. 51. « La quarantaine d'observation datera, pour les navires et tout ce qui se trouve à bord, de l'instant où un garde de santé aura été mis à bord et où les mesures d'aérification et de purification auront commencé. La quarantaine de rigueur datera, pour le bâtiment, les personnes et les choses à bord, du moment où les marchandises assujetties au débarquement auront été enlevées :

« Pour les marchandises débarquées au lazaret, ou dans un lieu réservé, du commencement des purifications; pour les personnes débarquées, du moment de leur entrée au lazaret.

« Une quarantaine commencée à bord pourra toujours être continuée au lazaret. »

Art. 52. « La quarantaine d'observation se bornera à tenir en observation, pendant un temps déterminé, le bâtiment, l'équipage et les passagers, et elle n'entraînera pas le déchargement des marchandises au lazaret.... »

Art. 53. « La quarantaine de rigueur ajoutera à la quarantaine d'observation les mesures de purification et de désinfection spéciales qui seront jugées nécessaires par l'autorité sanitaire.

« Elle entraînera, en outre, dans les cas spécifiés par le présent règlement, le débarquement au lazaret des marchandises de la première classe, et, selon les circonstances et les règlements locaux, celui des marchandises de la deuxième classe. »

stances altérées et corrompues ; elle n'exige pas la désinfection, mais commande seulement des mesures d'hygiène.

Elle doit être prescrite aux navires suspects, bien que munis d'une patente nette, dans deux cas :

1° S'il y a soupçon sur le point de départ ;

2° Si l'état sanitaire du bord n'est pas satisfaisant.

Les passagers peuvent être débarqués ou rester à bord.

La quarantaine de rigueur consiste dans la séquestration et l'isolement, tant des navires que des personnes, pour un temps déterminé, avec désinfection de tout ce qui est susceptible de recéler les germes morbifiques.

Elle est applicable d'une manière générale aux navires avec patente brute ou lorsqu'il y a eu des malades à bord. Il est procédé à la désinfection des navires de la façon suivante :

Le navire est d'abord déchargé, puis, ce navire étant ancré dans un lieu isolé, la sentine est vidée, la désinfection a lieu par des fumigations de chlore, les écoutilles sont ouvertes, des manches et des ventilateurs sont établis pour bien aérer les parties intérieures du navire. On lave à grande eau ; la peinture à l'huile complète la désinfection.

Les linges, hardes, effets à usage sont débarqués, plongés dans de l'eau chargée de chlorure de chaux, puis envoyés à la buanderie et enfin séchés au grand air. Les effets d'habillement sont également exposés au grand air pendant la quarantaine ; quelquefois même on est forcé de les brûler (1).

Les drilles, chiffons, peaux et vêtements confectionnés doivent être, suivant les circonstances, soumis à des traitements chlorurés ou au lavage. Les autres marchandises sont simplement exposées à l'air ; quant aux animaux vivants ils peuvent être l'objet de séquestration.

Pour la conférence de Constantinople, ce qui doit déterminer le choix de la quarantaine de rigueur, ou de la quarantaine d'observation (dans le cas de choléra), c'est la nature de la patente.

Pour M. Fauvel, ce choix dépend des conditions sa-

(1) *Extrait de la conférence sanitaire internationale*, promulguée par décret du 27 mai 1853.

ART. 62. « Les marchandises seront rangées à l'avenir en trois classes :

« Composeront la première, et seront soumis à ce titre à une quarantaine obligatoire, sauf purifications, à savoir :

« Les hardes et effets à usage, les drilles et chiffons, les cuirs et peaux, les plumes, crins et débris d'animaux en général ; enfin, la laine et les matières de soie.

« Seront compris dans la deuxième, et assujettis à une quarantaine facultative, savoir : le coton, le lin et le chanvre.

« Composeront la troisième, et seront à ce titre exempts des mesures quarantenaires, savoir :

« Toutes les marchandises et objets quelconques qui ne rentrent pas dans les deux premières classes. »

ART. 63. « En patente brute de peste, les marchandises de la première classe seront toujours débarquées au lazaret et soumises aux purifications.

« Les marchandises de la deuxième classe pourront être livrées immédiatement à la libre pratique, ou débarquées au lazaret, pour être purifiées suivant les circonstances et les règlements sanitaires particuliers de chacun des pays contractants.

« Les marchandises de la troisième classe, étant déclarées libres, pourront toujours être livrées immédiatement au commerce, sous la surveillance de l'autorité sanitaire. »

nitaires du navire ; il ne prescrit la quarantaine de rigueur qu'aux navires, quelle que soit leur patente de santé, qui ont eu des accidents cholériques à bord, ou dont la cargaison est de nature compromettante, ou enfin, dont les conditions hygiéniques sont jugées dangereuses.

Ce système répond à des nécessités impérieuses de service; la conférence y est revenue elle-même plus tard.

Je ne dis rien ici de la durée de la quarantaine. Elle varie dans la peste, la fièvre jaune et le choléra ; elle est basée sur la durée de l'incubation de ces maladies. Nous fixerons la limite de la quarantaine en traitant des mesures sanitaires particulières, applicables à chacune de ces trois maladies.

Abordons maintenant la question de la patente de santé et de l'arraisonnement.

Patentes de santé. — La *patente* est le passe-port du navire; elle constate l'état sanitaire des lieux de départ et des points de relâche. Les autorités sanitaires inscrivent sur la patente les phénomènes morbides sujets à contumace qui se sont montrés pendant la traversée.

La patente *brute* est délivrée dans un port où règne le choléra, la peste ou la fièvre jaune.

La patente *nette* est délivrée dans un port où il n'existe aucune de ces trois maladies transmissibles.

On avait aussi admis une patente *suspecte* qui, comme son nom l'indique, ne déterminait aucune situation et se contentait de laisser planer un doute sur le point de départ du navire. Elle ne pouvait que produire des erreurs dangereuses. Les patentes seront donc ou *brutes* ou *nettes*. Il est évident que dès les premiers cas de la maladie contagieuse la patente doit être brute ; un terme de quinze jours est une précaution nécessaire entre la cessation de l'épidémie et la déclaration de la patente nette. La patente doit être unique, et elle doit être délivrée par l'autorité sanitaire du pays. Il y eut un moment où les patentes étaient délivrées et par l'autorité sanitaire du point de départ et par les consuls ; quelquefois même, les capitaines pouvaient posséder trois patentes : l'une de l'autorité sanitaire du port, l'autre de leur consul, la troisième du consul du pays de destination. Cette pratique a les plus grands inconvénients ; si les patentes ne sont point identiques, et cela peut arriver, le capitaine, pour se soustraire aux mesures restrictives, montre la patente nette au lieu de montrer la patente brute. Si la patente est devenue brute en touchant un port où règne le choléra, le capitaine peut montrer seulement une des premières patentes du point de départ. On conçoit alors l'utilité de la patente unique, et la patente consulaire est remplacée avec avantage par le visa consulaire. En outre, la patente ne doit pas être changée dans les lieux de relâche et doit seulement y subir les modifications nécessaires.

On avait proposé de varier la couleur de la patente suivant son caractère. La couleur jaune aurait caractérisé la patente brute, et la couleur blanche la patente nette.

Cette proposition ne doit point être acceptée ; elle deviendrait une source de complications et d'erreurs ;

une patente nette, pouvant devenir brute, si le navire a
touché un port où règne le choléra. Enfin il serait utile
que la formule de la patente fût la même dans tous les
pays ; il serait également important que le texte fût
imprimé en deux langues, celle du pays d'origine et la
langue française, qui est le plus généralement acceptée.
Nous donnons ici comme modèle une patente qui nous
a été remise à Trébizonde. Elle renferme sur une même
feuille deux parties : l'une imprimée en français, l'autre
en langue turque. Nous ne reproduirons ici que le texte
français.

Nº

EMPIRE OTTOMAN

Administration Sanitaire.

PATENTE DE SANTÉ

Port d

Nous   de la Santé à   certifions que le bâtiment ci-après désigné part de ce port dans les conditions suivantes, dûment constatées :

Nom du bâtiment...........................
Nature du bâtiment...........................
Pavillon...........................
Tonneaux...........................
Canons...........................
Appartenant au port d...........................
Destination...........................
Nom du capitaine...........................
Nom du médecin...........................
Équipage (tout compris)...........................
Passagers...........................
Cargaison...........................
Animaux...........................
Débris d'animaux...........................
Malades à bord...........................

Nous certifions, en outre, que l'état sanitaire du pays et de ses environs

et qu'il   règne...........................
      peste...........................
      fièvre jaune...........................
      choléra indien...........................
      épizootie...........................

En foi de quoi nous avons délivré la présente patente le   du mois de   187   à   heure du

L'expéditionnaire de la patente   **L**   **sanitaire,**

Droits p

Nous reproduisons également le texte d'un interrogatoire sanitaire :

INTERROGATOIRE SANITAIRE

DEMANDES.		RÉPONSES.
1. D'où venez-vous ?	1	
2. Quels sont vos noms, prénoms et qualité ?	2	
3. Quel est le nom, le pavillon et le tonnage de votre navire ?	3	
4. De quoi se compose votre cargaison ? Avez-vous des peaux non manufacturées, des chiffons, drilles, cornes, etc. ?	4	
5. Quel jour êtes-vous parti de	5	
6. Quel était l'état de la santé publique à l'époque de votre départ ?	6	
7. Quel est le nombre d'individus marins et passagers embarqués au départ du navire et portés sur la patente et le rôle d'équipage ?	7	
8. Avez-vous le même nombre d'hommes que vous aviez au départ ? sont-ce les mêmes hommes ?	8	
9. Avez-vous eu, pendant la traversée, des maladies à bord ? en avez-vous actuellement ?	9	
10. Avez-vous relâché quelque part ? en quels lieux, à quelle époque ?	10	
11. Dans les lieux de relâche, avez-vous embarqué des hommes, des marchandises ou effets ?	11	
12. Qu'avez-vous appris sur l'état sanitaire de ces lieux ?	12	
13. Avez-vous communiqué avec des navires dans votre traversée ? de quelle manière ? à quelle hauteur ?	13	
14. N'avez-vous rien recueilli en mer ?	14	
15. A qui êtes-vous adressé ?	15	

Date

Signature du capitaine ou de son lieutenant

En France, on fait usage maintenant de la patente suivante, en y inscrivant les prescriptions extraites des règlements sanitaires :

N°

PATENTE DE SANTÉ

Nom du bâtiment ....

Nature du bâtiment ....

Pavillon...................... ....

Tonneaux...................................

Canons......... ....

Appartenant au port d ....

Destination ....

Nom du capitaine ....

Nom du médecin...............................

Equipage (tout compris) ....

Passagers ....

Cargaison.................................. ....

Etat hygiénique du navire.........................

Etat hygiénique de l'équipage (couchage, vêtements, etc.).

Etat hygiénique des passagers........... ....

Vivres et approvisionnements divers ....

Eau ....

Malades à bord. }

Etat sanitaire du pays et des environs......... ...

et il   règne   peste,

                   fièvre jaune,

                   choléra indien.

Délivrée le   du mois d   187 , à   heure   du

ADMINISTRATION SANITAIRE DE FRANCE.

Nº   **RÉPUBLIQUE FRANÇAISE**   Port d

ADMINISTRATION SANITAIRE

PATENTE DE SANTÉ

Nous,   de la Santé à   , certifions que le bâtiment ci-après désigné part de ce port dans les conditions suivantes, dûment constatées :

Nom du bâtiment.......	État hygiénique du navire.
Nature du bâtiment.....	
Pavillon................	État hygiénique de l'équi-
Tonneaux..............	page, (couchage, vête-
Canons	ments, etc.)...........
Appartenant au port d..	
Destination	État hygiénique des passag.
Nom du capitaine.......	
Nom du médecin	Vivres et approv. divers..
Equipage (tout compris).	
Passagers........	
Cargaison.............	Eau.......... ....

Malades à bord.

Nous certifions, en outre, que l'état sanitaire du pays et de ses environs et qu'il règne peste, fièvre jaune, choléra indien.

En foi de quoi nous avons délivré la présente patente à   , le   du mois d   187 , à   heure   du

L'expéditionnaire de la patente,   *Sceau de l'Administration,*   Le   de la Santé

PRESCRIPTIONS EXTRAITES DES RÈGLEMENTS SANITAIRES FRANÇAIS

1º Les navires venant de l'étranger ne doivent prendre pratique, à leur arrivée dans un port français, qu'après y avoir été autorisés par les agents préposés à cet effet. (*Art.* 1er *et* 10 *du décret du* 24 *décembre* 1850, *et* 37 *du règlement de* 1853.)

2º Les capitaines sont tenus de présenter une patente de santé délivrée ou visée (*dans sa teneur*) par le consul français du port de départ, ou son représentant. (*Art.* 5 *du décret de* 1850; *art.* 1er *de la convention et* 22 *du règlement de* 1853.)

3º Les capitaines ne doivent, en aucun cas, se dessaisir de la patente de santé du port de départ avant leur arrivée au port de destination définitive. (*Art.* 8 *du décret de* 1850; *art.* 35 *du règlement de* 1853.)

4º Si le navire fait escale, le consul français du port de relâche doit apposer, sur la patente de santé délivrée au port du départ, un visa relatant l'état sanitaire du port de relâche, et si le navire y a été admis ou non à la libre pratique; mais ni le consul ni l'autorité sanitaire locale ne peuvent retenir cette patente ni en donner une autre. (*Art.* 6 *du décret de* 1850; *art.* 34 *et* 35 *du règlement de* 1853.)

5º Un navire ne doit avoir qu'une seule patente de santé. (*Art.* 21 *du règlement de* 1853.)

6º La patente de santé n'est valable que si elle a été délivrée dans les quarante-huit heures qui ont précédé le départ du navire. (*Art.* 28 *du règlement de* 1853.)

7º Tout navire dépourvu de patente de santé, ou ayant une patente irrégulière, est, à son arrivée dans un port français, passible de quarantaine, sans préjudice des poursuites qui pourraient être exercées en cas de fraude. (*Art.* 69 *et* 70 *du règlement de* 1853.)

8º Le capitaine est tenu, à défaut de médecin embarqué, de consigner, sur le journal du navire, les cas de maladies observées à bord, ainsi que les événements de mer qui seraient de nature à intéresser la santé publique. (*Art.* 8 *du décret de* 1850; *art.* 33 *du règlement de* 1853.)

Arraisonnement. — *L'arraisonnement* est constitué par la déclaration du capitaine sur tous les incidents du voyage qui peuvent intéresser la santé publique (1). Cet acte est, dans certaines circonstances, de la plus haute importance. En effet, en 1865, c'est sur de fausses déclarations faites à Suez et à Constantinople, que deux capitaines ont obtenu l'entrée libre dans les deux ports. On connaît les terribles conséquences de ces affirmations mensongères.

L'arraisonnement est le complément de la patente. Aussi la libre pratique ou la séquestration peuvent-elles être la conséquence de l'arraisonnement. En temps de peste, de fièvre jaune et de choléra, les navires en patente brute, et ceux qui ont eu des accidents morbides pendant la traversée, devront se rendre dans un port à lazaret pour y subir la quarantaine de rigueur. En y entrant, ils porteront sur le grand mât le pavillon de contumace, couleur jaune; les navires en patente nette, ou seulement sujets à la quarantaine d'observation, ont l'entrée dans tous les ports; toutefois, ils doivent porter le pavillon couleur jaune, jusqu'à ce que la libre pratique leur soit accordée.

---

(1) Le règlement établit une distinction essentielle entre la *recon-naissance* et l'*arraisonnement*, mots qui étaient souvent employés comme synonymes dans le langage sanitaire.

La reconnaissance, applicable en principe à tous les navires, se borne à la simple constatation de la provenance du bâtiment et des conditions générales dans lesquelles il se présente. Un très-petit nombre de questions adressées au capitaine du navire suffisent pour l'accomplissement de cette formalité.

S'il résulte de l'acte de reconnaissance que le bâtiment vient d'un port dont les provenances sont soumises à l'obligation de se munir d'une patente de santé, on doit, à l'arrivée, exiger la production de cette patente, et il y a lieu à une vérification plus approfondie de l'état

Telles sont les règles sanitaires qui doivent être prescrites contre la peste, la fièvre jaune et le choléra (1). Nous verrons, dans l'étude de chacune de ces trois maladies, quelles sont les règles particulières qui doivent être observées dans le régime sanitaire.

Un mot en terminant sur l'organisation de nos ports. Les anciennes intendances ont été supprimées, et, à cette institution, a été substituée en 1850 une organisation nouvelle. Fondée sur la division départementale, cette organisation comprend deux éléments : l'un, actif et responsable, représentant l'autorité ; l'autre, simplement consultatif et représentant la localité.

Le premier élément est personnifié dans un agent nommé directement par le ministre et qui prend le titre de directeur de la Santé ou celui d'agent principal, selon que la circonscription plus ou moins importante à laquelle il est attaché a ou n'a pas de lazaret.

Le second est formé d'une réunion de fonctionnaires déterminés, administrateurs, marins, etc., et de citoyens pris dans certaines catégories compétentes, et en particulier parmi les membres des conseils d'hygiène et de salubrité. C'est, comme on l'a dit, une combinaison qui rappelle dans une certaine mesure nos mairies et qui en a le caractère à la fois local et gouvernemental (2).

sanitaire du navire, vérification qui prend alors le nom *d'arraisonnement*.

(1) Bartoletti, *loc. cit.*

(2) Voy. *Actes et instructions* pour l'exécution de la convention sanitaire internationale, Paris, Imprimerie impériale, 1852, et spécialement le décret du 24 déc. 1850.

Cette organisation est celle des grands ports. Eux seuls ont un directeur et un agent spécial. Dans les autres, le service, réduit par mesure d'économie, au plus strict nécessaire, est fait par des agents secondaires, pris en très-grande partie parmi les agents des douanes. Ils s'acquittent de ce service concurremment avec leurs propres fonctions.

DEUXIÈME PARTIE

DES APPLICATIONS PARTICULIÈRES

DE L'HYGIÈNE INTERNATIONALE.

LIVRE PREMIER.

DES APPLICATIONS DE L'HYGIÈNE INTERNATIONALE CONTRE LA PESTE.

CHAPITRE PREMIER.

Définition. — Des pestes frustes.

La *peste* est une affection caractérisée symptomatiquement par le développement de bubons, de tumeurs charbonneuses et de pétéchies. M. Fauvel la définit au point de vue sanitaire : « une maladie *accidentelle,* se développant de préférence dans certaines contrées d'Orient sous forme *d'épidémies* plus ou moins prolongées, avec des *intervalles nets,* maladie *susceptible de se transmettre par contagion.* »

Dans le cours des épidémies, la peste est quelquefois réduite à des accidents légers, qui se dissipent spontanément dans l'espace de quelques heures ou de quelques jours. Ces formes atténuées, que l'on pourrait appeler des *pestes frustes* (1), ne présentent pas au fond de différences spécifiques avec des formes plus graves ; ce ne sont que des manifestations plus ou moins intenses de la même maladie. La loi de la spécificité régit tous ces accidents, et les mêmes mesures sanitaires doivent être prescrites contre toutes les formes de la peste, quelles qu'elles soient.

(1) En archéologie, on entend par inscription *fruste*, celle dont une partie plus ou moins considérable est effacée, dont il ne reste qu'une ligne, qu'une lettre, ou même seulement un point.

Trousseau appelle une maladie *fruste* une maladie dans laquelle le médecin ne lira qu'un mot de la phrase symptomatique et, avec ce mot, devra reconstruire la phrase tout entière comme l'archéologue et le numismate retrouvent l'inscription effacée sous les lettres qui restent.

CHAPITRE II.

La peste était considérée jusqu'ici comme une maladie d'origine presque moderne, ayant pris naissance
en Égypte vers le sixième siècle. Les recherches récentes de Daremberg (1) et de Hirsch (2) ont modifié
cette opinion, en démontrant que la première apparition de la peste remontait à l'antiquité.

Plusieurs preuves ont été citées à l'appui de cette
dernière opinion.

On a invoqué d'abord la peste d'Athènes, restée si
célèbre, et par les désastres qu'elle a causés, et par le
nom de son historien.

Le récit de Thucydide est d'autant plus important
pour nous, qu'il a été lui-même témoin de tout ce
qu'il décrit. Son tableau est aussi simple qu'il est

(1) Daremberg, Note sur l'antiquité et l'endémicité de la peste en
Orient, et particulièrement en Égypte.
(2) A. Hirsch, *Handbuch der historich-geographischen Pathologie;*
Erlangen, 1860.

grand. Thucydide a voulu nous conserver fidèlement le souvenir de la grande épreuve à laquelle sa patrie était soumise. Son intelligence, émue au contact douloureux des misères humaines, y cherche la vérité sur les caractères extérieurs et matériels de ces misères mêmes.

Mais l'historien a méconnu le caractère médical du fléau. En effet, si sa nature est encore aujourd'hui discutée, si quelques-uns croient à l'existence d'une maladie dont on ne retrouverait plus de traces dans les temps modernes, si d'autres flottent entre la variole, le typhus, etc., il est du moins universellement reconnu que l'épidémie qui a désolé Athènes n'était point la peste.

On a voulu encore appuyer la démonstration de l'antiquité de la peste, de cette partie de l'*Exode* dans laquelle Moïse décrit les quatre plaies dont Dieu a frappé l'Égypte avant de lui envoyer la peste (1).

Ces plaies, selon l'auteur sacré, sont : 1° une corruption de toutes les eaux de l'Égypte, sorte de sanguinification de l'eau, laquelle fit mourir tous les poissons et mit le fleuve en effervescence ; 2° l'apparition d'une multitude de grenouilles qui se répandirent dans toute l'Égypte et qui en mourant causèrent une grande putréfaction (*putruit terra*) ; 3° l'apparition de deux espèces de mouches qui attaquèrent les hommes et les animaux et ravagèrent les biens de la terre ; 4° enfin le développement d'une épizootie terrible. A la suite de ces plaies, le fléau pestilentiel apparut.

Il serait impossible de formuler, d'après cette descrip-

(1) *Exode*, chap. IX. vers. 9 et 10.

tion, une opinion absolue. Le fléau qui a succédé aux quatre plaies peut avoir été la peste ; mais c'est là une présomption qu'une discussion plus étendue ne saurait changer en certitude.

Un troisième argument est décisif en faveur de l'origine reculée de la peste. Cet argument nous est fourni par Rufus d'Éphèse. La description est complète ; le texte ne laisse aucun doute, il ne présente aucune ambiguïté, il a été consigné dans le XLIVᵉ livre d'Oribase, retrouvé et publié par le cardinal Maï: « Les bubons appelés pestilentiels sont tous mortels et ont une marche très-aiguë, surtout ceux qu'on observe en Libye, en Égypte et en Syrie. Denys le Tortu (1) en fait mention ; Dioscoride et Posidonius en ont parlé longuement dans leur traité sur la peste qui a régné de leur temps en Libye... Ces auteurs racontent que cette épidémie fut caractérisée par les symptômes suivants : fièvre violente, douleurs, perturbation de tout le corps, délire vertigineux, éruption de bubons larges, durs, n'arrivant pas à suppuration, et se développant non-seulement dans les lieux accoutumés, mais aux jambes et aux bras, bien qu'on n'observe pas ordinairement dans ces endroits de semblables phlegmons... Ces bubons se développent quelquefois sur les régions génitales, de même que les charbons pestilentiels ; alors la fièvre appelée pestilentielle survient. Mais cette affection est le plus souvent épidémique ; commune à toutes les constitutions, à tous les âges, elle sévit particulièrement dans certains temps de l'année. Il importe de sa-

---

(1) Denys, le plus ancien des auteurs dont il est question ici, vivait probablement au commencement du troisième siècle avant J.-C. (Consulter à cet égard les notes de Daremberg.)

voir cela ; car si on peut traiter légèrement les bubons ordinaires comme ne présentant aucun danger, on doit soigner avec la plus grande attention les bubons pestilenticls. »

Un autre passage de Rufus, extrait d'un livre incertain d'Oribase, sous le titre : Ἐκ τοῦ Ῥούφου περὶ λοιμώδους ἕλκους, a été aussi retrouvé par le cardinal Maï. Voici ce passage : « On appelle charbon (plaie, ulcère, ἕλκη) pestilentiel, celui qui est accompagné d'une grande phlegmasie, de douleur aiguë et de délire ; chez un certain nombre de ceux qui en sont affectés, il survient des bubons durs et douloureux, et les malades meurent bientôt de ces charbons : cela arrive surtout chez ceux qui habitent près des marais..... Peut-être la *maladie à bubons* d'Hippocrate est la même maladie que celle dont il vient d'être question. »

Après cette citation, la conclusion de Daremberg me paraît démontrée, et il me semble superflu de rappeler les passages d'Hippocrate (dans le IIIe livre des épidémies et à l'aphorisme 55 de la 4e section), les commentaires de Galien, ou d'autres passages d'Arétée. Voici comment Daremberg a résumé son opinion : « On le voit, il n'y a plus d'objections possibles : si les traces de sa première origine, de sa première apparition sont perdues, la peste n'en est pas moins une maladie ancienne et très-anciennement connue. Son développement en Égypte ne saurait donc tenir à des circonstances toutes modernes (1). »

D'après les tables chronologiques dressées par les loimographes les plus dignes de confiance, et, en parti-

_____

(1) Daremberg, *loc. cit.*

culier, celles du docteur Rossi, la peste se serait montrée en Grèce : une fois dans le neuvième siècle avant Jésus-Christ; une fois dans le septième; trois fois dans le sixième, et une fois dans le cinquième. On y verrait, en outre, que, du neuvième au huitième siècle avant Jésus-Christ, il y aurait eu quatre pestes dans la Syrie et dans l'Asie-Mineure; enfin, que l'Italie aurait subi vingt-deux pestes du huitième au quatrième siècle avant Jésus-Christ.

Mais il est inutile de multiplier ces citations chronologiques; elles sont pour la plupart de simples affirmations, et elles n'ont, au point de vue de l'histoire de la peste, aucune valeur réelle. Il suffit, en effet, d'avoir démontré par un seul exemple l'origine ancienne de la peste pour battre en brèche certaines théories sur l'étiologie de cette maladie; celle de Pariset, par exemple. Nous reviendrons d'ailleurs plus tard sur ce point. Peu importe de démontrer qu'il y ait eu dix, vingt, trente épidémies de peste avant que les Égyptiens aient renoncé à la coutume d'embaumer leurs morts; il suffit qu'il y ait eu, d'une façon évidente, une seule épidémie bien constatée avant qu'ils aient abandonné cet usage. Or, la citation de Rufus d'Éphèse est, à cet égard, absolument concluante.

Parmi ces épidémies anciennes, il en est un grand nombre qui n'ont de la peste que le nom, les médecins de cette époque comprenant sous le nom de peste toutes les maladies fébriles un peu graves. J'ai déjà cité à l'appui de cette assertion la peste d'Athènes. La maladie qui s'est montrée de 165 à 180 après Jésus-Christ, et qui sortant de Séleucie ravagea pendant quinze ans tout le monde connu, qui a été décrite par Galien, n'était pas non plus une peste; elle paraît devoir être rapportée à la variole.

Quoi qu'il en soit, cette maladie paraissait à peu près ignorée en Europe, lorsque apparut sous Justinien la grande peste de 542. Les médecins de Constantinople la prirent pour une maladie nouvelle. Cette peste, qui paraît partir de Péluse dans la basse Égypte, ravagea pendant plus d'un demi-siècle la plus grande partie du globe. Hecker, fidèle à ses théories sur l'origine des grandes épidémies, la rattache au contact et au mélange désordonné des barbares de l'Asie avec les peuples de l'Europe; elle produisit des désordres réellement effroyables.

Procope (1), qui a décrit avec beaucoup de soin la première invasion de la peste dont il fut témoin à Constantinople, nous dit qu'il périt en un jour plus de 10,000 personnes. La peste se répandit bientôt dans la Ligurie, dans les Gaules, dans l'Espagne, d'où elle fut portée à Marseille par un navire infecté, l'an 588.

Cette importation est notée d'une façon explicite par Grégoire de Tours (2) : « L'épidémie envahit le centre de la France et la mortalité fut si considérable qu'on ne peut fixer le nombre des victimes. Les cercueils et les planches étant venus à manquer, on enterrait dix corps et même plus dans la même fosse (3). »

Du onzième au quinzième siècle, la peste se montra 32 fois en Europe, persistant en moyenne pendant 12

---

(1) *Procopii Cæsariensis historiarum sui temporis*, libri VIII, t. I. cap. xxii et xxiii. *Pestilentia gravissima*.

(2) *Gregorii Turonensis Opera omnia*, lib. IX. cap. xxii.

(3) *Ibid.*, lib. IV, cap. xxxi.

ans. Il est bien difficile de se faire une opinion raisonnée des grandes épidémies, d'après les chroniques du moyen âge. Il faut laisser un peu dans leurs ténèbres, avec leurs caractères ambigus et tronqués, toutes ces pseudo-pestes des temps pour ainsi dire primitifs, dont on ne connaît pour la plupart, ni l'origine, ni les lieux, ni les époques, ni la marche, ni le danger, ni la propagation, ni la durée.

La plupart des auteurs, même pour une époque plus récente, sont loin d'être d'accord. Ainsi, Pariset dit que dans le dix-huitième siècle, la peste a été vue 19 fois en Égypte : ce nombre est celui que lui a donné le relevé des couvents; tandis que M. Lavison, vice-consul de Russie, tient d'un cheik arabe une liste qui a été prise dans les archives de la grande mosquée du Caire : cette liste réduit à 10 les pestes du dix-huitième siècle en Egypte.

Quelle est celle de ces deux listes que nous devons préférer? La critique la plus minutieuse ne saurait résoudre cette question. Aussi, nous contenterons-nous d'insister sur les différentes pestes qui ont donné lieu à des travaux importants, comme les pestes de : *Nimègue*, 1635 (Diemerbroek); *Londres*, 1665 (Sydenham et Hodges) ; *Marseille*, 1720 (Chicoyneau, Verny, Deidier, Bertrand); la peste de *Transylvanie*, 1755 (Chénot); *Moscou*, 1771 (Mertens, Orrœus, Samoilowitz); celle d'*Égypte*, en 1798-1799-1800, à laquelle s'attachent les noms célèbres de Desgenettes, Larrey, Pugnet, Louis Frank. Je ne parlerai pas ici de toutes les autres pestes qui se sont montrées dans les siècles qui ont précédé le nôtre; je renvoie pour l'énumération de ces épidémies aux tableaux de Rossi (1).

Toutefois, deux pestes qui ont désolé l'Europe au dix-huitième siècle sont restées les plus célèbres de toutes ces épidémies. Je veux parler du désastre de Marseille, en 1720, qui signale le commencement du siècle, comme le désastre de Moscou signale sa fin (1770).

La peste de Marseille (1720) fut apportée par un navire (capitaine Château), venant de Sayda et de Tripoli (Syrie). Ce navire avait perdu six hommes pendant la traversée. Toulon fut bientôt envahi. D'après les relevés du docteur Bertrand, le nombre total des décès dans les deux villes de Marseille et Toulon s'éle va au chiffre de 87,659. A Moscou, la peste de 1770-1771, d'après la statistique présentée au sénat et au conseil de santé, enleva 80,000 hommes (2). La peste de Russie parut d'abord à Jassy, puis s'étendit à Kiew, Moscou, etc.

Gustave Orrœus, membre du collége de Saint-Pétersbourg, et toutes les autorités chargées de rechercher les causes de la peste, s'accordent à dire qu'en septembre 1769, un régiment commandé par le colonel Fabriciane ayant défait près de Galatz un corps nombreux de Turcs, les prisonniers, les blessés et les malades furent répartis chez les habitants. Peu de jours après, plusieurs soldats, quelques malades et un chirurgien moururent avec les symptômes de la peste.

(1) Rossi, *Tableau général*, établi par ordre de temps et de lieu, des épidémies de peste qui ont affligé le monde durant une période de 31 siècles.

(2) Mertens, *De Febribus putridis*, p. 124.

Le régiment du colonel Fabriciane retourna à Jassy, y
fût logé chez les habitants ; les malades furent portés
à l'hôpital militaire. Vers le milieu de janvier 1770,
les médecins de l'hôpital observèrent, non-seulement
beaucoup de fièvres pétéchiales, mais encore quelques
bubons. Le mal ne cessa de s'accroître ; bientôt les
blessés furent atteints de charbons promptement mortels.

Comme à Marseille, la maladie fut longtemps méconnue ; jusqu'en avril, on la nomma *fièvre maligne
épidémique*. La marche en fut lente d'abord ; mais,
plus tard, les provinces du sud et de l'ouest envahies
perdirent 300,000 habitants.

Vers la fin du dix-huitième siècle, la peste, qui fit
tant de ravages dans l'armée française en Syrie, s'é-
tendit en Barbarie, à Alger, au Maroc.

Au dix-neuvième siècle, la peste a fait encore quelques apparitions dans les pays d'Europe qui confinent
à l'Orient. En 1812 et 1813, elle se montra à Malte, à
Odessa, à Bucharest.

En 1815, éclata à Noja, dans le royaume de Naples,
une petite épidémie dont l'étude offre un grand intérêt,
qu'accroît la comparaison avec l'épidémie de Benghazi dont nous parlerons tout à l'heure. La misère des
habitants de Noja était profonde ; des fièvres putrides
ou pétéchiales précédèrent l'apparition de l'épidémie.
La peste se développa dans la ville, parut diminuer en
avril, s'exaspéra en mai et s'éteignit en juin. Sur
5,413 habitants, 980 furent frappés par le fléau et 728
moururent ; 192 maisons ou cabanes, où la peste avait
surtout fait des ravages, furent brûlées (1).

(1) H. Hæser, *Geschichte der epidemischen Kranhkeiten* ; Iéna,
1865, p. 573.

En Grèce, la peste parut en 1828, à la suite des Égyptiens débarqués (1).

Cette même année (1828), l'armée russe, qui vint combattre les Turcs dans la Moldavie, la Valachie et la Bulgarie, fut atteinte d'une fièvre très-meurtrière, s'accompagnant de bubons aux aines et aux aisselles. La nature de cette affection, et l'interprétation des phénomènes qu'elle a présentés, ont donné lieu à beaucoup de discussions, et les observateurs de cette épidémie sont loin d'être d'accord sur la caractéristique qu'il lui faut donner.

Le docteur Witt (2), médecin en chef de l'armée russe pendant les campagnes de 1828 et 1829, nie la nature pestilentielle; le docteur Seidlitz (3), qui prit part à cette même campagne, voit dans cette affection tous les caractères de la peste; mais il ne considère pas cette peste comme une maladie d'importation : il n'y voit que le degré le plus grave des fièvres endémiques du pays.

Cette interprétation se rapproche beaucoup de celle du docteur Oppenheim qui, ayant fait ces deux mêmes campagnes, nous dit dans ses *Souvenirs de voyage dans la Turquie :* « Les fièvres intermittentes, rapidement mortelles, règnent assez souvent épidémiquement dans la Turquie d'Europe, et souvent on les prend pour la peste. Ceci arriva également quand l'armée russe eut passé les monts Balkans et s'établit

---

(1) A. Gosse, *Relation de la peste qui a régné en Grèce;* Paris, 1838.

(2) Mémoires sur les sciences médicales publiés par l'académie impériale de Saint-Pétersbourg pour 1844.

(3) *In* recueil publié à Hambourg, contenant les travaux des médecins allemands habitant la Russie (1835).

dans la ville d'Aidos. » Sans entrer plus en avant dans cette discussion, nous pouvons, je crois, conclure, que la maladie observée en 1828-29 en Moldo-Valachie sur l'armée russe était la peste, et cette peste était probablement une maladie importée, car elle vint après la suspension des quarantaines.

En Turquie, la peste s'est montrée en 1836 et 1837, en Syrie de 1838 à 1841, en Égypte de 1832 à 1845. Ces diverses épidémies, l'épidémie d'Égypte surtout, ont donné lieu aux travaux et aux recherches les plus importants sur la peste. Nous aurons souvent l'occasion d'y revenir en traitant de l'étiologie et de la contagion de la peste.

Nous n'avons plus, pour compléter l'histoire des épidémies de peste au dix-neuvième siècle, qu'à parler de l'épidémie de Benghazi et des maladies pestilentielles qui sévissaient, il y a peu de temps encore, à Makiu, en Mésopotamie et dans le pays des Kurdes.

Voyons d'abord celle de Benghazi.

A la fin de juin 1858 arrivait à Constantinople un rapport de Benghazi, ville située sur le littoral de la régence de Tripoli, annonçant l'apparition dans cette ville d'une épidémie ayant tous les caractères d'un typhus pétéchial avec bubons et charbons. L'administration sanitaire de Constantinople et le docteur Fauvel jugèrent, à cette description, que ce devait être la peste. Une commission médicale fut envoyée à Benghazi.

Il résulta de l'enquête que cette maladie, qui était bien la peste, avait pris naissance à huit lieues de distance de la ville de Benghazi, dans un campement d'Arabes misérables au plus haut degré, et que, de là, elle s'était propagée de proche en proche aux tribus voisines et à la ville.

Quant à la cause spéciale qui avait dû faire naître la maladie, elle était absolument inconnue. On savait seulement que, depuis plusieurs années, il y avait manque absolu de récolte et toute cette population nomade vivait en proie à la famine et à la maladie.

La peste n'avait pas paru dans ce pays depuis trente ans et la maladie actuelle différait de toutes celles qu'on y observait ordinairement. Ainsi la peste venait de prendre naissance inopinément, loin de l'Égypte, loin de tout fleuve, dans un pays aride, sans qu'on pût la rattacher à une épidémie antérieure, et peut-être comme conséquence d'une famine.

La maladie se propagea le long du littoral jusqu'à Derna, gagna les plateaux de la Cyrénaïque, s'étendit dans l'intérieur jusqu'aux limites du désert. Elle fut même transportée jusqu'en Égypte à bord de plusieurs navires, mais elle ne parvint pas à franchir les barrières que l'administration sanitaire ottomane avait posées. Elle n'envahit par terre ni Tripoli à l'ouest, ni l'Égypte à l'est, ni aucun des ports de la Méditerranée. Après plus d'un an de durée dans la province où elle avait pris naissance, cette peste s'y éteignit peu à peu sans laisser de traces de sa présence.

Vers la fin de 1863, une épidémie se montra à Makiu, petit district montagneux du nord-ouest de la Perse, près du mont Ararat. Le docteur Bimsenstein fut envoyé dans ce pays, et ne crut pas reconnaître le caractère pestilentiel. Cependant, il résulte de divers renseignements, que cette affection était probablement la peste.

En 1867 une maladie pestilentielle se montra dans la Mésopotamie sur des tribus arabes campant sur la rive droite de l'Euphrate ou plutôt du canal de Hindié, situé à gauche, et à peu de distance de la grande route qui mène de Kerbélah à Nedjef, non loin de l'endroit où fut Babylone, et en vue du célèbre tumulus appelé Bors-Nemroud. C'était à une demi-journée de marche de la ville de Hellé, et à une journée de Bagdad. L'administration sanitaire ottomane ne considère pas que cette maladie ait été la peste. Le docteur Naranzi (1), qui a visité le pays, interrogé les cheiks, et examiné des individus ayant survêcu à la maladie, la regarde comme une fièvre paludéenne pernicieuse. Tholozan, d'après les renseignements qui lui ont été donnés, croit y voir les caractères de la peste (2). En présence d'opinions aussi contradictoires, il est bien difficile d'affirmer la nature de l'épidémie de Hindié.

Cette incertitude n'existe pas pour l'épidémie qui a régné dans le Kurdistan (3) en 1870. La première nouvelle de cette peste fut donnée par l'administration sanitaire ottomane qui envoya une commission médicale.

Dans les montagnes qui bornent au sud la mer d'Ourmiah, à une douzaine de lieues des villes d'Our-

---

(1) Rapport sur l'épidémie de Hindié dans l'Irak-Arabi en 1867, par C. Naranzi.

(2) *Une épidémie de peste en Mésopotamie*, par Tholozan.

(3) V. *La peste dans le Kurdistan persan*, rapport par le docteur Castaldi. — Rapport sur les mesures à prendre contre la peste qui sévit en Perse, par le docteur Bartoletti. — Notes sur le développement de la peste bubonique dans le Kurdistan en 1871, par Tholozan.

miah et de Maraga, se trouve le district de Soudjé-Bou-lak. C'est là, dans de petits villages habités par des familles kurdes de la tribu de Mukri, que la maladie eut son origine.

Mirza-Abdulali, médecin persan qui fut envoyé en inspection dans ce pays, raconte que vers la fin de décembre 1870, un homme du village de Gaumichan étant allé à quelques lieues, à Merhemel-Abad, qu'on appelle aussi Miandaub (vingt-sept farsaks sud-ouest de Tauris), à son retour rapporta un peu de coton. Le jour suivant, il eut du frisson, de la fièvre et une chaleur très-vive; ce même jour un bubon se montra à l'aine gauche et des pétéchies violacées et bleuâtres parurent sur la peau (*hasbé*). La mort survint le second jour. Deux jours après, une autre personne de la même maison mourut, après avoir présenté les mêmes symptômes. Tous les habitants de cette maison, au nombre de soixante, succombèrent successivement en deux semaines. Ensuite, une maison voisine fut atta-quée, et ses habitants, au nombre de six, périrent, à l'exception d'un enfant en nourrice qui fut transporte au loin.

Entre les villages de Gaumichan et d'Arbénous, il y a trois quarts de farsak, c'est-à-dire près d'une lieue de distance ; les habitants avaient entre eux de fréquentes communications, et les morts du premier village étaient enterrés au cimetière du deuxième. Dix jours après le début de la maladie, elle se montra à Arbénous ; cette affection dura jusqu'au 20 mai 1871. Elle enleva tous les habitants des deux villages, à l'exception du laveur des morts et de 7 femmes ou enfants.

On compta 62 décès à Gaumichan, 32 à Arbénous.

De Gaumichan la maladie fut aussi transportée à
Uchtépeh, où elle dura jusqu'à la fin de juillet, et où
elle causa 100 décès. Pendant l'hiver même, la peste
gagna le village de Sindjag où périrent 35 personnes.
Ensuite la maladie disparut. A Gueltépeh 12 personnes moururent, à Udjivan 13, à Turkmankand la maladie avait eu une grande intensité, à Seraub elle persistait encore à la fin de juillet, après avoir causé
18 décès.

Dans le village de Rahim-Khan, 25 personnes moururent; la maladie diminuait vers la fin de juillet. A
Achtépeh et Bibckend, la maladie persistait à cette
époque et l'on disait qu'elle s'était étendue au village
de Yechkeler.

Enfin, poursuivant toujours sa direction vers le sud-
ouest, c'est-à-dire vers la frontière turque, aux environs de Souleimanié, la peste fut transportée à Bana,
petite ville de 2 à 3,000 habitants. On disait qu'après
avoir dépassé le territoire de la tribu de Mukri, primitivement atteinte, la peste avait gagné la tribu voisine
des Djafs.

Le médecin sanitaire persan n'a pas donné des renseignements sanitaires complets sur cette épidémie,
il n'a pas visité lui-même toutes les localités : le caractère violent et les mœurs sauvages des Kurdes l'ont
forcé à partir; et le docteur Castaldi, qui a observé la
peste à Bana et dans quelques villages voisins (Karava
et Kaminias), n'a pu continuer son exploration, la commission ottomane dont il faisait partie ayant été repous-
sée à coups de fusil.

Dans les villages où la maladie a été plus grave,
elle a fait périr 90 malades sur 100. Quand l'épidémie

touchait à sa fin, il n'y avait plus que 40 à 50 décès sur 100 malades. On a reconnu que les habitants de la même maison et surtout ceux qui étaient le plus fréquemment en contact avec les malades, étaient aussi beaucoup plus fréquemment atteints.

Il a été prouvé que le transport des hardes ou effets appartenant aux malades a importé la peste d'un village dans un autre. L'espace primitivement envahi pendant les mois d'hiver à Soudje-Bonlak-Mukri peut avoir 15 lieues de tour ; pays froid, couvert de neige pendant 4 à 5 mois d'hiver ; quelques vallées, très-chaudes l'été ; on y cultive le riz surtout du côté du Miandaub où le premier malade semble avoir contracté la peste. Aucun de ces villages n'a souffert de la disette terrible qui règne en Perse depuis 1870. Pendant l'été de 1870 on a observé une épidémie sur les moutons, mais ces épizooties sont fréquentes, pendant cette saison, dans les montagnes de la Perse.

Tels sont les renseignements que nous avons sur cette épidémie. Récemment (1) un médecin russe, le docteur Telafous, envoyé par son gouvernement dans le Kurdistan, a fait connaître les résultats de sa mission. Son exploration commencée au mois de mai 1872, c'est-à-dire à une époque où la peste avait entièrement disparu, a duré trois mois. M. Telafous a visité toutes les localités atteintes par l'épidémie ; les détails qu'il donne sur les caractères de la maladie, attestés par les cicatrices de bubons suppurés qu'il a pu constater chez un certain nombre d'individus guéris, ne laissent aucun doute sur la nature du mal. Quant à la cause de l'épi-

(1) Rapport au comité d'hygiène, par M. Fauvel, inspecteur général (13 janvier 1873) (M. Fauvel, communication orale.)

pémie, le docteur Telafous croit l'expliquer par des fouilles pratiquées à Akdeivan dans un sol où, 40 ans auparavant, on avait enterré des pestiférés. Sans discuter cette étiologie, je rapporterai le relevé que le docteur Telafous donne des victimes de la peste dans les localités qu'il a parcourues. Sur 1,326 maisons atteintes, il y a eu 891 morts et seulement 221 guérisons.

Quoi qu'il en soit de ces observations, nous savons aujourd'hui d'une façon précise que la maladie est complétement éteinte en Perse.

Peste noire. Peste de l'Inde. — La peste noire a dévasté l'Europe de 1347 à 1350. Elle entre en Europe avec les Mongols, elle passe en Sicile et en Italie. H. Hæser (1) décrit ainsi sa marche : elle ravage la Sicile en 1346; Constantinople, la Grèce, Chypre, Malte en 1347; Marseille en novembre 1347; l'Espagne, Avignon, Narbonne, Modène, Barcelone, pendant la première moitié de 1348 ; Paris, Rome, Londres, la Norwége, le Jutland, pendant la seconde moitié de 1349 ; la Pologne, l'Autriche, Vienne, Francfort, les rivages de la Baltique en 1349 ; la Russie en 1350.

Il ne resta plus que 15 habitants à Smolensk ; une partie de la Russie fut dépeuplée ; Florence perdit 60,000 habitants ; Venise, 100,000 ; Marseille, en un mois, 16,000 ; Vienne, 70,000 ; Paris, 50,000 ; Saint-Denis, 14,000 ; Avignon, 60,000 ; Londres, 100,000 (2).

Enfin, on a dit que ces trois années calamiteuses avaient coûté à l'Europe 25 millions d'âmes, c'est-à-dire environ le quart de ses habitants.

(1) H. Hœser, *loc. cit.*, p. 136.
(2) C. Hecker, *Die grossen Volkskrankheiten des Mittelalters;* Berlin, 1865, p. 46.

Plusieurs questions ont été posées à propos de cette peste. On s'est demandé d'abord si elle était identique à la peste bubonique ou peste d'Orient ; puis, cette identité étant acceptée, on a recherché si la peste noire partie de l'Inde y avait bien son foyer d'origine, ou, si au contraire, née en Égypte, elle n'avait pas fait de l'Inde un berceau secondaire et comme la première étape de son effroyable invasion. Ces questions, surtout lorsqu'elles ont trait à des époques aussi lointaines, sont toujours extrêmement difficiles à résoudre.

Toutefois, il nous paraît probable que la peste de l'Inde qui a désolé l'Europe sous le nom de *peste noire* a eu son point de départ en Asie ; mais, nous croyons que cette peste offre les mêmes caractères que la peste d'Orient, que, comme elle, elle est transmissible, et que, comme elle encore, elle peut être importée. Ce point est d'un intérêt d'autant plus grand pour nous, que la même maladie a reparu dans un pays circonscrit entre le Guzrate et les versants de l'Himalaya.

La peste se montra pour la première fois de ce siècle, dans l'Inde, vers 1815. A cette époque, elle ravagea les provinces du Cutseh et de Guzrate, pour se répandre par Kattywar, jusque dans le Sind où elle sévit surtout sur la population d'Hyderabad. Elle se montra sous forme épidémique en 1817-1819. Elle se répandit à l'est jusqu'à Zillah, puis disparut vers 1821.

Une nouvelle manifestation fut observée en juillet 1836 dans la province de Marwar, à Pali (de là le nom de peste de Pali). D'après les autorités anglaises qui prescrivirent une enquête, la peste régnait depuis longtemps sur le versant sud de l'Himalaya.

De 1849 à 1850, la peste sous le nom de mahamurre fit de grands ravages à Gurhwal. En 1852, des médecins anglais, visitant un certain nombre de villages ravagés par l'épidémie, reconnurent que cette maladie était identique avec la peste d'Orient et que, comme elle, elle était transmissible.

D'après Pearson, Francis et Hirsch (1), elle diffère par quelques symptômes spéciaux de la peste d'Orient. La peste de l'Inde serait caractérisée par des lésions pulmonaires particulières, lésions de nature grangréneuse et inflammatoire (*pleuro-pneumonie*). On a expliqué l'absence de bubons, par ce fait, que le malade mourait d'affection pulmonaire dès le troisième jour, c'est-à-dire à l'époque à laquelle apparaissent ordinairement les bubons dans la peste d'Égypte.

La peste de Pali s'est montrée au milieu de populations vivant dans le dernier degré de la malpropreté et de la misère, parquées dans des habitations accolées l'une contre l'autre (2). En un mot, on retrouve, au point de vue de l'étiologie de la peste de l'Inde, toutes les conditions que nous allons rencontrer dans l'étude des causes de la peste d'Orient, les mêmes influences de climat, de température, de terrain, de misère sociale. On y retrouve même les résultats contradictoires que nous allons rencontrer dans la peste d'Égypte. Cet ensemble de considérations fait que beaucoup d'auteurs assimilent cette maladie à la peste de l'Orient (3).

(1) A. Hirsch, *Handbuch der historisch-geographischen Pathologie.* Erlangen 1860. p. 129.

(2) *Nederl Weeckbl*, janv. 1855, et *Schmidt's Jahrbücher*, 1856. partie 1.

(3) Webb, *Pathologia indica*, 2ᵉ éd., p. 212.

Hirsch repousse cette identité absolue ; la peste noire, dit-il, diffère de celle du Levant ; ce n'est point, pour lui, une maladie d'importation, elle est autochthone. Nous n'adoptons pas complétement l'opinion de Hirsch ; sans doute, les lésions pulmonaires donnent à la peste de l'Inde un cachet spécial, nous croyons cependant qu'il y a, entre ces affections, plus de parenté encore que de différence. Le trait commun de toutes ces maladies est le caractère transmissible qui leur appartient ; c'est là ce qui doit tenir l'Europe en éveil sur les épidémies qui peuvent apparaître sur les versants de l'Himalaya.

CHAPITRE III.

I

Si l'on consulte l'histoire de la peste, on voit que
cette maladie a souvent succédé aux guerres, aux famines, aux misères de tous genres et que son apparition a toujours coïncidé avec des conditions très-ap-
préciables d'insalubrité. On peut aussi tirer cette
conclusion générale, que les ravages de la peste ont
toujours été en raison inverse des progrès du bien-être,
de l'hygiène et de la civilisation.

Ces remarques ont leur justification évidente dans
l'histoire du monde entier. Il est surtout un pays qui
en offre le développement frappant dans son présent et
dans son passé. Je veux parler de l'Égypte, cette « création du Nil et des hommes, » qui nous apparaît aujour-

d'hui à travers le double mirage du désert et de l'histoire.

De tous les anciens peuples de la terre, il n'en est pas un, qui, si on le compare aux Égyptiens, se soit élevé au même degré de sagesse, de force, de lumière (1). Tout ce qui concerne cette contrée antique et mystérieuse lui emprunte un reflet de poésie. La civilisation égyptienne s'attachait surtout à la conservation et à la perfection de l'espèce humaine. Favorisée au suprême degré par tous les dons de la nature, par son soleil, par son air, par ses eaux, par la fertilité du sol et la pureté du ciel, l'Égypte n'eut point à combattre les inconvénients d'un climat rigoureux ou malsain. Elle n'eut donc à s'occuper que du bien-être de ses habitants, elle voulut régler avec sagesse leurs travaux et leur existence. Et, de ce côté encore, tout fut régi par une hygiène que ne désavoueraient pas les nations les plus éclairées. Elle régularisa la marche des eaux, elle en forma des réservoirs immenses, presque comparables à une mer intérieure. Je laisse de côté ces monuments gigantesques, ces pyramides, ces temples, ces obélisques, qui, de Thèbes à Memphis, c'est-à-dire sur une longueur de cent lieues, s'élevaient sur les deux rives du fleuve ; ces chaussées dont le travail surpassait même celui des pyramides. Grâce à un système de canaux admirablement conçu, l'eau du Nil trouvait partout un libre écoulement. Les habitations placées sur un terrain plus élevé que le

(1) *Voyez*, sur le développement scientifique de l'Égypte, Houdart, *Recherches sur la vie et la doctrine d'Hippocrate et sur l'état de la science avant lui*, 1865.

fleuve, la terre entièrement livrée à la culture, telles étaient les conditions qui devaient prévenir l'apparition de la peste.

Si l'on songe à toutes ces merveilles de la civilisation, on comprendra que, comme l'a dit Hérodote, l'Égypte ait été, pendant plusieurs siècles, une des contrées les plus salubres du monde. Cette civilisation subsista sous le règne des Pharaons, pendant l'occupation de l'Égypte par les Perses, sous la domination d'Alexandre et pendant une grande partie de la domination romaine. Mais combien, depuis, le tableau a changé !

Dans cette contrée prodigue de tous les biens de la nature, au milieu de cette terre couverte de richesses destinées, les unes à vêtir l'homme, les autres à le nourrir, l'homme est parvenu à être misérablement logé, misérablement vêtu, misérablement nourri. Sa cabane est construite avec de la boue, la charpente est composée d'ossements d'animaux ; elle est basse, obscure, humide ; l'entrée en est étroite et l'on n'y pénètre qu'en rampant ; contre cette première habitation viennent s'adosser une seconde, puis une troisième auprès de la seconde, de manière à former ainsi un groupe de tanières assez rapprochées, au milieu desquelles l'air ne peut circuler. Une de ces cabanes vient-elle à s'écrouler, l'Égyptien, selon la coutume des habitants de l'Orient, va en édifier une autre quelques pas plus loin, sans songer un instant à réparer celle qui vient de lui faire défaut. Dans ces misérables huttes, tous, hommes, femmes, enfants, couchent pêle-mêle, sur la terre humide, dont ils ne sont séparés que par une natte de jonc souvent pourri, n'ayant pour entourage qu'une montagne d'ordures et de décombres. L'Égyptien ne change presque jamais son linge de corps, ses haillons lui couvrent imparfaitement la ceinture et les épaules. Il n'y a que l'Égyptien d'*exception* qui se nourrisse du pain de maïs ou de blé et de viande saine ; le fellah (1) cultive le blé, mais avec la défense d'en user ; il se nourrit de semences de coton, de résidu de graines de lin, de noyaux de dattes pilés et réduits en galette ; quand le maître lui donne de la viande, elle provient d'animaux malades ; il complète cette alimentation par du poisson pourri, des feuilles de mauve, de chardon, des pastèques et une espèce de vieux fromage fait avec de mauvais lait, conservé dans des pots où s'agitent des milliers de petits vers blancs ; comme boisson, de l'eau saumâtre qui séjourne dans des mares.

Ajoutez à ces causes d'insalubrité privée : l'absence de toute hygiène publique qui se fait sentir dans toutes les cités orientales ; des amas d'immondices entourant les maisons et jusqu'aux mosquées ; les cimetières placés au milieu des habitations, contenant des tombeaux toujours ouverts et exhalant continuellement une odeur cadavéreuse ; les rues étroites, irrégulières. Le canal qui traverse la ville du Caire, long réceptacle des immondices qu'y versent les égouts, est aussi la

(1) En Égypte, au-dessous de la domination de la Porte, végète une population dont les couches en quelque sorte superposées attestent les invasions qui ont passé sur ce pays : au degré inférieur, les Cophtes, reste misérable et dégradé de la race égyptienne primitive ; puis viennent les premiers conquérants, les Arabes, dont les uns mènent encore, sous le nom de bédouins, la vie errante et pastorale des temps bibliques, et les autres cultivent la terre sous le nom de fellahs, ou possèdent la grande propriété sous le nom de cheiks ; enfin les Turcs, qui occupent presque toutes les places.

source où l'indigent vient puiser sa boisson. Enfin, la pratique suivante a lieu dans un quartier du Caire, habité par les Cophtes, et placé au centre de la ville : au rez-de-chaussée des cabanes, que nous décrivions tout à l'heure, et au milieu desquelles ne circulent ni l'air ni la lumière, existe le caveau funéraire de la famille ; chaque fois qu'un membre vient à mourir, on soulève la dalle qui recouvre le caveau et on place le cadavre nouveau sur les anciens cadavres. Ces caveaux renferment de 80 à 90 corps, et la famille n'en est séparée que par un plancher. Il y a environ 300 maisons cophtes dans cette ville de 300,000 âmes.

Tous les détails de la misère du fellah nous ont été appris par la commission scientifique que le gouvernement français a envoyée en Égypte (Hamont, Pariset) (1846). Les savants qui, depuis, ont exploré ce pays ont confirmé ces renseignements ; l'ouvrage de Godard sur l'Égypte et la Palestine (1867) nous montre que, malheureusement, rien n'a changé.

Eh bien, si l'on tient compte de cette marche rétrograde dans les mœurs et la civilisation de l'Égypte, si l'on se rappelle que la peste ne s'est montrée que depuis que l'Égypte est en proie à ces misères, on sera frappé de la relation qui existe entre ces deux ordres de faits. Pariset a pu s'écrier avec raison : « Dans ce long cours de prospérités inouïes, au milieu de ces multitudes infinies d'hommes de tous les pays, rassemblés, pressés, dans le cœur d'Alexandrie devenue, depuis la destruction de Tyr, de Carthage et de Corinthe, le rendez-vous de toutes les nations et le centre de toutes les richesses du globe, au milieu de tant d'Égyptiens, d'Éthiopiens, d'Arabes, de Troglodytes, de Juifs, de

Syriens, de Grecs, de Mèdes et de Parthes, quelle qu'ait été la nature de leurs trafics ou de leurs échanges, on ne surprend aucun vestige de peste. Après tant de communications et, pour ainsi dire, après tant de mélanges entre les hommes et les choses, jamais Grec, jamais Arabe n'emporta dans sa patrie un poison mortel; jamais on n'entendit parler de ces cruelles surprises dont fourmille l'histoire de nos derniers siècles, et cependant la superbe Alexandrie comptait 800,000 habitants. »

Oui, sur ce point, Pariset a raison: l'Égypte ancienne ne connaissait pas la peste ; le soleil et l'air n'ont pas changé, et cependant l'Égypte moderne a été jusque dans ces dernières années le domaine de la peste. Mais Pariset ne borne pas ici sa démonstration, il prétend faire de l'Égypte le domaine exclusif, la cause permanente de la peste; la maladie serait le résultat d'un secret maléfice, c'est-à-dire de l'empoisonnement par l'émanation de cadavres, cadavres d'animaux, et surtout cadavres humains.

Pour lui, l'Égypte, lors de sa civilisation florissante, était protégée contre la peste par l'embaumement. Je ne devrais pas dire l'embaumement, car Pariset, ayant élevé sa théorie à la hauteur d'une doctrine, ne parle pas seulement de l'embaumement, mais de la *salaison*. Pour lui, le mot *embaumement* est un mot de faste qui ferait prendre le change sur le véritable objet d'une telle institution.

Suivant Pariset, l'établissement de la *salaison* était pour la conservation de l'Égypte une condition non moins essentielle que l'air, les eaux et la terre elle-même. Ce serait uniquement « à partir de l'époque où l'Égypte a connu la salaison, qu'elle a pu se former, se conserver, qu'elle a pu vivre avec cette pleine santé que lui voyait Hérodote. » Cet usage a subsisté sous les Lagides et même sous les Romains. Alexandrie avait sa nécropole, renfermant des momies faites avec autant de soin que celles de Thèbes et de Memphis. « Mais bientôt, dit Pariset, une nouvelle religion, la religion chrétienne, s'introduisit en Égypte et peupla ses déserts de solitaires fervents dont l'ardent prosélytisme proscrivait comme autant de sacriléges tous les anciens usages. L'admirable police des sépultures fut abolie ; ce qu'un faux zèle faisait faire à Constantinople, à Rome, à Milan, dans toutes les métropoles des deux empires, on le fit en Égypte. Les cadavres des martyrs et des fidèles remplirent les maisons, les églises, les cimetières, comme on le fait encore aujourd'hui, et après un siècle ou un siècle et demi, cette nouvelle façon d'honorer les morts fit éclater la peste de Péluse, la plus effroyable épidémie que l'histoire ait signalée jusqu'ici. »

Il est inutile de réfuter longuement une opinion aujourd'hui complétement ruinée. Peut-être même ne serais-je point entré dans ces détails si la théorie de la salaison n'eût fait à une certaine époque beaucoup de bruit, et si Pariset ne l'eût soutenue avec une véritable éloquence. Mais les discours doivent tomber devant les faits. Il est démontré, aujourd'hui, que cette maladie s'est montrée en Lybie deux ou trois siècles avant le Christ ; donc l'Égypte n'est point le foyer exclusif de la peste, donc la peste existait alors que l'Égypte pratiquait encore l'embaumement. Enfin de nos jours l'épidémie de Benghazi (1858-59), développée loin de l'Égypte, loin de tout fleuve, dans un pays aride, ne pouvant être rattachée à aucune épidémie antérieure, a achevé d'établir que l'Égypte n'est pas le berceau exclusif de la peste.

Ainsi, les travaux les plus récents montrent que la peste, qui présente certains côtés presque identiques au choléra et à la fièvre jaune, ne peut pas, au point de vue de l'étiologie, être soumise aux mêmes lois.

Le choléra naît sur les bords du Gange et du Brahma-Poutra ; la fièvre jaune a pour foyer le centre des deux Amériques ; ces maladies ont donc chacune leur berceau ; il n'en est pas de même de la peste, l'Égypte n'en est pas le berceau unique. Elle en est un foyer important ; mais nous verrons qu'en Syrie, en Perse, à Constantinople, peut-être même sur les bords du Danube, la peste peut naître spontanément de certaines causes particulières et spéciales.

II

Les conditions d'insalubrité que nous avons signalées en Égypte se retrouvaient en Syrie, à Constantinople, et si l'administration sanitaire ottomane a introduit dans ces derniers temps quelques améliorations, on ne peut nier qu'il n'y eût encore au commencement de ce siècle, dans les villes, dans les villages, assez de causes d'insalubrité pour provoquer des épidémies de peste.

Je pourrais multiplier les citations témoignant de
l'état déplorable de l'hygiène dans tout l'Orient. Je
me contenterai de parler du petit village de San-
Dimitri qui a joué un rôle important dans l'épidémie
redoutable de Constantinople en 1834. Le ruisseau qui
sépare ce village grec de Péra est le réceptacle des
immondices de San-Dimitri et des villages voisins.
Au printemps, quand les eaux tarissent, les immondices charriées par le ruisseau finissent par s'amon-
celer au-dessous du village, elles se dessèchent et dé-
gagent des miasmes délétères.

Il en est de même d'Erzeroum, grande ville de
plus de 50,000 âmes, capitale de l'Arménie turque.
La peste s'est montrée à différentes époques dans cette
ville et dans les villages qui l'avoisinent. Située dans
une presqu'île formée par les deux sources septentrio-
nales de l'Euphrate, Erzeroum est baignée d'un côté
par une petite rivière marécageuse, qui déborde à l'é-
poque de la fonte des neiges. Il y a là une série de
villages et de maisons entassés l'un sur l'autre, comme
dans tout l'Orient. Ces maisons sont si basses, si humides que Tournefort, dans son *Voyage du Levant*, les
appelle « des renardières. » L'hiver, les habitants sont
couchés pêle-mêle avec les bestiaux. Les animaux
morts sont abandonnés dans les rues, où l'on dépose
toute espèce d'ordures, et les bouchers y abattent
leurs bestiaux. Le pays est très-froid; de la fin d'octobre
au commencement de mai, le thermomètre Réaumur y
monte rarement au-dessus de zéro. Le combustible le
plus employé dans ces tanières est de la bouse de
vache qui, appliquée et séchée contre les maisons, sert
ensuite à faire des espèces de mottes. Tournefort avait

déjà signalé l'horrible odeur qui s'échappe de ces ter-
riers.

Ainsi, nous retrouvons en Syrie et dans l'empire
ottoman tous les éléments que nous avons signalés
en Égypte comme nécessaires à la production de la
peste. Nous pourrions donc déduire de ces observations cette conséquence, que Constantinople, Alep,
Jaffa peuvent devenir tout aussi bien qu'Alexandric
ou le Caire des foyers de peste ; mais cette question,
qui autrefois a soulevé de nombreuses discussions,
a perdu, par l'apparition spontanée de la peste à Benghazi, une grande partie de son intérêt. Du moment,
en effet, où il a été démontré que la peste pouvait naître spontanément dans un point déterminé,
sans avoir été précédée de l'ensemble des causes
que l'on considérait comme absolument nécessaires à sa genèse, l'étiologie de la peste a fait
un grand pas. Du moment où la peste s'est développée dernièrement à Benghazi, elle a pu naître,
au commencement de ce siècle et dans les siècles
précédents, à Constantinople, en Syrie, etc. Il faudrait pour juger la question des preuves historiques
démontrant d'une manière irréfragable que la peste est
née dans tel lieu déterminé et n'y a pu être importée.

Or, cette double démonstration est déjà difficile à
établir lorsqu'il s'agit de faits contemporains. Aujour-
d'hui encore, un assez grand nombre de médecins
discutent les cas d'importation du choléra, et cependant ces faits sont entourés de toutes les garanties possibles ; comment donc demander des documents
indiscutables à des temps éloignés, temps dans lesquels
l'observation était encore dans l'enfance? et comment

ajouter foi à des récits le plus souvent contradictoires?

D'ailleurs, je le répète, du moment où il est prouvé que la peste n'a pas en Égypte son foyer exclusif, il importe peu qu'à telle époque plus ou moins reculée la peste ait pu naître dans cinq, six ou sept localités déterminées.

Par la même considération, nous n'insisterons pas sur la question de la naissance spontanée de la peste en Europe. On s'est longtemps demandé, en effet, si les pestes qui ont désolé pendant le moyen âge la France, l'Italie et l'Allemagne avaient dans ces pays leurs foyers d'origine ou si elles étaient des épidémies pour ainsi dire de seconde main, venant de l'Orient. L'Europe était, à ce moment, dans des conditions d'hygiène presque aussi désastreuses que le sont aujourd'hui les villes d'Égypte et de Perse ; la misère y était aussi profonde ; il n'y a donc rien d'impossible à ce que les mêmes effets aient succédé aux mêmes causes. Ce ne sont point encore des arguments scientifiques qui doivent décider la question, c'est à l'histoire qu'il faut s'adresser, et ici encore l'histoire n'a pas plus d'autorité que dans le cas précédent.

Je ne m'arrêterai pas non plus à l'épidémie qui se montra sur les bords du Danube en 1828 ; l'armée russe, à ce moment, venant combattre les Turcs dans la Moldavie, la Valachie et la Bulgarie, fut atteinte d'une fièvre s'accompagnant de bubons aux aines et aux aisselles. Cette épidémie fut le sujet de discussions très-vives entre le docteur Witt, médecin en chef de cette armée, et le professeur Seidlitz, qui tous deux avaient observé cette maladie. M. Seidlitz la regardait comme la vraie peste, la peste orientale, *im-*

portée sur les bords du Danube, tandis que M. Witt, lui accordant les mêmes caractères spécifiques, dit cependant qu'elle doit être distinguée de la peste orientale, parce qu'elle est *née* sur les bords du Danube, sans aucune importation. C'est toujours, comme on le voit, la même discussion ; les deux médecins reconnaissent très-bien dans la maladie les caractères de la peste, mais tous deux, étant convaincus que cette maladie ne peut apparaître sur les bords du Danube sans y être importée, sont obligés de forcer les faits et de dire : l'un, que la maladie a été importée, ce qui n'est pas prouvé ; l'autre, que ce n'est pas la peste, parce que l'importation ne lui est pas démontrée. Ces deux médecins se seraient évité les vives objurgations qu'ils se sont adressées, s'ils avaient su que les mauvaises conditions hygiéniques qui existaient sur les bords du Danube pouvaient y provoquer la peste, aussi bien que sur les bords du Nil et sur ceux de l'Euphrate.

Mais laissons de côté toutes ces questions litigieuses, et arrivons à préciser l'état actuel des choses dans l'empire ottoman. A l'époque de la création des médecins sanitaires en Orient, on croyait la peste endémique en Syrie et à Constantinople. La conséquence pratique de cette opinion était une quarantaine très-préjudiciable aux relations commerciales, frappant les provenances de ces contrées. Tel était l'état des choses, lorsque M. le docteur Fauvel arriva comme médecin sanitaire à Constantinople, en 1847. Son premier soin fut d'instituer une enquête propre à résoudre ce problème d'un si haut intérêt. Trois années entières furent employées à réunir les matériaux de cette enquête. Chaque province de l'empire ottoman fut étudiée par lui au point de vue des maladies qui y avaient été observées depuis la dernière épidémie de peste. Le résultat de l'enquête fut complétement négatif. La peste était entièrement éteinte sur tous les points de l'empire ottoman. Elle n'avait reparu nulle part depuis la cessation de la dernière épidémie de 1842 dans la province d'Erzeroum, en Asie.

Une enquête analogue faite en Égypte par Prus l'avait conduit à des résultats semblables. La peste avait cessé entièrement de se manifester en Égypte depuis 1844. Ces foyers ne doivent donc nous inspirer actuellement aucune crainte. La Perse ne nous offre pas, en ce moment, la même sécurité.

Dans ce pays, la peste a été à peu près inconnue jusqu'aux siècles derniers. Hirsch remarque que jusqu'au dix-septième siècle le nom de peste était même inconnu à Téhéran, Ispahan et jusque dans le Mazandéran. Le docteur Lachèze (1), dans une excursion qu'il a faite, de Trébizonde à Ispahan, en passant par Gymuchané, Erzeroum, Bayazid, Koy, Tebris, Kasbin, etc., a interrogé avec soin les notables du pays, les chefs de village, les mollahs, les médecins, les consuls. Il a déduit de leurs réponses que le rayon de la peste peut être circonscrit dans un espace partant de Trébizonde à Téhéran et de Téhéran à Alep. Jamais elle ne franchit une ligne qui, tirée de la mer Caspienne, irait au golfe Persique. Il a remarqué en outre que la peste succédait aux famines, aux disettes,

____

(1) *Mémoire sur la peste en Perse,* par le docteur Lachèze, médecin de l'ambassade de M. de Cercey. (Bull. ac. roy. de méd., Paris, 1837, tom. I, p. 349.)

qu'elle revenait périodiquement, quelquefois tous les dix ans, quelquefois tous les quinze ans, tous les trente ans, tous les quarante ans, que cette fréquence variait suivant les contrées, et qu'elle était plus grande vers la partie sud de la côte de Syrie.

Tholozan raconte que la peste (taoun) s'était montrée « la dernière et la seule fois de mémoire d'homme » sous le règne de Feth-Ali-Schah, il y a une quarantaine d'années. Il a appris des Persans que, d'après la tradition, la peste apparaissait en Perse tous les quarante ans ou tous les soixante ans, et que dans ce dernier cas la peste était plus grave. Le cycle fatidique de quarante années vient d'être révolu et depuis deux ans la Perse est en proie à une sécheresse et à une disette excessives, semblables à celles qui ont précédé la dernière peste. Or, c'est à ce moment que vient d'apparaître, au nord du pays des Kurdes, l'épidémie dont j'ai parlé dans le chapitre précédent. Cette épidémie est restée cantonnée pendant dix mois dans les limites étroites de quelques districts ; depuis elle s'est éteinte.

Devons-nous accepter cette prévision funeste, cette opinion fataliste, qui détermine l'époque forcée d'une épidémie, par cette seule raison que cette épidémie a paru quarante ans auparavant ? Ce raisonnement est contraire à toutes les lois de la science, et nous trouverons l'explication de ces faits dans des causes moins surnaturelles.

Si la peste a suivi en Perse une évolution absolument inverse de celle qu'elle a présentée dans les autres pays, cela tient à ce que la civilisation persane a subi une marche rétrograde. Le progrès n'est pas, en ce moment, la loi de l'humanité en Perse; chaque jour la pauvreté y est plus grande, et si le sol, le climat, l'élévation du plateau de l'Iran se sont opposés longtemps au développement de la peste, aujourd'hui cette résistance fléchit devant une misère toujours croissante.

La famine a fait en 1870 dans ce pays, surtout du côté du Khorassan et de Fars, des ravages affreux : « les ensevelisseurs ne suffisaient pas aux cadavres, qui restaient sans sépulture dans les rues et dans les bazars ; les parents vendaient leurs enfants pour quelques crans (francs), afin de les soustraire à une mort inévitable et de se procurer à eux-mêmes le pain pour quelques jours (1). »

Nous pouvons maintenant déterminer la patrie de la peste. Cette maladie n'a pas un berceau unique, l'Égypte, comme on l'a cru longtemps. Elle a eu pour foyers principaux : l'Asie-Mineure et l'Égypte. En Europe, il est probable qu'elle a presque toujours été importée ; cette opinion n'est pas absolument certaine pour la période qui a précédé le dix-huitième siècle ; mais, depuis cette époque, l'importation n'est pas douteuse. La peste de Valachie (1828), qui a donné lieu aux discussions dont nous avons parlé, paraît avoir été communiquée aux troupes russes par les Turcs. Quant à la lutte qui existe entre la Turquie et l'Égypte, se rejetant l'une sur l'autre la production de la peste, la question ne peut être décidée qu'en accordant à toutes deux ce funeste pouvoir. Cependant l'histoire des épidémies nous apprend que, toutes

____

(1) Dr Castaldi, délégué sanitaire à Téhéran du gouvernement ottoman. *La peste dans le Kurdistan persan,* p. 34.

les fois que la peste sévissait à Constantinople, elle existait en même temps en Syrie et en Égypte. La Perse et l'Arménie n'ont été éprouvées autrefois que par la peste importée. Depuis une vingtaine d'années, tous ces foyers se sont successivement éteints, et, sauf quelques épidémies particlles, on n'a plus entendu parler de la peste ; l'une d'elles, l'épidémie de Benghazi, a totalement disparu. Il n'y a donc plus à se préoccuper que de l'épidémie qui s'est développée dernièrement dans le pays des Kurdes, et qui, bienqu'éteinte en ce moment, doit nous laisser quelque inquiétude, à cause de la misère qui règne en Perse (1).

Il y a longtemps déjà que l'influence de la disette avait été signalée. Au commencement du dix-huitième siècle, M. de Maillet, consul de France à Alexandrie, ayant résidé longtemps en Égypte, avait remarqué que la peste suivait ordinairement une élévation ou insuffisante ou exagérée du Nil. Dans une de ses dépêches, il déplore que le Nil n'ait pas atteint son niveau accoutumé : « Plaise au ciel que nous ne voyions pas des fièvres malignes éclater à la suite de la disette ! » Dans une seconde dépêche, il annonce que des fièvres d'un caractère dangereux sévissent en Égypte. Enfin, dans une troisième, il déclare que c'est la peste qui décime la population. La même remarque a été faite plus

(1) « En Perse on laisse se putréfier à l'endroit même où ils sont morts, les chevaux, les chiens, les chameaux qui crèvent au milieu des villes. A Téhéran même, on voit à chaque pas des charognes à moitié rongées par les chiens et par les vautours, et répandant une odeur infecte. Que dis-je ? dans ce temps de choléra, de typhus et de famine, il n'est pas rare de rencontrer des cadavres humains que personne ne songe à enlever. Pour mon compte, j'en ai fait enterrer deux qui gisaient à quelques pas de mon habitation. » (Dr Castaldi, *loc. cit.*, p. 36.)

tard par M. de Jonville, vice-consul à Alexandrie ; il dit que le Nil ayant été *mauvais* (c'est l'expression consacrée dans le pays), la récolte du safranum et d'autres denrées a manqué. Il manifeste la crainte de voir la peste suivre la disette. Cette appréhension est bientôt justifiée.

On trouve dans le *Macrisie*, livre arabe traduit par M. de Sacy, des tables indiquant la hauteur du Nil pendant une longue série d'années. M. de Ségur-Dupeyron ayant rapproché les mauvaises crues du Nil avec les apparitions de peste soit en Égypte, soit en Europe, trouva la confirmation des observations faites à Alexandrie par MM. de Maillet et de Jonville.

Ainsi donc nous pouvons dire, pour nous résumer, que la peste se développe au milieu de populations dégradées par une profonde misère physique et morale. C'est la condition essentielle qui engendre la peste ; mais son développement peut être plus ou moins influencé par des circonstances accessoires qu'il nous reste maintenant à examiner.

III

Ces conditions sont ou *climatériques* ou *telluriques*. Il est très-difficile de décider si *les saisons* exercent une influence sur le développement ou l'extension de ces épidémies, et Hirsch (1) a eu presque raison

(1) Hirsch, *loc. cit.* § 113.

de dire, que cette étude ne conduisait qu'à des conclusions contradictoires. Toutefois, il y a, pour chaque pays, certains résultats qui ne manquent pas d'importance. En Perse, nous voyons les épidémies pestilentielles sévir presque exclusivement l'été. En Algérie, elles sont toujours plus rares et plus modérées dans la saison des grandes chaleurs et des froids intenses. En Égypte, les pestes graves commencent en novembre et décembre, tandis que les épidémies pestilentielles moins redoutables ne débutent qu'en janvier et février. Les unes et les autres s'éteignent vers la fin de juin, sauf de très-rares exceptions. La chaleur sèche de ce qu'on appelle en Égypte le second été ; le règne du vent du nord, qui s'établit ordinairement vers le 24 juin ; enfin les premières rosées, qui commencent vers la fin du même mois, changent et les conditions de l'air et les aptitudes organiques, et la peste cesse.

Une modification dans la constitution habituelle des saisons exerce également une influence sur le développement de la peste. On écrivait de Salonique, le 9 juillet 1837, au docteur Delaporte : « La saison actuelle, qui devrait arrêter le mal, semble au contraire le favoriser. Il est vrai qu'au lieu des chaleurs habituelles des mois de juin et juillet, nous avons des pluies continuelles et une humidité inconcevable. »

Cette influence de *l'humidité de l'air* a été remarquée sur les pestes qui ont sévi à Constantinople, aussi bien que sur celles qui se sont montrées en Égypte. « La peste en Égypte, dit Pugnet, est toujours en raison de l'humidité de l'atmosphère. » Toutefois, cette cause n'est ni suffisante, ni nécessaire, et je citerai à l'appui de mon observation la peste de Benghazi.

La *température*, les *vents* ont la même action, et pourtant j'accepterai encore, comme Hirsch (1), que leur étude ne conduit souvent qu'à des conclusions opposées. Toutefois, là encore, il y a quelques résultats positifs : c'est du 1ᵉʳ au 20 juillet, époque où le vent du nord, la *tramontana*, vient ordinairement à cesser, que les premiers cas de peste éclatent à Constantinople. La maladie se montre fréquemment alors dans un des villages situés sur les rives du Bosphore, et principalement sur la rive européenne, plus exposée que la rive asiatique au *sirocco* ou vent du sud. En Égypte, la peste atteint son maximum d'intensité pendant les mois de février, mars et avril, alors que les vents tiennent surtout des *rumbs* du midi. Elle commence au-dessous de 16 degrés Réaumur, tandis qu'à Constantinople elle semble exiger 25 ou 30 degrés. Volney avait fait déjà cette remarque lorsqu'il avait été en Orient.

Les *orages* ont, au point de vue du développement et de la propagation de la peste, une influence qui a été souvent notée, et qui est bien évidente dans le fait suivant cité par Pugnet (2) : « A quelques accidents assez légers et en petit nombre, avait succédé un calme parfait ; on goûtait généralement les douceurs d'une sécurité à laquelle invitaient chaque jour davantage et l'inaltérable pureté du ciel et les progrès marqués de la chaleur. Vaine confiance ! le 15 et le 16 germi-

(1) Hirsch, *loc. cit.* § 114.
(2) *Mémoire sur les fièvres du Levant*, p. 52.

nal, l'atmosphère s'obscurcit et se charge, des nuages amoncelés sur nos têtes versent des torrents de pluie pendant les 17, 18, 19, et le 21 la contagion éclate. Ce fut un coup de foudre qui atteignit à la fois 11 personnes dans l'enceinte de la ville ; elles seules furent frappées. Aucun autre malade ne s'offrit à nous jusqu'au 26 ou 27 du même mois, où de nouvelles pluies déterminèrent de nouveaux accidents. Ceux-ci eurent des suites non équivoques, soit qu'ils eussent une plus grande force de reproduction, soit qu'ils trouvassent des sujets plus susceptibles de se prêter à leur action ; ils se propagèrent sensiblement et c'est à leur époque que parut véritablement commencer le règne de la maladie. »

Arrivons maintenant aux *influences telluriques;* nous retrouvons encore ici les mêmes résultats contradictoires au point de vue de l'élévation du sol. En effet, si les plateaux de la Perse ont joui d'une immunité bien connue, d'autres points aussi élevés, le Liban (3,000 pieds), les montagnes de l'Arménie, ont été ravagés par la peste. La *constitution* et le *caractère géologique des terrains* ont plus d'importance ; tous les terrains, sans doute, ont été visités par la peste, mais il n'est pas douteux que certains états particuliers du sol, un état très-humide, par exemple, se prêtent bien davantage au développement et à la conservation de la peste. Nous croyons même que si l'on avait entrepris, pour cette maladie, des recherches semblables à celles qui ont été faites dans la même direction par Pettenkoffer pour le choléra, on serait arrivé à des résultats certainement curieux.

Cette influence de l'humidité du sol a été depuis long-

temps observée en Égypte, et Gaetani Bey a remarqué
que la peste ne se répand jamais au delà d'Assuan, en
raison de la différence de situation, de chaleur, de
sécheresse et de nature du sol, tandis que ce fléau s'insinue avec la plus grande facilité dans les localités où
l'eau reste stagnante par suite de l'absence ou du mauvais entretien des canaux. C'est pourquoi Bassorah et
Bagdad sont devenus dans ce siècle sujets à la peste,
dont ils étaient autrefois exempts, lorsque ces deux
villes étaient dirigées par une administration plus pré-
voyante. La peste ne naît pas dans la Haute-Égypte, la
Nubie, l'Abyssinie, elle ne remonte pas au delà de la
première cataracte. La bonne qualité du sol, le facile
écoulement des eaux, le petit nombre des habitants et
les grands mouvements de l'air contrebalancent et an-
nihilent tous les vices du régime suivi par les indigènes. Mais, je le répète, si l'humidité du sol, si le caractère géologique du terrain ont une influence non douteuse, cette influence n'est point absolue, puisque la peste
peut se développer là où il n'y a pas de fleuve, là où le
terrain est absolument sec; la ville de Benghazi
était dans ces conditions et cependant la peste s'y est
développée.

IV

On a voulu différencier la peste sporadique de la peste
épidémique, de la manière suivante : dans la peste sporadique, il y a *rarement* des bubons ; dans la peste

épidémique, le bubon existe *presque toujours*. Mais cette distinction est absolument illusoire, du moment où les partisans de l'opposition acceptent que, dans la peste sporadique, il *peut* y avoir des bubons, et que dans la peste épidémique il n'y en a *pas toujours*.

On a été plus loin, et on a voulu établir la différence par le degré de la transmissibilité. La peste sporadique, a-t-on dit, n'est pas contagieuse, la peste épidémique est transmissible. Si cette distinction existait, elle aurait une valeur de premier ordre, et on voit de suite les conséquences qu'elle entraînerait au point de vue du régime quarantenaire. La peste sporadique ne devrait donner lieu à aucune mesure restrictive, dont l'emploi serait exclusivement réservé à la peste épidémique. Il faudrait alors que nos agents dans le Levant, consulaires ou autres, fissent le diagnostic de deux maladies n'offrant aucun caractère clinique différentiel. Ce serait là un prétexte à tous les abus de pouvoir, une justification de l'inexécution des règlements. Mais il n'en est point ainsi, la peste sporadique ne peut être opposée à la peste épidémique, comme le choléra nostras au choléra asiatique. Il n'y a, comme je le répète, entre les deux pestes, qu'une différence de degré, chacune portant sur un plus ou moins grand nombre d'individus. C'est cette même différence qui existe dans le pouvoir transmissible. La contagion, en effet, est plus active, plus puissante quand il y a beaucoup de malades que lorsqu'il y en a peu ; car, plus les cas sont nombreux, plus il y a nécessairement de germes répandus.

C'est cette multiplication des germes qui constitue l'épidémie, qui va former ce que l'on pourrait appeler la constitution pestilentielle, si l'on voulait détourner ce mot du sens qui lui a été accordé. La commission de la peste, en effet, et son savant rapporteur, ont prétendu qu'une *constitution pestilentielle* peut sévir dans des localités incapables de produire la peste, et sans qu'on puisse accuser les pestiférés d'autres localités d'y avoir importé la maladie. Or, quelque respect que nous inspirent les autorités que nous venons de citer, c'est là une prétention tout à fait inadmissible, et accepter dans ces termes une constitution pestilentielle, ce serait nier tout ce que nous avons dit sur la production des foyers de peste.

Il nous reste une dernière question à examiner. La peste peut-elle naître spontanément dans un navire parti d'un port non infecté et n'ayant à bord, au moment du départ, rien de suspect, ni parmi les personnes embarquées, ni parmi les hardes, ni parmi les marchandises ? Cette question a été posée pour la première fois par Prus, et elle est d'une solution extrêmement importante. On prétend avoir vu quelquefois à Alexandrie, en l'absence de toute épidémie, la peste éclater à bord d'un navire stationnant en rade et n'ayant eu aucune communication suspecte. De pareils faits semblent d'autant plus contestables, que leur récit même ne mentionne aucunes conditions de misère ou d'encombrement qui eussent pu favoriser le développement de la peste. Il faudrait, en outre, que toutes les enquêtes faites fussent absolument rigoureuses ; il est loin d'en être ainsi. Il serait enfin nécessaire que les exemples cités fussent entourés de garanties indispensables ; or, aucune de ces conditions n'est remplie dans les trois faits suivants, les seuls qui aient été publiés en faveur de cette opinion :

M. le docteur Botzaris, médecin de Méhémet-Ali, a dit avoir vu la peste naître à bord, sur un navire à voiles dans la mer Rouge, et dans des conditions où la peste ne pouvait être attribuée à aucune communication suspecte, ni de la part des hommes à bord, ni de la part du navire, ni de son contenu en hardes et en marchandises.

M. le docteur Brayer, rapporte le deuxième fait :

Un navire franc part d'un port de la Méditerranée où les lois sanitaires sont en vigueur. Son bulletin de santé est parfaitement en règle. Il n'a pendant la traversée communiqué avec aucun bâtiment suspect; cependant, à quelque distance des Dardanelles, un homme de l'équipage tombe malade. Le navire, favorisé par le sirocco, franchit rapidement le détroit et arrive à Constantinople, où il y avait très-peu de peste. La maladie est prise d'abord pour une fièvre bilieuse, ensuite pour une fièvre putride adynamique. Les symptômes sont si graves, que le médecin consulté pense à la peste; mais le navire vient d'Europe! Enfin, un bubon est constaté, et le malade ; transporté de suite à l'hôpital des pestiférés de sa nation, meurt après 24 heures.

Le troisième fait est dû à M. le docteur Laidlaw :

« Jai trouvé, dit-il, dans le port d'Alexandrie, à bord d'un navire anglais, un matelot qui arrivait d'Angleterre atteint de la peste. La maladie n'existait pas en ville, il était absolument impossible qu'il l'eût prise par contact (1). »

(1) Prus, *loc. cit.*, 662.

CHAPITRE IV.

De la transmission de la peste. — La peste est une maladie d'importation. — La transmission est démontrée par trois ordres de preuves : 1° les faits d'inportation ; 2° les effets de la séquestration et de l'isolement ; 3° la marche et la propagation des épidémies.

La transmissibilité de la peste peut être démontrée par trois ordres de preuves :

1° Par des faits de transmission ou d'importation ;

2° Par les effets de l'isolement et de la séquestration ;

3° Par la marche et la propagation des épidémies.

La transmissibilité étant ainsi démontrée, peu importe le mode par lequel elle s'exerce. La maladie peut être transmise; c'est là le danger contre lequel il se faut prémunir.

I

Faits de transmission.

Examinons d'abord la première série d'arguments, relative aux faits de transmission; on en a publié un grand nombre, mais, comme nous le verrons, tous ne peuvent entraîner la conviction. Ces récits sont loin de posséder la rigueur des observations modernes. Leur style même se ressent de l'époque à laquelle ils ont été publiés et des pays dans lesquels ils ont été écrits. Ils ne sont cependant pas dénués d'intérêt, et nous en passerons en revue quelques-uns :

D'après une communication du docteur Grassi, les chrétiens d'Abyssinie, ignorants et fanatiques, loin de considérer la peste comme un fléau, voient en elle une émanation bienfaisante de la Divinité, dont l'atteinte assure leur salut pour l'éternité. Ainsi que les autres communions chrétiennes, ils ont un certain nombre de religieux à Jérusalem pour la garde du Saint-Sépulcre; on en comptait dix-sept lors du voyage du docteur Grassi; la peste s'étant introduite parmi eux et quelques-uns ayant succombé, leurs frères, jaloux de mériter la félicité éternelle, se revêtirent à l'envi de leurs vêtements et se couchèrent dans les lits où ils étaient morts; au bout de quelques jours tous avaient péri.

Dans l'épidémie d'Égypte de 1835, qui a été le point de départ du rapport académique de la *commission de la peste*, c'est un jeune Maltais qui porta la peste d'Alexandrie au Caire; son nom était Giglio. Giglio communique sa maladie à ses deux frères, à un de ses compagnons et à ses domestiques au nombre de trois. Parmi ces domestiques, était une esclave noire qui transmet sa maladie à une esclave de même couleur, habitant une maison contiguë. Celle-ci la transmet à son maître appelé Marco, et ainsi de suite.

En 1760, la peste sévissant à Alep, un homme quitte cette ville pour se rendre en Chypre, à Larnaca, dans la maison de M. Cali-Meri, belle et vaste maison qui a été depuis celle du consulat de France. Cet homme avait toutes les apparences de la santé; il venait de faire 75 lieues, 25 par terre et 50 par mer : grand motif de sécurité. Cependant, comme il venait d'une ville empestée, on le prie de se tenir quelque temps en observation dans une chambre isolée; il y consent. Au bout de huit jours, M. Cali-Meri, pleinement rassuré, entre dans la chambre de son nouvel hôte, et communique librement avec lui : le lendemain M. Cali-Meri est pris d'une peste mortelle ; son fils a la peste et guérit; toute la maison eut la peste, c'est-à-dire onze personnes, dont quelques-unes se sauvèrent.

Orraeus raconte qu'un soldat russe ayant vendu à un juif une fourrure qu'il avait prise sur un Turc, ce juif y prit la peste et mourut avec ses deux enfants...

Orraeus dit encore, qu'en 1770, à Jassy, deux soldats, commis à la garde de vêtements pestiférés, ayant eu l'imprudence de dormir sur ces vêtements, furent trouvés morts au bout de quelques heures.

Une mère pestiférée allaite son enfant pestiféré comme elle. l'enfant meurt. La mère fait sucer son lait successivement par quatre petites chiennes, et les quatre chiennes meurent l'une après l'autre.

Nous n'avons donné ces faits qu'à titre de récit historique, sans leur accorder une grande valeur; mais que dire des faits suivants?

Un enfant, recevant d'un bohémien une petite pièce de monnaie turque, ressentit dans la paume de la main une sorte de brûlure et eut une peste mortelle !

En 1815, à Corfou, pendant la peste, et dans un village où cette maladie avait régné plusieurs mois, on avait de bonne heure fermé l'église ; lorsqu'on l'ouvrit pour la purifier, le prêtre qui secouait le drap de l'autel, afin de le nettoyer, est pris tout à coup de mal de tête et de vertige; il chancelle, il tombe, et, au bout de trois heures, il meurt, avec bubons aux aisselles et pétéchies sur tout le corps !

A Constantinople, en 1812, les chefs de la monnaie, riches

Arméniens catholiques, se tenaient renfermés ; des khavas forcent la porte de leur maison : l'approche de ces hommes donne la peste au portier et à l'un de ses enfants. En sortant de la maison, un de ces khavas chancelle et tombe mort sur la place.

A Caïpha, huit Français se sont successivement communiqué le germe de la peste en se transmettant une pelisse ; à Gaza, cinq sur six, en se disputant un habit de drap, la dépouille d'un de leurs compatriotes ; à Jaffa, quatre, en mettant aussitôt à leur usage des mouchoirs de cou qu'un pharmacien avait apportés d'Italie. Ces quatre héritiers furent en même temps atteints de bubons tout autour du cou et périrent du troisième au sixième jour. (Pugnet.)

A Salonique, dans la peste de 1816, une pauvre tchinguène, c'est-à-dire une pauvre bohémienne, pestiférée, était gisante en pleine rue. Des janissaires se jouaient de ses souffrances ; cependant, touché de pitié, l'un d'eux la prend sous les aisselles, la soulève et l'appuie contre un mur. Le soir, ce janissaire était mort. (Pugnet.)

Mais il est inutile de multiplier ces exemples ; je laisse de côté les anecdotes de la pelisse de Fracastor, du dolman de Constantinople et du mouchoir de cou de Desgenettes, et j'arrive à des faits décisifs.

Ces faits, pour être rigoureusement démonstratifs, doivent avoir été observés en dehors des foyers épidémiques.

Ainsi, qu'un navire partant d'un pays infecté, de l'Égypte par exemple, vienne aborder dans un port de France ou d'Italie ; que la peste se déclare sur un ou plusieurs des passagers ; qu'elle se transmette aux personnes en rapport avec les pestiférés ; que la maladie se propage, se dissémine dans la ville jusque-là indemne, la démonstration sera complète et irréfutable.

Cet exemple, que nous émettons à titre d'hypothèse, a eu plusieurs fois sa réalisation ; et nous possédons un certain nombre de faits d'importation qui ne sont passi-

bles d'aucune critique ni d'aucune interprétation différente.

Depuis la célèbre épidémie de Marseille, de 1720,
dix navires sont arrivés dans les lazarets de cette ville,
ayant la peste à bord, et l'ont importée. Nous ne nous
occuperons que des navires qui ont été des agents évidents de transmission :

Premier fait :

Le capitaine Coutel, d'Antibes, commandant la pingue
l'*Etoile-du-Nord*, partie d'Alger le 9 juin avec un chargement
de coton, soieries et autres marchandises, arriva à Marseille
le 19 juin.

Sa déclaration, faite le jour même de l'arrivée, porte :

Qu'il a à bord 16 Maures, propriétaires des marchandises ;
qu'un de ses mousses est tombé malade depuis quatre jours,
avec fièvre et une glande à l'aine du côté gauche ;

Que depuis deux jours un passager a été atteint d'une grosse
fièvre, sans signe extérieur de maladie contagieuse ; qu'un
autre passager a été atteint d'une tumeur au coude.

Le 22 juin 1741, MM. Micheland, médecin, et Fondomme,
chirurgien du lazaret du Marseille, constataient que le mousse
embarqué sur le navire du capitaine Coutel, décédé dans
la nuit, est mort d'une peste safranée, qui l'a enlevé brusquement, sans qu'il ait paru aucune éruption. Il ajoute que
les cinq malades provenant de l'*Etoile-du-Nord* et réunis dans
l'enclos Saint-Roch sont tous travaillés de la peste la mieux
caractérisée par des bubons aux aines et des charbons.

Le 3 juillet, les mêmes certifient que le chirurgien et le
garde renfermés dans l'enclos des malades contaminés sont
l'un et l'autre en proie à la peste la moins douteuse, avec
bubons aux aines.

Enfin, le 22 août 1741, le médecin et le chirurgien du lazaret
attestent que les sept pestiférés sont en bonne santé et que
leurs bubons sont cicatrisés.

Ce fait ne renferme évidemment pas tous les détails
désirables, et que l'on trouvera dans les observations sui-

vantes ; toutefois, il prouve d'une façon évidente la transmissibilité de la peste.

L'observation suivante, qui porte le titre de *deuxième fait* dans le mémoire de Prus, a été vivement attaquée par Dubois, d'Amiens, dans la célèbre discussion qui a eu lieu à l'Académie de médecine en 1846, sur la peste et les quarantaines. Dubois, d'Amiens, n'admet comme probants que les faits dans lesquels la peste s'est déclarée sur des individus ne faisant pas partie de l'équipage. D'après lui, on ne peut affirmer, dans le premier cas, que la peste soit le résultat de la contagion, plutôt que l'effet de l'influence épidémique à laquelle ces individus auraient été exposés avant leur embarquement.

Pour nous, cette distinction n'a pas toute la valeur que lui accorde Dubois, d'Amiens ; nous avons montré déjà quel rôle important joue la contagion dans la propagation de la maladie, même dans les foyers de peste, et combien les éléments de la seconde heure viennent primer ceux de l'infection ou de la première heure.

Quant à dire que les pestiférés, dans ce second fait, ont dû leur maladie à l'influence épidémique qui régnait à Acre, c'est là une interprétation tout à fait inacceptable ; car il faudrait admettre, pour le médecin Germain par exemple, une incubation de quarante-huit jours. (Il est parti d'Acre le *12 avril*, et il est tombé malade le *30 mai*.) Or, ce médecin est venu au lazaret donner des soins aux pestiférés, et il est beaucoup plus naturel d'admettre qu'il ait pris la peste au lazaret, que d'accepter une transmission remontant à quarante-huit jours et une si longue incubation. Voici ce *deuxième fait :*

En 1760, entra en quarantaine à Pomègues le capitaine Billon, commandant le navire la *Sainte-Famille*, parti d'Acre le 12 *avril*, et arrivé à Marseille le 8 mai.

Le capitaine a déposé ;

Que cinq jours avant son départ d'Acre, il est mort de la peste un homme de son équipage ; qu'un autre de ses matelots fut atteint de la même maladie le 17 et mourut le 22;

Que depuis le 22 avril, son équipage s'est conservé en santé.

Le 10 mai, MM. Montagniès et Foudomme déclarent qu'ils ont trouvé aux infirmeries du lazaret un matelot du capitaine Billon. Ce matelot affirme qu'il est malade depuis trois jours, qu'il a eu une glande au cou, laquelle a disparu, qu'il souffre d'une douleur au pli de l'aine avec tension au bas-ventre. Le visage est plombé, les yeux étincelants, excavés et comme meurtris extérieurement; la langue est chargée et pâteuse, il y a des vertiges et un grand abattement; on voit dans l'aine gauche une petite tumeur de la grosseur d'un haricot. Le malade meurt le 11 mai à sept heures du matin.

Le 12 mai, un second matelot du capitaine Billon tombe malade : visage d'un rouge livide, yeux étincelants et excavés, langue blanche et chargée, fièvre, bubon à l'aine gauche que le chirurgien a trouvé mou. Le 15 mai, ce deuxième matelot était mort.

Le 16 mai, un troisième matelot, qui avait soigné les deux premiers avec le chirurgien quarantenaire, est atteint de symptômes généraux légers, mais il a une glande au pli de l'aine. Ce bubon a persisté pendant plusieurs semaines, mais il s'est résolu sans suppuration; le malade a guéri.

Le 17 mai, un quatrième matelot tombe malade, il a une glande sous l'aisselle, il meurt le 20 mai.

Le 19 mai, un cinquième matelot est atteint de la maladie avec tumeur au pli de l'aine. Il meurt le 26, portant alors deux bubons aux aines.

Un sixième matelot entre au lazaret le 22, meurt le 27; il n'a offert aucun engorgement glandulaire, mais au quatrième jour de la maladie il fut couvert d'un pourpre noir sur la poitrine et la région de l'estomac.

Le 30 *mai*, M. Germain, chirurgien du navire la *Sainte-Famille*, entré au lazaret le 11 mai comme chirurgien quarantenaire, et qui en cette qualité a soigné, touché les pestiférés, est frappé lui-même : il accuse une douleur générale, de la faiblesse, de l'altération, de la fièvre; il se plaint surtout d'une glande de la grosseur d'un pois chiche ; enfin, à cinq heures du matin, le 2 juin, M. Germain meurt, après avoir offert les symptômes suivants : traits altérés, yeux étincelants, langue blanche et chargée, faiblesse très-grande, bubons du volume d'une fève au pli de l'aine, douleur vive, fièvre aiguë et délire.

Le 7 juin, un matelot venu dans l'enclos des pestiférés, pour donner des soins à M. Billon, frère du capitaine, tomba malade ; le cinquième jour de sa maladie, il présenta les symptômes généraux de la peste ; le sixième jour, il fut vu par le médecin et le chirurgien avec *des lunettes d'approche* ; le septième jour, le malade eut un charbon sous l'aisselle et mourut dans la même journée.

Dans l'observation suivante, il y avait évidemment eu erreur d'interprétation. Les médecins ont déclaré que les malades avaient succombé à une fièvre maligne. On verra, par la seule description des phénonomènes, qu'il n'en est rien et qu'il s'agissait bien de la peste.

Troisième fait :

En 1784, le capitaine Mathieu Millich, commandant le navire l'*Assomption*, parti d'Alexandrie le 18 mars, arriva à Pomègues le 30 avril de la même année. Sa déposition, faite le jour de son arrivée, porte :

Que son navire était chargé, au départ d'Alexandrie, de quelques marchandises et de 152 passagers maures, venant de la Mecque et retournant au Maroc ; que son équipage, alors de seize hommes, était maintenant de treize ; que, le premier avril, un calfat est mort sur le navire, d'une maladie que le capitaine attribue à la présence d'une pierre dans la vessie ;

Qu'il a relâché à Malte le 4 avril et qu'il en est reparti le 6 ; que le 7 avril est mort à bord un maître d'équipage, dont la maladie a duré huit à neuf jours ; que le 9 avril, le cuisinier du navire est mort d'une affection de poitrine ; qu'il a relâché à Tunis le 12 avril et en est reparti le 24 ; enfin, que la patente délivrée à Alexandrie était brute.

Le capitaine Millich a subi sa quarantaine à Pomègues, en

conservant à son bord ses passagers et son équipage jusqu'au
24 mai, où il a été autorisé à partir pour Tanger.

Le 23 mai, les médecins du lazaret certifient que le nommé
Henri Courbon, garde surnuméraire, ci-devant employé auprès
des passagers du capitaine Millich, éprouve depuis plusieurs
jours les symptômes suivants : douleurs, perte d'appétit, langue
sale, grande faiblesse. Mort le 26 mai. A l'autopsie : peau
très-jaune, couverte de plaques d'un rouge pourpre ; intestins
météorisés, jaunes et livides ; une portion du colon est gangrenée.

Le 28 mai, Charles Olive, garde du bureau, ci-devant employé auprès des passagers du capitaine Millich, qui a soupé
le 27 comme à son ordinaire, se plaint avant de se coucher
d'une douleur légère à l'aine droite ; bientôt, fièvre vive, mal de
tête violent, agitation, puis perte de connaissance, prostration
extrême, deux bubons inguinaux, exanthème à la partie antérieure de la poitrine. Mort le 30 mai.

Le 10 juin 1784, le nommé Aymes, garde surnuméraire du
bureau, ci-devant employé auprès des passagers du capitaine
Millich, est aussi tombé malade : céphalalgie intense, fièvre,
angoisse, prostration des forces, langue sale, trouble des
idées, délire, taches pourprées, glande engorgée dans le creux
de l'aisselle du côté gauche ; mort.

Les médecins, qui pour les cas précédents avaient porté le
diagnostic de fièvre maligne, commencent à soupçonner la
peste ; mais continuons.... Le 13 juin, ces mêmes médecins se
réunissent au lazaret pour voir M. Joachim Blanc, chirurgien
quarantenaire qui avait soigné les malades dont nous venons
de parler. Ce chirurgien se plaint de lassitude, d'une grande
diminution dans ses forces, de manque d'appétit ; il est d'une
grande pâleur : il porte à l'aine droite une glande assez
engorgée. Le 14 juin au soir, ce bubon grossit sensiblement ;
le 15 juin, le temps était orageux, *le malade ne peut se rendre
de sa chambre à la grille intérieure de l'enclos Saint-Roch,
pour être vu de loin par les hommes de l'art ;* le garde de
santé qui le soigne déclare que le bubon pestilentiel de
M. Blanc s'est beaucoup enflammé et est devenu très-doulou-
reux. Le 16 juin, le malade vient jusqu'à la barrière : on
reconnaît que son bubon est devenu plus saillant, plus rouge
et plus douloureux ; il lui est survenu une nouvelle tumeur, à
la partie postérieure et inférieure de la cuisse, tumeur qu'il a
ouverte lui-même et qui suppure. Le 18 juin, le volume de
cette tumeur a augmenté ; il n'en a pas été de même du bubon

pestilentiel : il est moins douloureux, fournit peu de pus ; la langue est plus nette, l'appétit bon. Le 10 juillet, le malade est guéri.

Le 13 juin, c'est-à-dire le jour où M. Blanc est tombé malade, le nommé Isnard, garde de bureau ci-devant employé auprès des passagers du capitaine Millich, s'est plaint de céphalalgie, frissons, inappétence, trouble des sens ; dans l'aine droite, une glande engorgée de la grosseur d'un œuf de poule. Le 14, le 15 et le 16 juin, l'état du malade s'aggrave progressivement. Le 17, un délire furieux éclate et persiste le 18 ; bientôt Isnard ne peut avaler ni solide, ni liquide ; son bubon reste stationnaire ; mort le 19 juin, après six jours de maladie.

La valeur de ces faits, déjà si probants, va devenir plus saisissante par la déposition faite par le capitaine Millich, le 22 juillet 1784 :

Ce capitaine, qui, comme nous l'avons dit, a quitté Marseille le 24 mai pour se rendre à Tangers, déclare :

Qu'à son départ de Pomègues, il avait seize hommes d'équipages, dont il ne lui reste plus que huit en tout ;

Que le jour même de ce départ, ayant remarqué vers le soir un mouvement extraordinaire parmi les passagers barbaresques, il vit flotter un cadavre qu'on venait de jeter dans la mer ;

Que le lendemain, 25 mai, étant à environ 15 lieues au sud de Roses, il avait de nouveau vu flotter un autre corps ;

Que le 11 juin, étant en vue des côtes de Tétouan, il avait reconnu un mort qui venait encore d'être jeté à la mer ;

Que le lendemain, un de ses matelots nommé Canalgé, malade depuis quatre jours, était mort ;

Que le 20 juin, le nommé Mathieu Millich, son cousin, volontaire sur son bâtiment, malade depuis trois jours, était mort avec deux bubons ;

Que le 21, Paul Millich, son neveu, était tombé malade et avait succombé le même jour ;

Que le 22, le nommé Gaspard Bosich, matelot, malade depuis deux jours était mort ; .

Que le 23, Luc Canalgé, malade depuis trois jours, était mort ;

Que le 24, le nommé Mathieu Panate, mousse, malade depuis deux jours, était mort ; que le 30, étant en vue de Carthagène, le nommé Antoine Turc, matelot, était mort ; enfin, que le 12 juillet, étant à dix lieues au sud de Roses, le nommé Thomas Millinovier est mort, ayant deux tumeurs au cou.

Telle est la longue série des accidents arrivés en 1784, sur le navire du capitaine Millich ; il serait difficile de trouver un exemple plus remarquable et plus probant des désastres que peut entraîner sur un navire le développement d'un foyer pestilentiel.

Quatrième fait :

(C'est le cinquième de la commission ; je ne cite pas le quatrième de la commission, qui me paraît dénué de toute valeur.)

En 1786, le capitaine Bernardy, commandant le vaisseau français *la Providence*, partit de Bône le 14 mai, tout le monde à bord étant en bonne santé, et arriva à Marseille le 23 mai. Il dépose :

Que le 18 mai, le nommé Louis-Auguste Michel, maître d'équipage, se plaignit d'une grande démangeaison, pour laquelle il se fit jeter par les matelots plusieurs seaux d'eau sur le corps. Le 23, à 10 heures du matin, Michel mourut sans faire aucun mouvement.

Le 2 juin, le nommé Blaise, autre maître d'équipage du capitaine Bernardy, est malade ; depuis trois jours déjà, il avait de la céphalalgie, de l'embarras dans les idées, de l'abattement des forces. La faiblesse augmente, le pouls devient petit ; les extrémités sont froides ; il y a un bubon à l'aine gauche ; il meurt le 4 juin, avec plusieurs bubons aux aines.

Le 5 juin, le nommé Dole, novice sur le vaisseau *la Providence*, entre à l'infirmerie du lazaret : prostration ; délire ; bubon à l'aine droite, survenu il y a trois jours.

Le 6 juin, le malade est trop faible pour venir à la barrière de fer, le bubon fait des progrès, le délire persiste, le malade *paraît avoir bu les boissons déposées auprès de lui.* M. Michel Laroche, médecin, *ne voyant pas le malade, mais étant ren-*

seigné par le garde de santé, dit, dans le certificat qu'il adresse à l'intendance, que *les secours ne pouvant être administrés aux pestiférés que par les fenêtres et à l'aide de machines*, celui-ci n'a ni assez de connaissance, ni assez de force pour se suffire dans sa chambre. « *Nous prions*, ajoute-t-il, l'intendance de vouloir bien examiner avec son attention ordinaire, si l'on doit abandonner un malade dans un tel état de délire et de prostration, ou *placer auprès de lui quelqu'un de bonne volonté.* » *Cette dernière demande est refusée.*

Le 7 juin, le malade applique lui-même un cataplasme sur son bubon.

Le 8 juin, Dole est retombé dans le délire; il a quitté son lit pour se coucher sur le carreau, où il est encore; il n'est pas possible de savoir s'il boit ou jette la boisson placée à côté de lui.

Le 9 juin, le délire persiste.

Le 10 juin, *on parvient à l'aide de crochets à jeter un matelas par terre et à coucher le malade dessus ;* le chirurgien entre dans la chambre du malade, pratique une incision sur le bubon ; mais le malade, sensible à la douleur produite par l'instrument tranchant, a porté la main sur la tumeur et il n'a pas été possible d'arriver jusqu'au siége du pus.

L'état du malade s'améliore les jours suivants ; mais, le 19, la prostration redevient extrême, et comme les médecins et les chirurgiens du lazaret, continuant à rédiger des certificats pour les autres malades, ne parlent plus de Dole, il est probable qu'il est mort dans la nuit du 19 juin.

Le 7 juin, le nommé Manége, matelot sur le vaisseau *la Providence, se présente à la grille de fer :* grande faiblesse, marche chancelante, délire ; douleur vive sous l'aisselle gauche, où le malade sent une dureté ; le 9 juin, mort.

Le 20 juin, le chirurgien Paul, qui a soigné les pestiférés renfermés dans l'enclos de Saint-Roch, s'est avancé à la grille de fer : bubon inguinal gauche ; le 22 juin, il ouvre lui-même son bubon ; le 26 juin, le médecin et le chirurgien du lazaret visitent M. Paul *à la distance ordinaire;* amélioration progressive les jours suivants, guérison le 7 septembre.

Le 26 juin, le nommé Malet, matelot du vaisseau *la Providence*, qui a soigné avec M. Paul les pestiférés, se plaint de douleurs légères au pli de l'aine gauche; il y sent une glande engorgée ; le 27 juin, le bubon est plus volumineux et plus douloureux. Le 29 juin, le pestiféré a ouvert lui-même son bubon. Guérison le 7 septembre.

En résumé, trois individus faisant partie de l'équipage du vaisseau *la Providence* ont été portés au lazaret de Marseille, atteints d'une peste mortelle ; le chirurgien et le garde de santé qui les ont soignés au lazaret ont eu eux-mêmes la peste avec bubon, mais la maladie a été bénigne, tous deux ont guéri.

Cinquième fait :

(Huitième de la commission.)

En 1819, le capitaine Anderson, Suédois, commandant le navire *la Continuation*, parti de Sousse le 15 avril, relâcha à Tunis, qu'il quitta le 20 avril, et arriva à Marseille le 1er mai. Il a déclaré :

Que le 20 avril, il a quitté Tunis avec un équipage composé de douze personnes et avec dix-sept passagers embarqués audit port.

Le 25 avril, le nommé Hinschmann, Suédois, son matelot, a été attaqué de la peste, dont il est mort.

Le 26 avril, le nommé Delarosse, matelot suédois, a été atteint de la peste, il a un bubon à l'aine gauche.

Le capitaine Anderson dépose de plus, que, pendant son séjour de deux mois et demi à Sousse, la peste enlevait de quatre-vingts à cent personnes par jour, et sept ou huit seulement lors de son départ. Cette maladie faisait aussi des ravages à Tunis, où mouraient quatre-vingts à cent personnes par jour.

Le 14 mai, les médecins du lazaret ont visité le nommé Michel Fabre, garde de santé, employé sur le navire *la Continuation*. Ce garde fut pris le 13, à quatre heures de l'après-midi, d'un violent frisson ; hémorrhagie nasale ; grande faiblesse, qui l'empêche de paraître à la grille de fer ; le 15, nouvelle hémorrhagie, grande diarrhée, glande dans l'aisselle gauche.

Le 16, cette glande devient un véritable bubon ; nouvelle hémorrhagie, grande faiblesse, nuit très-agitée, délire violent, assoupissement léthargique, mort.

L'inspection du cadavre a fait découvrir deux bubons, un à chaque aine, du volume d'un œuf de poule ; des pétéchies étaient disséminées sur toutes les parties du corps. L'examen du cadavre, disent les médecins, a donc complétement confirmé le diagnostic de la maladie produite par l'infection pestilenticlle à laquelle a été soumis Michel Fabre durant son séjour à bord du capitaine Anderson.

Cette observation a une grande importance ; il en est de même de la suivante :

Sixième fait :
(Neuvième de la commission.)

En 1825, le capitaine Audibert, commandant le navire *l'Heureuse-Sabine*, est parti d'Alexandrie le 29 mai et arrive à Pomègues le 30 juin.

La déclaration du capitaine porte :

Que le 5 juin, le sieur Raphaël Coste, Marseillais, lieutenant à bord, est tombé malade et est mort le 9, après une maladie de quatre jours, caractérisée par deux bubons, dont l'un à la cuisse et l'autre au pli de l'aine.

Le 16 juin, le nommé François Renoux, mousse de la chambre, est tombé malade, se plaignant d'une douleur à l'aine droite.

Le même jour, 19 juin, le capitaine Audibert lui-même est tombé malade et est mort le 25, après deux jours de maladie, caractérisée par une douleur sous l'aisselle gauche.

Enfin, le nommé François Serin, de Sixfours, novice à bord, est malade depuis neuf jours, et se plaint actuellement d'une douleur à l'aine gauche, où il y a une tumeur.

Le 30 juin, les médecins du lazaret examinent François Serin, et voient que la tumeur offre tous les caractères du bubon pestilentiel. L'état général est bon ; malgré cet état satisfaisant, Serin paraît frappé de terreur et accuse une faiblesse extrême. Le 4 juillet, un nouveau bubon apparaît à deux travers de doigt au-dessus du premier. Un fer rougi à blanc est appliqué sur les deux tumeurs. Le 28 juillet, la guérison est parfaite. Les médecins et chirurgiens du lazaret ont encore donné leurs soins au nommé François Masse, matelot du capitaine Audibert, entré à l'infirmerie le 8 juillet et guéri le 28. Les symptômes observés par eux les ont portés à désigner la maladie sous le nom de peste au premier degré, sans bubon, charbon ni pétéchie.

Je laisse de côté le dixième fait; d'ailleurs les cas recueillis depuis plus d'un demi-siècle à Venise, Livourne, Gênes viennent confirmer la démonstration que j'ai entreprise, et je renvoie pour de plus amples renseignements au mémoire de Prus, et pour cette dernière partie, c'est-à-dire la peste en Italie, au rapport de M. de Ségur-Dupeyron (1).

II

Préservation par les mesures restrictives. (Isolement. Séquestration.)

L'exécution des mesures sanitaires a toujours rencontré en Orient de grandes difficultés. Le docteur Masserano (2) raconte que, malgré les pouvoirs du viceroi et les ordres formels du gouverneur général du Garbich, il fut impossible à la commission dont il faisait partie de faire exécuter le *spurgo* dans les pays de Segéen, Saft, Schapchir, Kayathi, Belchim, où la maladie avait enlevé presque la moitié des habitants. La commission, à Segéen, fut contrainte, malgré la protection de la force armée, de se retirer devant la population soulevée.

<hr>

(1) Ségur-Dupeyron, rapport adressé au ministre du commerce sur les quarantaines, p. 31.

(2) Rapport de M. le docteur Masserano sur la peste qui a régné dans la Basse-Égypte en 1841.

Le docteur Kalursky dut la vie au courage d'un sergent qui, avec quelques soldats, parvint à l'arracher des mains d'une foule furieuse. Le chef gardien et plusieurs soldats furent blessés.....

Quelques pestiférés, que la maladie n'empêchait pas de sortir et de se tenir debout parmi la foule, parurent leurs chemises en main, et, s'avançant vers les soldats, ils cherchèrent à les leur jeter, en criant : « Fasse le ciel que la peste que j'ai se communique à toi, et que ces hardes te la donnent, puisque, toi, infidèle, tu t'opposes à ce qui est écrit, et que tu oses combattre un mal que Dieu nous envoie! »

Ailleurs la peur a fait prendre des mesures dérisoires ; témoin ces prêtres-moines du presbytère italien qui, en 1841, au Caire, ont poussé la frayeur jusqu'à saisir avec de petites pincettes l'hostie qu'ils donnaient à de fidèles communiants (1).

Il faut, pour que la mesure restrictive puisse être pleinement efficace, que l'isolement soit réel, que la séquestration soit absolue. Ainsi, quand on mit en quarantaine l'école de médecine du Caire, il n'y eut de quarantaine que le nom (2) : rien ne fut changé, ni dans les travaux, ni dans les relations de service. Les aides, sous-aides et répétiteurs de l'école étaient chargés à tour de rôle de recevoir et d'examiner tous les malades arrivant à l'hôpital, les pestiférés comme les autres; il y eut ainsi plusieurs malades atteints de la peste qui furent admis à l'établissement, jusqu'à ce que le lazaret fût ouvert et mis en fonction ;

(1) Rapport sur la peste, du Dr Perron, directeur de l'École de médecine du Caire (1841).

(2) Perron, *loc. cit.*

la seule précaution prise fut de garder les élèves enfermés dans l'école, sans leur permettre la sortie habituelle
du vendredi. Heureusement, il n'en a pas toujours été
ainsi et nous allons citer plusieurs exemples d'isolement et de séquestration qui ont arrêté, quelque
fois même empêché, la propagation de la peste.

Ces faits, dont l'observation est plus ou moins ancienne, racontés, certains avec de curieux détails,
d'autres avec une extrême brièveté, et qui témoignent
tantôt de l'abandon, tantôt de l'observation rigoureuse
des mesures quarantenaires, ne peuvent pas avoir tous
pour nous une égale valeur ; toutefois, comme on le
verra, quelques-uns sont concluants.

Dans la peste de Marseille, la ville perdit plus du
tiers de ses habitants ; les galères et l'arsenal furent
plus heureux : isolés par des murs et par une estacade,
ils maintinrent mieux l'ordre et la police sanitaire ; sur
10,000 hommes, ils n'eurent que 1,260 malades, et
760 victimes. Enfin, comme le remarque le professeur
Deidier, les couvents qui se mirent en séquestre furent
tous préservés.

Dans la grande peste de Moscou, la maison impériale
des orphelins, composée de plus de mille personnes,
ferma ses portes ; elle n'eut pas un seul malade. Les
mêmes effets ont été observés en Orient, selon Bulard :
tous les édifices publics qui se sont imposé un rigoureux isolement ont été, d'une manière à peu près certaine, préservés de la peste. Il signale, entre autres,
l'immunité remarquable qu'a présentée l'école de cavalerie de Giseh pendant la peste de 1834, ainsi que
celle qu'ont offertes l'école d'artillerie de Tava, l'école

polytechnique de Buloë, le harem de Cherify-pacha, etc.

Il ressort d'un rapport de M. de Lesseps, gérant du consulat de France, que les établissements publics du Caire et d'Alexandrie ont été préservés, et que l'internement a parfaitement réussi.

A Constantinople, le palais de France avait un corps de garde occupé par des janissaires, mais séparé du palais par un double grillage : la peste moissonna les janissaires ; et, à deux pas, le palais resta sain et sauf.

Le général Maitland, dans une lettre au lord du conseil, raconte comment la peste a été importée, une fois à Malte, une fois à Gozzo, une fois à Corfou, et une fois à Céphalonie, et comment il a pu à l'aide d'un isolement sévèrement prescrit et exécute arrêter ces quatre pestes. Dans une des pestes combattues par lui (à Malte) la maladie avait cessé, sauf un cas grave, qui s'était déclaré le matin même du jour où il voulait publier une proclamation annonçant que tout danger avait disparu et que les communications étaient rétablies. Le général Maitland fit isoler rigoureusement le dernier malade, et aucun nouveau cas ne vint lui donner un démenti.

M. de Ségur-Dupeyron, secrétaire du conseil supérieur de santé, inspecteur des services sanitaires de France, qui rapporte le fait du général Maitland, l'accompagne des réflexions suivantes :

« L'opinion de lord Maitland est d'un grand poids. Un gouverneur de Malte, un préfet de Marseille, en un mot un administrateur, parviendront plus facilement que des médecins à découvrir la vérité relativement au mode de communication qu'affecte une ma-

ladie quelconque. De quoi s'agit-il alors ? De suivre la
filiation des atteintes de la maladie. Pour cela il faut
savoir d'où vient le premier malade, avec qui il a communiqué. Or, c'est là bien plutôt une enquête de police
qu'une enquête médicale. C'est une question de passe-
port, si j'ose m'exprimer ainsi, pour laquelle un com-
missaire de police est bien plus compétent qu'un médecin. »

L'observation de M. de Ségur-Dupeyron serait sans
réplique si le rôle du médecin devait se borner à donner des soins à un seul pestiféré. Dans ce cas, entre le
médecin chargé de ce rôle exclusif, ne voyant qu'un
seul malade, et l'administrateur parfaitement ren-
seigné sur la marche d'une épidémie, pouvant suivre
la filiation des accidents, leur succession et leur envahissement, le premier ne sachant rien et le second
mis au courant de tout, le parallèle n'est pas possible et
l'administrateur a tous les avantages ; mais donnez
au médecin les mêmes moyens d'information, et nous
ne voyons pas que ses connaissances scientifiques
doivent nuire à l'appréciation sagace de la naissance
de l'épidémie, de sa marche et de son développement.
Aussi est-ce avec raison que le gouvernement a placé
dans des mains médicales les hautes fonctions de
M. de Ségur. Mais revenons aux effets de l'isolement
et de la séquestration.

M. le docteur Morpurgo raconte le fait suivant observé pendant une des épidémies de peste à Smyrne :
Dans l'endroit le plus insalubre de la ville, là où aboutissent tous les égouts, existait une caserne contenant
12 à 1,300 hommes. Un médecin conseilla au colonel
d'isoler sa troupe, ce que fit ce dernier pendant trois à

quatre mois. La peste sévit avec fureur dans les maisons avoisinant la caserne ; celle-ci, au contraire, fut complétement épargnée.

Pendant l'épidémie d'Égypte de 1835, le palais de Schoubra (dans lequel Méhémet-Ali s'était enfermé avec les 300 personnes qui composaient sa suite) était entouré d'une double barrière sanitaire et d'un cordon de troupes. Trois cas de peste seulement ont eu lieu parmi les personnes isolées ; chaque fois qu'un nouveau malade était pris des prodromes de la peste, il était éloigné.

La communication suivante du capitaine Varin, qui commandait l'école de cavalerie égyptienne pendant cette même épidémie, est extrêmement importante ; j'en donnerai la substance :

« Le 9 mars 1835, dit le capitaine Varin, nous nous sommes renfermés, au nombre de 165 individus, dans l'enceinte que j'avais déterminée pour notre quarantaine. Je donnai les ordres les plus sévères ; la maladie commençait à prendre une intensité alarmante ; une infraction aux ordres donnés avait eu lieu : un brigadier était parvenu, à l'insu des sentinelles, à faire introduire quelques aliments que sa mère lui avait envoyés ; il fut découvert, je le fis casser et mettre au cachot, cela me donnait l'occasion de le séparer de ses camarades et le temps de reconnaître si quelques germes de peste se déclareraient ; ce jeune homme en a été quitte pour la perte de son grade.

« Pendant la quarantaine, un domestique de M. Maugin, qui était enfermé avec nous, l'a quitté pour se rendre à Boulac, auprès de son frère qui était atteint d'un bubon; huit jours après, l'un et l'autre avaient cessé de vivre.

« Vers le 15 mai, un domestique de l'École eut quelques vomissements; sur l'avis du médecin, j'allais le faire mettre en observation, lorsqu'il me demanda de le laisser se retirer dans sa famille, ce que je lui accordai. Quelques autres domestiques l'avaient approché pour lui donner des soins, et je crus prudent de les éloigner de nous.... Non-seulement j'ai conservé les personnes qui étaient renfermées avec moi, mais je dois dire que pendant les quatre mois qu'a duré la quarantaine, je n'ai eu dans l'établissement aucune maladie grave; les élèves n'ont abandonné aucun de leurs travaux scientifiques, et les exercices avaient lieu comme à l'ordinaire. On sait que le bourg de Gizeh, au milieu duquel est situé l'établissement, a perdu proportionnellement plus de monde que partout ailleurs; il n'y a pas eu une seule maison avoisinant l'École, qui n'ait compté plusieurs personnes mortes de la peste. »

Le docteur Lachèze, qui a rapporté à la commission de la peste l'observation de M. Varin, a remarqué que, pendant cette épidémie de 1835, tous les établissements mis en bonne quarantaine n'ont perdu qu'un trois centième de leurs habitants. Chez tous ceux, au contraire, qui, en libre pratique, sont restés exposés à la contagion, les chances ont été infiniment moins favorables. Dans ces dernières conditions, la peste a enlevé un tiers de la population, c'est ce qu'on a vu à Alexandrie et au Caire pendant la peste de 1835; ces faits nous montrent l'utilité des mesures quarantenaires, et cependant, le plus ordinairement, les quarantaines ont été fort incomplètes, et on n'a pas obéi, dans leur établissement, aux lois que nous formulerons plus tard, lorsque nous étudierons la prophylaxie de la peste.

Ces faits nous suggèrent encore une réflexion : ils nous montrent que le principe contagieux ou générateur de la peste ne jouit pas, au point de vue de l'étendue, d'une diffusion bien considérable, puisque des établissements ont pu, par l'isolement, être très-efficacement préservés, dans des quartiers où la plupart des maisons avoisinantes étaient infectées ; cela juge, pour la peste comme pour le choléra, la prétendue puissance de ce fameux miasme épidémique qui, transporté par l'air, passerait au milieu des mers pour infecter les contrées les plus éloignées. La démonstration nous paraît complète. Toutefois, nous citerons encore un exemple, qui établit d'une façon saisissante les résultats opposés de l'isolement dans un cas, et de la non-séquestration dans l'autre.

Ces faits sont cités par M. Grassi, et ont trait à la peste d'Égypte dont nous parlions tout à l'heure.

L'hôpital de la marine devait être très-exposé, car, indépendamment des malades de l'escadre qui y furent reçus jusqu'à la fin de février, époque de son départ pour Candie, on y recevait aussi les malades d'une frégate, ceux de quelques bâtiments de transport et ceux de l'arsenal.

Cet hôpital resta sept mois en quarantaine. Il avait été mis en observation dès le 21 novembre, et fut ensuite resserré étroitement. On l'entoura, à vingt pas de distance, d'une palissade gardée par des soldats, pour empêcher les communications ; on y établit des salles d'observation en planches, où les malades restaient jusqu'à ce qu'on eût reconnu la nature de la maladie, et un autre hôpital en planches fut construit pour les pestiférés. Personne n'était reçu dans l'hôpital de la marine sans avoir préalablement pris un bain et subi le *spoglio ;* la direction des mesures sanitaires fut confiée à des officiers de santé européens, qui furent obligés de se renfermer dans l'hôpital.

Ces mesures furent couronnées du plus heureux succès ; cependant cet hôpital est mal situé, dans un endroit bas et humide, dominé par les murs de la ville, qui le protégent contre les vents d'est, nord et ouest ; il ne reçoit que le vent du midi, connu sous le nom de *khamsin*, qui règne au printemps surtout, et dont ne peut se faire une juste idée que celui qui a habité l'É- gypte pendant cette saison. Indépendamment des miasmes qu'exhalent les eaux putrides des citernes sur lesquelles il est construit, ce vent y transporte les effluves et les exhalaisons du lac Marcotis, ce qui rend cet endroit si malsain que des fièvres intermittentes et pernicieuses y sont permanentes.

Ce n'est pas tout encore, il est environné de trois villages malpropres : l'un tout près, au nord ; l'autre au levant, à trois cents pas de distance ; le troisième au midi, à cent cinquante pas environ ; ils furent tous trois ravagés par la peste.

Entre le dernier de ces villages et l'hôpital de la marine se trouvaient les salles d'observation et l'hô- pital des pestiférés, et malgré ce concours extraordi- naire de circonstances fâcheuses, l'hôpital de la marine fut conservé sain pendant la longue période que dura la peste. Tous ces détails permettent de juger l'efficacité de la quarantaine sévère qui y fut observée.

Les conditions et les résultats furent tout différents dans l'hôpital de Ras-el-Tin, qui est situé sur la presqu'île qui forme le Port-Vieux ; le port est au sud, la mer au nord. Il est dans une situation élevée et ventilé de toutes parts. On ne prit aucune mesure restrictive ; la peste envahit l'établissement, et elle ne disparut qu'après avoir fait un nombre considérable de victimes.

III

Marche des épidémies de peste et propagation de la maladie dans les localités atteintes.

Nous avons déjà démontré la transmissibilité de la peste, par deux ordres de preuves : 1° par les faits d'importation ; 2° par les effets heureux de la séquestration et de l'isolement. Il nous reste à étudier la marche des épidémies de peste, à suivre le mode de propagation de la maladie dans les localités atteintes, pour acquérir une démonstration complète de la transmissibilité.

La peste a heureusement disparu aujourd'hui du cadre des affections européennes ; si quelques foyers partiels ont pu naître de nos jours, ils ont presque toujours été rapidement concentrés et éteints, sans avoir présenté le développement d'une grande épidémie ; aussi ne pouvons-nous chercher dans la marche des épidémies de peste des arguments aussi irréfutables que pour le choléra, dont l'histoire plus moderne est mieux connue de nous. Plusieurs causes rendent encore cette différence plus sensible.

Si, en effet, nous comparons l'histoire de la peste à celle du choléra, nous trouvons pour le choléra un berceau unique ; au contraire, les foyers de la peste sont multiples. Dans les grandes épidémies de 1830, 1847, nous voyons le choléra suivre une route presque identique; si une différence existe dans la rapidité de propagation elle ne sera que la conséquence de la plus grande rapidité des communications.

Enfin et c'est pourquoi, tandis que la transmissibilité trouve dans l'histoire des épidémies de choléra une démonstration évidente, la marche et la propagation des épidémies de peste ne peuvent servir d'arguments rigoureux à cette doctrine : dans le choléra, nous avons affaire à des faits récents, qui se sont passés sous nos yeux, dont chaque observateur a pu suivre et vérifier le moindre détail ; quel contrôle semblable avons-nous pour l'étude de la peste ? Il nous faut recourir aux documents ou plutôt aux chroniques du moyen âge, nous contenter de descriptions incomplètes, de récits décousus. Nous ferons ce que fait le voyageur devant les fresques effacées des vieux maîtres: par une contemplation patiente, il retrouve d'abord un contour, puis une figure, puis un fragment de la composition ; s'il voit peu, ce qu'il voit est vrai ; c'est ainsi que, malgré les lacunes que nous venons de signaler, nous allons passer en revue quelques-unes des épidémies de peste dont la marche semble confirmer notre opinion.

La peste de Justinien se divisa en deux rameaux, suivant les communications des peuples : d'un côté, elle envahit l'Égypte, l'Afrique du nord ; de l'autre, la Syrie, l'Asie-Mineure, Constantinople, suivant les côtes avant de pénétrer dans l'intérieur des terres ; en 543, elle règnait en Grèce et en Italie ; elle fut apportée à Marseille, en 588, par un navire espagnol : la première maison attaquée resta entièrement vide par la mort de huit personnes ; on la signala à Avignon en 591 ; elle était répandue en Germanie en 555, en Scandinavie en 589 ; les bourgs étaient dévastés, les villes dépeuplées par la *lues inguinaria*.

Mercurialis s'exprime ainsi : « Dans les dernières années qui viennent de s'écouler (c'est-à-dire les années antérieures à 1576), Constantinople avait beaucoup souffert de la peste. Le mal vint ensuite en Sicile, puis à Trente, à Vérone, à Mantoue, et cette année, 1576, à Venise, à Padoue, puis enfin à Milan. »

D'après Mercatus, en 1596 la peste était en Flandre, elle fut portée de Flandre en Espagne, à Santander. De 1596 à 1602, cette peste de Santander se répandit successivement par des fugitifs dans des provinces voisines, elle gagna Tolède, Madrid, Alcala, Séville, la Puebla, etc.; en un mot, elle pénétra dans quatorze grandes villes d'Espagne et jusqu'à Lisbonne.

En 1693 l'Égypte, ou plutôt la Turquie, est en guerre avec les Vénitiens ; des vaisseaux français sont pris de force ou nolisés par les Turcs, pour transporter des troupes d'Alexandrie en Candie : la peste s'embarque avec eux.

Citons aussi ce grand faisceau de peste qui, parti en 1623 de la Turquie, se déploya sur la Pologne, sur l'Allemagne, sur toute l'Europe. Elle entre en France ; en 1626, 1627, 1628, elle était à Toulouse et à Lyon ;

en 1629, à Digne et à Narbonne; en 1630, à Montpellier. Dans le même temps, elle était en Suisse, chez les Grisons. Les Grisons, par des condottieri, la firent passer à Milan. (C'est cette peste de Milan qui forme le touchant épisode du roman de Manzoni.)

Au commencement du dix-huitième siècle, la peste forme deux rameaux : l'un qui, parti de Constantinople, parcourt la Hongrie, la Pologne, la Russie, la Prusse, le Danemark, la Suède; l'autre, parti de Saïd ou d'Égypte, envahit Marseille et la Provence.

La peste fut apportée à Marseille en 1720 par un navire, capitaine Château. Il avait perdu six hommes pendant la traversée ; la désinfection de ses marchandises causa la mort de quelques employés ; les passagers se dispersèrent. Bientôt après, en juillet, des symptômes suspects se déclarent dans un quartier populeux, les échevins font transporter les malades aux infirmeries ; l'affection se dissémina ; la peste se répandit dans Marseille.

On a fréquemment invoqué contre la transmissibilité de la peste l'immunité de l'Arabie, voisine de l'Égypte, ce foyer si actif de la peste. Ce fait est démenti par l'assertion du célèbre voyageur Burckhard. Burckhard raconte que, vers 1816, les Égyptiens, faisant une expédition contre certains peuples de l'Arabie qui s'étaient emparés de leurs lieux saints, transportèrent la peste à la Mecque et qu'elle y fit de nombreuses victimes.

L'incertitude et le doute qui planent, comme on le voit, sur la marche de ces épidémies, se retrouvent dans l'étude de leur propagation et de leur développement dans les localités atteintes. L'insuffisance de démonstration tient encore aux mêmes causes.

Toutefois, à Moscou, à Venise, partout où l'on a pu retrouver les traces de la contagion, on la suit pour ainsi dire pas à pas : c'est comme un incendie qui se communique de proche en proche et qui dévore tout ce qui est à la portée des flammes. Dans les grandes villes, dans les grands centres de population, remonter à la source du fléau est quelquefois difficile, mais la même difficulté ne se rencontre pas dans les petites localités.

Après avoir étudié le fait même de la transmissibilité, nous allons aborder la question du mode de transmission.

CHAPITRE V.

**Des divers modes de transmission : contact, inoculation, vê-
tements, effets à usage, marchandises, air.**

Fracastor admet trois modes de transmission, qu'il a
classés, d'après la fréquence qu'il leur accorde, de la
manière suivante : le premier consiste dans la communication de la maladie par le seul contact des pestiférés ; le second résulte de l'action de semence
de peste conservée dans des hardes, des vêtements,
des bois, etc. ; enfin le troisième a lieu par l'intermédiaire de l'air.

La division de Fracastor mérite d'être conservée ;
mais nous admettons un ordre absolument inverse.
Pour nous, nous ne croyons guère à la contagion par
le contact, la transmission par les hardes nous semble
souvent discutable, et la transmission par l'air est la
seule qui puisse presque toujours être acceptée.

Nous allons successivement examiner ces divers
modes de transmission.

I

Transmission par le contact.

Les médecins de l'antiquité, considérant la peste
comme une maladie exclusivement épidémique, n'ont
pas cherché à déterminer les lois de la transmission. Il en
de même des médecins arabes. Il faut arriver jusqu'à la
est moitié du xvie siècle, jusqu'à Fracastor, pour trouver
exposée d'une manière formelle la doctrine de la transmissibilité de la peste ; nous avons déjà dit qu'il admettait
presque exclusivement la propagation de la maladie par
le contact ou par les hardes. Cette doctrine prévalut
jusqu'en 1720; il y eut bien de temps à autre quelque
protestation : je citerai, parmi les opposants, Mer-
curalis ; mais ce n'est qu'en 1720 que commence
une réaction sérieuse contre l'opinion de Fracastor. Chicoyneau, Verny et Deidier défendirent la
non-contagion ; toutefois l'opinion générale des médecins resta favorable à l'idée de la transmissibilité de
la peste par le contact.

En 1771, Mertens, Orroëus et Samoïlowitz, qui observèrent la peste de Moscou, soutinrent que la peste peut
se contracter par le contact immédiat ou médiat des
pestiférés, mais jamais par l'entremise de l'air. Les
médecins qui, à la fin du siècle dernier, ont accompagné
l'expédition française en Égypte, ont presque tous
admis cette opinion.

Tel était l'état des esprits lorsqu'éclata, en 1835, la terrible épidémie qui ravagea l'Égypte. Partis de France, d'Allemagne ou d'Italie avec cette conviction, les médecins qui se rendirent en Égypte modifièrent complétement leurs croyances (Brayer, Cholet, Aubert-Roche et Clot Bey).

Sans doute, il est difficile de démontrer que la contagion a lieu plutôt par l'air que par le contact, lorsque les personnes qui vivent avec les pestiférés s'exposent simultanément à ces deux modes de transmission. Toutefois, pour admettre d'une façon absolue la transmission par le contact, il faudrait au moins l'appuyer d'un exemple dans lequel la transmission n'ait pu certainement s'opérer par aucune autre voie. Non-seulement un semblable fait n'existe pas, mais il est souvent arrivé que des individus respirant le même air que les pestiférés ne les avaient jamais touchés et cependant avaient été infectés.

Voici comment s'expriment les médecins qui ont assisté à l'épidémie de 1835 : « Pendant les cinq mois que dura l'épidémie, nous avons visité les pestiférés dans les hôpitaux et les maisons particulières ; nous nous trouvions dans le contact le plus immédiat avec les malades et, à toutes les périodes du mal, nous avons reçu sur nos habits, sur les mains, les matières des vomissements, le sang des saignées, le pus des milliers de bubons que nous avons ouverts. Plus de cent autopsies ont été faites au Caire, et, malgré toutes ces recherches, un seul d'entre nous est mort victime de l'épidémie. »

On a bien observé que dans l'épidémie de Moscou de 1771, ceux-là prenaient la peste qui avaient touché les pestiférés : tels les chirurgiens et sous-chirurgiens qui les pansaient, les prêtres qui leur administraient les sacrements, les domestiques qui les servaient, andis que ceux qui se tenaient à l'écart résistaient à la contagion ; ces faits prouvent une fois de plus que la peste est transmissible, mais non pas qu'elle le soit par contact.

De toute cette discussion il résulte que la transmission par contact n'est pas impossible, mais peu probable, et que, dans tous les cas, elle n'a jamais été démontrée.

II

Transmission par l'inoculation.

Le premier fait d'inoculation de peste connu remonte à Willis, qui, après s'être inoculé la peste en 1665, serait mort de cette maladie. Toutefois, comme le fait remarquer Prus, Thomas Willis, le seul médecin dont il puisse être ici question, vivait bien, en effet, en 1665, mais, son ouvrage ayant pour titre : « Moyen sûr et facile pour se préserver de la peste et de toute maladie contagieuse, » date de 1666. Il ne mourut qu'en 1675. Or, si Willis s'est réellement inoculé la peste en 1665, il n'est donc pas mort des suites de son expérience.

Le fait suivant, rapporté par Mac Gregor, aurait plus de valeur, si l'authenticité en était bien établie. C'est le cas de White, médecin de l'armée anglaise en Égypte : White se fit de fortes frictions avec le pus d'un bubon, dans la région de l'aine ; le jour suivant, il s'inocula le même pus au poignet, la peste se déclara du troisième au quatrième jour ; un anthrax se développa au point frictionné, White mourut du septième au huitième jour.

Je rapporterai aussi l'expérience faite par Desgenettes qui, bien qu'offrant un résultat négatif, est curieuse par les circonstances au milieu desquelles elle s'est produite. « Pour rassurer les imaginations et le courage ébranlé de l'armée, je trempai, dit Desgenettes, une lancette dans le pus d'un bubon, appartenant à un convalescent de la maladie et je me fis une légère piqûre dans l'aine et au voisinage de l'aisselle, sans prendre d'autre précaution que celle de me laver avec de l'eau et du savon qui me furent offerts. J'eus pendant plus de trois semaines deux petits points d'inflammation correspondant aux deux piqûres. Ils étaient encore très-sensibles lorsqu'au retour d'Acre je me baignai, en présence d'une partie de l'armée, dans la baie de Césarée. »

En 1801, Dussap inocule à Rhamanié un certain nombre de personnes, entre autres des enfants égyptiens, auxquels il introduit sous le bras un peu de pus provenant de bubons pestilentiels ; les uns succombèrent à la peste, chez les autres, l'inoculation fut sans résultat. Les faits de Dussap n'ont été qu'énoncés, et ont donné lieu à une foule d'interprétations différentes. Ainsi, suivant Pariset, quatorze individus auraient été inoculés par Dussap ; suivant Bousquet, le nombre des inoculés se réduirait à douze ; d'après Pariset et Bousquet, tous les inoculés auraient eu la peste ; d'après Hamont, parmi les enfants inoculés, dont il ne détermine pas le nombre, les uns auraient eu la peste, les autres n'auraient éprouvé aucun accident.

Les expériences suivantes des docteurs Valli et Sóla, ne sont pas plus concluantes. Valli, pendant un séjour qu'il fit à Constantinople en 1803, avait cru remarquer que les varioleux ne contractaient pas la peste. Voulant mettre à profit cette observation, il eut l'idée d'inoculer un mélange de pus variolique et de pus provenant d'un bubon pestilentiel. Il s'inocula d'abord lui-même, entre le pouce et l'index de la main gauche, il éprouva bientôt de l'engourdissement, de la gêne, un léger prurit à l'endroit de la piqûre, plus tard il ressentit quelques symptômes généraux, huit jours après, il était parfaitement rétabli ; il inocula ensuite de la même façon ving-quatre individus et aucun d'eux n'a contracté la peste.

Ce que Valli a voulu faire avec la sérosité de la pustule variolique, Sola a essayé de l'obtenir à l'aide de l'huile (on sait que pendant longtemps on supposait à cette substance la propriété d'être un préservatif et un agent curatif de la peste); Sola fit ses expériences lors de l'épidémie pestilentielle de Tanger en 1818, sur quatorze déserteurs espagnols condamnés à mort. La sanie fut prise sur des malades atteints de peste maligne. Douze incisions furent faites au bras; le résultat fut négatif.

Je ne dis rien de deux cents inoculations qui auraient été pratiquées par un chirurgien russe sur des compatriotes devenus prisonniers des Turcs; elles manquent de détails essentiels.

En 1824 régnait au Caire une épidémie de peste;

un Européen, M. Ceruti, pharmacien en chef au service du vice-roi, proposa une inoculation préventive de la peste ; selon lui, pour atténuer la gravité de la peste, il fallait se l'inoculer, comme on s'inoculait autrefois la petite vérole. M. Ceruti habitait la citadelle du Caire, c'est-à-dire le lieu le plus élevé et le plus isolé de la ville ; six Européens crurent M. Ceruti, et se firent inoculer ; cinq d'entre eux eurent la peste et en moururent.

Nous arrivons à des expériences plus concluantes qui ont été faites en 1835 à l'hôpital de l'Esbekié, au Caire, en présence de Gaëtani Bey, de Clot Bey, du docteur Lachèze et de Bulard. Je donnerai la version du docteur Lachèze qui a été acceptée par la commission. Le 15 avril 1835, cinq condamnés à mort furent extraits de la citadelle du Caire et amenés à l'hôpital de l'Esbekié. Le 18 avril, M. Lachèze prit sur une lancette du sang qui coulait en bavant d'une saignée de bras pratiquée sur un pestiféré, et introduisit la lancette ainsi chargée de sang à la partie interne du bras d'un condamné. Le 21 avril ce condamné avait une peste confirmée ; le 26 avril, le malade entra en convalescence. Le 22 avril, M. Lachèze pratiqua une autre inoculation avec le sang, elle n'amena aucun résultat ; le 30 avril le même essai fut renouvelé sur un autre sujet et resta également sans aucun effet ; enfin, un jeune condamné, âgé de 18 ans, qui avait eu une peste bénigne, après avoir été couché le 15 avril précédant dans les draps d'un lit nouvellement abandonné par un pestiféré gravement atteint, fut inoculé avec du sang de pestiféré le 13 mai ; cette inoculation n'eut aucune suite ; ce même condamné avait subi huit jours aupa-

ravant, et avec la même immunité, une inoculation à
l'aine et sous l'aisselle avec la sérosité prise sur la
phlyctène d'un charbon. Un autre condamné âgé de
16 ans avait été inoculé le 20 avril avec de la sérosité
prise sur un charbon ; le résultat fut également négatif.
Le 30 avril, le même individu fut inoculé à l'aisselle et à
l'aine du côté droit avec le pus d'un bubon qui venait
d'être ouvert. Cette inoculation n'eut aucune suite.

Il résulte donc de la version du docteur Lachèze que,
sur quatre individus qui ont été inoculés avec du sang de
pestiféré, un seul a eu une peste bénigne, tandis que
deux sujets inoculés avec la sérosité prise sur un charbon pestilentiel et un troisième inoculé avec le pus
d'un bubon qu'on venait d'ouvrir n'ont rien éprouvé.

Clot Bey pratiqua sur lui-même l'inoculation avec le
sang d'un pestiféré, il se fit six piqûres assez profondes,
l'inoculation fut sans résultat ; quelques jours après,
il s'inocula du pus provenant d'un bubon pestilentiel, il
eut quelques légers malaises, mais ne présenta pas les
symptômes de la peste.

M. Pruner déclare que l'inoculation du sang des
pestiférés et du pus des bubons n'a produit chez lui
aucun phénomène pestilentiel ; enfin, M. Rossi, dans son
rapport au conseil de santé du Caire sur la peste de
1841, dit qu'ayant pris sur ses doigts du pus d'un
bubon pestilentiel, et l'ayant appliqué sur la surface d'une plaie, aucun symptôme pestilentiel ne se
manifesta.

Hamont inocula sous la peau du cou d'un cheval
du sang d'un bubon ; le cheval présenta les symptômes
suivants : station chancelante, vertige, pesanteur de
tête, yeux fixes, pupilles dilatées, injection de la

sclérotique, le cheval tombe plusieurs fois de suite, agitation très-grande, respiration laborieuse; deux jours après, ces symptômes disparaissent.

De toutes ces expériences, nous pouvons conclure que l'inoculation du sang des pestiférés ou du pus des bubons pestilentiels n'a fourni que des résultats douteux. Quant à l'inoculation de la sérosité prise dans la phlyctène d'un charbon pestilentiel, elle n'a jamais produit la peste; c'est à cette même conclusion qu'était arrivée la commission de l'Académie.

La peste n'est pas une maladie virulente comme la variole, elle s'inocule difficilement, se rapprochant en cela de la rougeole, de la scarlatine, et surtout de la diphthérie ; mais si, dans la peste comme dans ces maladies, les résultats de l'inoculation sont presque toujours négatifs, la transmissibilité n'en reste pas moins évidente. C'est là une vérité qui ne saurait trop être répétée et dont les conséquences sont des plus importantes.

III

Transmission par les vêtements, les hardes, les effets à usage.

On raconte qu'en 1785 les *Nadis*, tribu tunisienne très-éprouvée par la peste, venaient jeter dans la place de la Callé, par-dessus les murailles, des lambeaux de vêtements qui avaient servi à des pestiférés. Cruelle-ment décimés par le fléau, ils voulaient se venger en le transmettant aux chrétiens qui, par de sages mesures, s'en étaient préservés. Leurs tentatives furent vaines ; car, si la transmission par les vêtements n'est pas impossible, elle ne pouvait être déterminée, en tous cas, par de pareils procédés.

Ce fait ne peut donc avoir aucune valeur, et il est regrettable que la même absence de critique se retrouve dans la plupart des observations qui nous sont parvenues. On a, en effet, publié, à l'appui de la transmission par les vêtements, un grand nombre de faits qui sont loin d'être démonstratifs. C'est ainsi qu'on attribue trop facilement aux pèlerins de la Mecque la peste qui fut introduite au Maroc en 1718. Il est d'usage que les pèlerins conservent depuis leur départ jusqu'à leur retour, c'est-à-dire pendant huit mois ou même un an, le même haik, espèce de grande couverture de laine ; à leur arrivée, ce haik est coupé par morceaux et distribué comme relique à tous leurs parents et à tous leurs amis ; de ce que cette pratique n'est pas absolument sans danger, on en a déduit que la peste se répandit par ce procédé partout où allèrent les pèlerins.

En 1829, deux religieux du couvent de Saint-Jean-d'Acre périrent de la peste. Deux ans après, le nouveau Père président fit ouvrir une caisse oubliée dans un coin. Elle contenait des vêtements de moine. Le religieux qui l'ouvrit eut la peste et la transmit aux autres au nombre de huit : ils succombèrent tous. Ce fait, raconté par M. Grassi, serait évidemment très-concluant si Clot Bey n'avait pas affirmé tenir de personnes qui se trouvaient dans la forteresse de Saint-Jean-d'Acre en 1829, que le fait de la caisse est entièrement controuvé.

Je relaterai encore le cas suivant qui est contenu dans une dépêche de M. Deval, consul à Beyrouth :

Vers la fin d'avril 1838, un tailleur grec, parti de Jaffa depuis l'invasion de la peste dans cette ville, arrive à Beyrouth, laisse une malle d'habits confectionnés chez d'autres tailleurs grecs et repart pour l'intérieur. Cette malle est ouverte après son départ, et deux jeunes gens, domestiques de ces Grecs, meurent sans qu'on fasse attention au caractère de la maladie qui cause le décès. Plusieurs tailleurs grecs font, vers le 10 mai, une orgie à la suite de laquelle ils sont tous malades. Le 13, leur maladie est reconnue pour être la peste. Du 13 au 19, de sept attaqués il en meurt six. Le 19, un homme du pays, ouvrier chez ces tailleurs, est atteint ; le 20, un tailleur grec et sa femme qui avaient eu des relations avec eux, sont attaqués ; le 22 et le 23, trois ouvriers des tailleurs pestiférés sont également atteints. Le 24, une esclave, appartenant au kavas et qui a *lavé des linges de pestiféré*, meurt de peste ; du 25 au 27, la peste se déclare sur six autres ouvriers des tailleurs, et la sœur d'un de ces ouvriers. Enfin, le prêtre grec qui administrait ces malades perd deux de ses enfants sans qu'on puisse préciser leur maladie. Il a lui-même la peste et meurt ainsi qu'un autre de ses enfants. Ce fait aurait une certaine valeur s'il était démontré qu'il n'y avait pas de peste à Beyrouth avant l'arrivée de la malle.

L'observation la plus concluante est l'expérience faite au Caire en 1835, en présence de MM. Gaëtani, Clot Bey, Lachèze et Bulard. Le 15 avril à midi, Ibrahim Assan et Ben-Ali, condamnés à mort, extraits de la citadelle du Caire, se couchèrent dans des lits que venaient d'abandonner des malades atteints d'une peste bien caractérisée. Le 19 avril, Ibrahim avait la peste avec bubon et charbon ; il mourut le 23. Ben-Ali avait également éprouvé vers la fin du troisième jour, après qu'il se fût couché, les symptômes ordinaires de l'invasion de la peste. Mais la maladie avorta et la convalescence commença dès le quatrième jour.

Que conclure de ces faits ? Nous ne dirons pas comme Bousquet : « Je ne sais pas si la peste peut être transmise par les vêtements, mais je l'affirme. » Notre conclusion sera moins absolue. Sans attacher à tous les récits des caisses et des vêtements qu'elles renferment une importance exagérée, on peut dire que la transmission par les effets à usage paraît possible et qu'il est de la plus simple prudence de se prémunir contre elle.

IV

Transmission par les marchandises.

Que de faits n'a-t-on pas cités pour essayer d'établir que la peste était transmissible par les marchandises ! Ainsi, on prétendit que cette peste terrible qui dévasta les îles Bermudes, voisines des États-Unis, qui fut si cruelle qu'elle laissa à peine assez de vivants pour enterrer les morts, fut apportée en 1625 par un ballot de coton. On a cité bien d'autres faits et tout aussi peu concluants. Je me contenterai de rapporter l'observation suivante qui, sans être bien démonstrative, passe cependant pour une des plus probantes :

Un domestique grec, nommé Nicolo, reçut de Smyrne, vers le milieu de 1794, un ballot d'étoffes de coton et de laine. Quelques jours après Nicolo eut une tumeur à l'aine ; bientôt les accidents devenant plus graves, on décida de faire transporter Nicolo à l'hôpital grec. Deux portefaix du quartier Galata (le fait se passe à Constantinople) le descendirent et le portèrent sur une civière. Le lendemain, Nicolo n'existait plus. Son ami Privileggio succombait bientôt après, ainsi que l'un des deux portefaix. La peste eut immédiatement un essor des plus rapides : elle fut très-meurtrière et dura fort longtemps.

Ce fait soulève toujours les mêmes objections : il faudrait démontrer que la peste n'existait pas en ce moment à Constantinople, et l'on se rappelle, en outre, qu'à cette époque elle pouvait s'y développer spontanément sans importation. Pariset, qui a soutenu avec énergie la transmission par les marchandises, comme tous les autres modes de transmission, n'a pu donner en faveur de sa manière de voir aucun argument. « La peste a été portée à Marseille, dit-il, ou elle n'a pu y être portée que par des hommes ou par des effets, ou par des marchandises, ou tout à la fois par ces trois intermédiaires de transmission ; car comment séparer les hommes d'avec les choses? et, parmi les choses, comment ne pas comprendre les effets et les marchandises? »

C'est poser la question et non pas la résoudre ; cela peut être une affirmation, mais ce ne sera jamais une démonstration ; en l'absence du seul fait positif et évident que nous réclamions tout à l'heure, nous concluerons donc que la transmissibilité de la peste par les marchandises n'est nullement prouvée.

V

Transmission par l'air.

Les pharmaciens du grand hôpital du Caire qui se préservaient avec une grande prudence de tout contact suspect lorsqu'ils se rendaient dans les salles pour y faire leur service, ont été atteints de la peste dans une proportion très-considérable (1835). La transmission dans ce cas avait évidemment lieu par l'air chargé de miasmes pestilentiels. Les maisons voisines de l'hôpital ne furent pas plus affectées que les autres.

Ces deux faits qui ont été bien observés montrent : 1° que l'air peut être un agent de transmission ; 2° que la contagion ne s'exerce que dans un rayon limité. On peut affirmer en effet que la peste ne passe jamais d'un pays à un autre sans qu'il existe un agent intermédiaire saisissable. La peste s'attache aux pas des voyageurs ; l'homme est son principal agent de transmission. Mertens a bien apprécié ce côté de la question, quand il a dit que l'air libre ne devient jamais contagieux, sinon dans le voisinage des places où plusieurs cadavres d'homme restent sans sépulture et pourrissent ; et quand il a ajouté que l'air renfermé et chargé d'exhalaisons épaisses qui sortent du corps de malades entassés dans une même chambre, peut infecter les gens sains qui y entrent.

D'ailleurs, les faits de transmission de la peste par l'air chargé de miasmes pestilentiels ne sont pas rares. Nous n'avons que trop d'exemples, dit Fodéré, de contagions reçues pour avoir respiré l'haleine d'un pestiféré.

Lorsqu'un grand nombre de personnes malades de la peste sont réunies dans un local, elles semblent, dit M. le docteur Laidlaw, créer une atmosphère pestilentielle. Quand un cas de peste a existé dans une maison, tous ses habitants courent le plus grand risque d'être atteints par la peste s'ils continuent à y résider. N'est-ce pas là une de ces épidémies de maison que Griesinger devait étudier plus tard pour d'autres maladies? Dans le court espace de deux mois, dit M. Grassi, je vis en 1835 sortir 57 morts de la maison Hingiosman. L'ancien bey de Titeri, retiré à Alexandrie, a perdu la même année 35 personnes composant sa maison.

Les miasmes pestilentiels dégagés dans l'appartement du malade exercent leur action sur les personnes saines, et la peste compte souvent autant de victimes qu'il y a d'habitants dans la maison.

La durée de l'action, c'est-à-dire le temps pendant lequel on s'expose aux émanations productrices de la maladie, a en effet une grande importance. Le docteur Rigaud, mourant à Alexandrie de la peste, en 1835, disait à M. de Lesseps qui le visitait : « Venez me voir vingt fois par jour si vous le pouvez, mais ne restez jamais plus de cinq minutes dans ma chambre. »

Desgenettes remarque également qu'un long séjour dans les hôpitaux était une cause de contagion ; mais je ne veux pas insister sur tous ces faits ; cette action, d'ailleurs, a été parfaitement comprise par la plupart des médecins, à Constantinople et en Égypte. Cette opinion a même été la base de mesures sanitaires extrêmement sages dans différents pays, en Italie et en Turquie.

A Rome, pendant la peste de 1657, le cardinal Gastaldy avait interdit à tous pestiférés et même à toutes personnes de santé suspecte de rester dans leurs maisons. On les transportait promptement dans l'hôpital bâti dans l'île qui divise le Tibre. Quant à ceux qui avaient habité la même maison, on les plaçait dans d'autres hôpitaux à portée de la ville, d'où on les faisait passer dans l'île quand la maladie s'était déclarée. Pendant ce temps, le cardinal avait grand soin de faire sortir de la maison infectée tous les meubles, de les exposer à l'air libre et de laisser les appartements ouverts afin de les purifier. Mais ce qui mérite le plus d'attention, dit Mead (1), c'est qu'on avait positivement observé, avant ces règlements, que la maladie ne se déclarait guère dans une maison sans attaquer tous ceux qui l'habitaient, tandis que, depuis qu'ils ont été mis en vigueur, il y eut à peine cinq sur cent de ceux qu'on éloignait des malades qui furent attaqués de la peste. Ce moyen avait déjà été employé à Ferrare, en 1630.

L'intendance sanitaire de Constantinople a suivi également la même méthode prophylactique ; elle ordonna de porter le pestiféré au lazaret, de faire sortir la famille de la maison, de la placer dans un endroit éloigné, de vider la maison, de l'aérer, de la purifier ; elle n'en permit l'habitation à personne pendant un

____

(1) Mead, *Traité de la peste*, Paris, 1801, p. 207.

mois. C'est à ces précautions prises avec rigueur, dit M. le docteur Morpurgo, que l'intendance attribue la cessation de la peste à Constantinople et dans les principaux ports de la Turquie (1839).

Les développements dans lesquels nous venons d'entrer nous paraissent démontrer que la peste peut se communiquer par l'air, dans un rayon limité, au moyen de miasmes pestilentiels ; toutefois, la démonstration n'est pas absolument rigoureuse, et on n'a pu saisir encore dans l'atmosphère le corps du délit. L'époque à laquelle ces observations ont été faites ne connaissait pas ce genre de recherches, qui depuis a été entrepris et mené avec succès pour d'autres maladies. Notre regretté camarade Chalvet (1) a fait sur ce sujet des travaux pleins d'intérêt. Les poussières provenant d'une salle d'hôpital furent recueillies par lui et analysées. Elles donnèrent 36 0/0 de matières organiques, consistant surtout en lamelles épithéliales. La nature des poussières variait suivant les salles. Dans les salles de chirurgie, il constata des fragments de matière colorante du sang, des corpuscules irréguliers ressemblant à du pus desséché. Déjà, en 1861, Eiselt de Prague avait découvert des parcelles de pus dans une de ses salles, où régnait l'ophtalmie purulente, et d'Auvray, en 1864, a montré que des éléments organiques et virulents peuvent voltiger dans l'air et se fixer, soit sur les murs d'une salle, soit dans les rideaux de lit des malades. Si l'on assistait à de nouvelles épidémies de peste, des recherches devraient être faites dans cette direction. Il serait également important de préciser si les miasmes qui se répandent dans l'atmosphère et vont l'infec-

(1) Chalvet, *Gaz hôp.*, 1862.

ter proviennent de l'air que les malades expirent ou émanent des matières qu'ils rendent. Enfin, il faudrait savoir si l'absorption du principe générateur de la peste se fait par la peau, par le tube digestif ou par la muqueuse pulmonaire.

Toutes ces questions constituent des desiderata qu'il est impossible aujourd'hui de résoudre avec les éléments que nous possédons. On peut émettre des hypothèses ; on peut considérer comme probable que l'absorption se fait surtout par la muqueuse pulmonaire ; on peut affirmer que la peste est contagieuse, qu'elle est contagieuse par l'air, dans un rayon limité ; mais on ne peut donner aucune autre conclusion basée sur une opinion scientifique. Aujourd'hui encore, nous ne sommes guère plus avancés qu'au temps de Deidier, qui s'exprimait ainsi devant la Faculté de Montpellier : « Il me reste à expliquer ce que j'entends par ce contact immédiat et de durée que je donne pour le véhicule de la contagion de la peste. J'entends par ce contact, de humer trop longtemps et de trop près l'haleine brûlante qui sort de la bouche des malades... J'entends par ce contact, de s'envelopper de la chemise ou de coucher dans les draps d'un pestiféré. J'entends par ce contact, de toucher ses propres plaies avec des mains encore empreintes d'une sueur ou d'un sang infecté, comme l'éprouvèrent à leur dam deux chirurgiens, etc. Mais, pour ce qui est d'approcher simplement les malades, d'en palper les bubons et les charbons, un grand nombre d'expériences nous ont convaincu qu'en tout cela il n'y a pas le moindre péril à craindre. »

CHAPITRE VI

Incubation de la peste. — Sa durée.

Cette durée est très-importante à préciser, puisqu'elle est la base sur laquelle doit être établi le temps de la quarantaine. La plupart des auteurs acceptent que l'incubation de la peste ne dépasse jamais huit jours. C'est l'opinion à laquelle Aubert Roche était arrivé et qu'il a soutenue avec talent. Appuyant son opinion d'un grand nombre de faits, il a affirmé que, de 1717 à 1845, aucun passager de bâtiments venant en Europe n'a eu la peste en mer ou dans les lazarets, si, dans les premiers huit jours après le départ d'un port infecté, aucun cas de peste n'avait éclaté dans l'équipage ni parmi les passagers.

Le travail de M. Aubert Roche fut renvoyé à l'examen d'une commission de l'Académie (1843), et, sur la demande de la commission, le ministre des affaires étrangères adressa aux consuls de France dans les ports de la Méditerranée où existent des lazarets, une circulaire ayant pour objet de demander qu'on fît parvenir à l'administration tous les faits qui avaient trait à cette question. Les faits de Livourne, dus à M. le professeur Capecchi, confirmèrent d'une façon absolue l'opinion d'Aubert Roche. On envoya beaucoup d'autres documents, dont quelques-uns parurent faire croire que l'incubation pouvait être plus longue, mais un examen attentif et une critique raisonnée de ces fait démontrèrent bientôt au savant rapporteur de la commission (1) que les faits contradictoires étaient, ou incomplétement exposés, ou manquaient de certitude, ou bien encore pouvaient être interprétés d'une façon différente. C'est ainsi qu'il a apprécié les cas qui se seraient passés sur les brigantins *Notre-Dame-de-Grâce, Notre-Dame-de-Lorette*, l'*Argentine*, l'*Heureuse-Sabine*, le brick *les Cinq-Sœurs*. Il démontre également que les faits d'incubation de dix-sept jours et de neuf jours observés (brick ionien *Saint-Spiridion*) sur Pietro di Papa Giovanni et sur Giovanni Patriccio, qui avaient été cités par Hamont dans la discussion de l'Académie, ne sont pas plus probants, puisque l'absence de tout décès pendant la durée de la traversée ne prouve nullement que l'équipage du *Saint-Spiridion* n'ait eu un ou plusieurs cas de peste non mortelle dans les huit jours après le départ de Tunis. Un autre fait, cité par Hamont (2), n'est pas beaucoup plus probant. Pour accepter, en effet, une opinion aussi contraire à la généralité des faits observés, il faudrait que la transmission fût bien établie, qu'il fût prouvé qu'elle n'a pu avoir eu lieu que

---

(1) Prus, Rapport sur la peste et les quarantaines, p. 655.
(2) Hamont, Rapport sur la peste et les quarantaines, 1843.

le jour même indiqué dans l'observation, enfin que le diagnostic de la maladie ne présentât absolument aucun doute, qu'il ne fût pas seulement affirmé par un mot, mais que l'ensemble des symptômes accusât nettement la nature de la maladie.

Le fait suivant, qui démontrerait une incubation de onze jours, est loin de présenter toutes ces garanties. Il s'est passé au lazaret de Kouleli. Méhémet-Hussein, âgé de 35 ans, natif de Césarée, habitant Constantinople depuis son enfance, fut chargé comme portefaix de transporter, du quai au lazaret de Kouleli, quelques marchandises et les bagages des passagers arrivés le 8 juin par le navire du capitaine Jazidgi-Oglan. Ce portefaix ne mit jamais le pied à bord du navire infecté et ne fut employé qu'au transport des bagages et pendant leur débarquement. Les objets furent totalement débarqués le 11 juin, et ce portefaix tomba malade de la peste le 22, ce qui donnerait une incubation de onze jours.

M. le docteur Carbonaro, dans les observations qu'il a publiées à Naples, en 1847, a donné le tableau suivant des limites d'incubation fixées par les principaux auteurs : Duvigneau, 3 jours; Wolmar, 4; Aubert Roche, 8 ou 10; Grassi, 7; Zacchia, 10; Valli, 7; Ségur-Dupeyron, 8; Clot bey 8; Russell, 10; Bulard, 12; Verdoni, 13; Siraud, 14; Edwards, 15; Maurice, de Toulon, 15.

Quoi qu'il en soit de ces chiffres divergents, il y a une sorte de chaîne d'affirmations qui constate que le maximum de durée d'incubation de la peste ne dépasse pas huit jours. Dans le courant de plusieurs années, dit M. Grassi, quelques milliers de personnes, de tout âge, de tout sexe, de toute condition, furent condamnées à subir une quarantaine d'observation de six jours, pour avoir été compromises avec des pestiférés. La maladie chez beaucoup d'entre elles s'est déclarée pendant leur isolement, mais jamais après six jours.

Pendant l'épidémie d'Égypte de 1835, Alexandrie d'abord, et le Caire ensuite, furent assez longtemps ravagés par la peste, alors qu'Abouzabel, situé à quatre lieues du Caire, était absolument indemne. Plusieurs individus qui étaient allés passer un jour ou même quelques heures au Caire sont revenus à Abouzabel rapportant en eux la peste à l'état d'incubation. Jamais la durée de cette incubation n'a dépassé six jours.

Enfin, comme nous l'avons vu, les bâtiments venant de quitter des lieux ravagés par la peste n'ont jamais ue la peste à bord plus de huit jours après le moment du départ.

Il y a dans tous ces faits une concordance remarquable, et, malgré quelques exceptions, nous pensons que l'on peut affirmer que la durée de l'incubation de la peste ne va pas au delà de huit jours.

CHAPITRE VII

Conséquences à déduire de nos connaissances sur la peste et obligations qu'elles imposent aux gouvernements.— Prophylaxie. — Les quarantaines avant la commission de l'Académie, 1846. — Conférence sanitaire internationale, 1852. — Création des médecins sanitaires en Orient. — La France doit-elle prendre des mesures préventives ?

Lorsque Prus fit son rapport à l'Académie sur la peste et les quarantaines, le régime sanitaire était établi : 1° par la loi du 3 mars 1822 ; 2° par une ordonnance du roi, en date du 7 août de la même année. Il était laissé aux intendances sanitaires le droit de faire elles-mêmes les règlements à l'usage des localités soumises à leur juridiction. L'intendance de Marseille formula une série de règlements sur les fonctions de ses membres, des médecins, des gardes de santé, prescrivant la conduite à tenir envers les pestiférés.

Ces règlements ont été adoptés par les villes du littoral. Ils ont été approuvés par M. le ministre du commerce le 13 novembre 1835, et ils sont ainsi deve-

nus une sorte de code sanitaire. Il est intéressant de
voir quel était, au moment de la discussion académique,
l'esprit qui animait cette réglementation, et de juger
ainsi du progrès qui a été réalisé.

Il faut distinguer dans ces règlements deux points principaux : le système quarantenaire, c'est-à-dire la durée
des quarantaines, variant selon la nature de la patente
brute, suspecte ou nette ; enfin, la conduite à tenir à l'é-
gard des pestiférés. La rigueur de la quarantaine était
telle, que dans certaines circonstances on exigeait jusqu'à vingt-cinq jours de quarantaine après le débarquement des passagers et de leurs effets ; lors même d'une
patente nette, les paquebots-poste français pouvaient être
obligés à douze jours de quarantaine, la séquestration
datant toujours du débarquement des passagers et de
leurs effets. On se rendra compte de la sévérité de ces
mesures par l'examen du : *Tableau de la durée des
quarantaines telles qu'elles sont appliquées aujour-
d'hui aux provenances du Levant.* Ce tableau officiel
est extrait d'un rapport adressé, en 1846, à M. le ministre de l'agriculture et du commerce par M. Ségur-
Dupeyron au retour de sa troisième expédition en
Orient (1).

Quant à la conduite qui était prescrite à l'égard des
pestiférés, on en jugera par les dispositifs des articles
suivants qui sont extraits des règlements de 1835 :

Art. 611. Le pestiféré doit être placé dans une chambre près
la *barrière de fer*. Si quelqu'un du bord a suivi le malade dans
la vue de le soigner, il lui est donné une chambre dans son
voisinage, mais il évite de communiquer avec le pestiféré.

Art. 612. On place dans le même enclos deux gardes de santé.

(1) Prus, *loc. cit.*, p. 214 et 216.

Ces gardes ne communiquent ni avec les malades ni avec les personnes qui les soignent ; ils sont chargés de surveiller les uns et les autres.

Art. 614. Lorsqu'on a besoin du secours manuel de quelque chirurgien, on invite un élève en chirurgie à s'enfermer avec le malade, mais ce n'est jamais qu'à la dernière extrémité qu'on en vient là.

Art. 615. Lorsqu'il s'agit de l'ouverture d'un bubon et que ce bubon a son siége sur une partie du corps telle que le malade puisse s'opérer lui-même, on fait usage de caustiques, ou *on emploie tous les moyens possibles pour engager et déterminer le malade à se faire l'opération, et on saisit le moment où ses sens encore libres le lui permettent, quoique le bubon ne soit pas encore parvenu au degré de maturité* indiqué par les règles de l'art.

Art. 616. On procure au chirurgien *des vêtements en toile cirée* (1). On lui remet *des instruments à longue queue, pour qu'il puisse en faire usage sans toucher le malade.* En entrant dans la chambre d'un pestiféré, le chirurgien porte avec lui *un réchaud sur lequel il fait brûler desparfums* en assez grande quantité pour que la fumée qu'ils produisent puisse affaiblir l'action morbifique des miasmes pestilentiels. Le chlorure de chaux peut être employé en même temps.

Art. 115. Les médecins et chirurgiens n'entrent point dans l'enclos où est logé un malade atteint de maladie contagieuse. Ils *s'arrêtent toujours à plus de six mètres de distance* de la première porte, de manière qu'ils sont dans un éloignement au moins de douze mètres du malade qu'ils visitent, lequel se montre à eux, si son état le lui permet, et leur parle sans dépasser la barrière de fer qui est dans l'enclos.

Art. 115. Lorsque le malade ne peut sortir de sa chambre, les médecins se règlent sur le rapport qui leur est fait par

______

(1) Pendant l'épidémie d'Égypte de 1835, les médecins français continuèrent leurs soins assidus aux malades sans rien changer à leurs habitudes, se différenciant ainsi de quelques médecins étrangers qui parcouraient les rues et faisaient leurs visites dans un attirail fait pour jeter l'épouvante, enveloppés dans un sarreau de toile cirée et armés d'un long bâton. (*Extrait du rapport de Lesseps.*)

l'élève chirurgien, ou à défaut de celui-ci par toute autre personne placée dans l'enclos pour soigner le malade, et ils prescrivent des remèdes convenables à sa situation.

La commission a protesté avec une généreuse indignation contre de pareilles mesures ; elle a déclaré que les médecins devaient aux pestiférés les mêmes soins qu'aux autres malades.

Elle a également proposé de supprimer la patente suspecte, qui ne pouvait être en effet qu'une source de confusion et d'erreur. Elle a demandé de grands adoucissements dans le système quarantenaire, formulant ainsi la durée des quarantaines :

Pour les navires ayant un médecin sanitaire à bord, venant d'Égypte, de Syrie ou de Turquie avec une patente *nette*, la quarantaine sera de *dix jours pleins à partir du départ*, quand la peste ni aucune maladie suspecte ne se seront manifestées à bord pendant la traversée.

La quarantaine sera de *quinze jours pleins à partir du départ*, pour les mêmes navires arrivant avec patente *brute*, s'il ne s'y est manifesté ni peste ni maladie suspecte avant le départ ou pendant la traversée.

Pour les navires du commerce n'ayant pas de médecin sanitaire à bord, il sera prescrit une quarantaine d'observation de *dix jours pleins à partir de l'arrivée*.

Lorsque les mêmes navires arriveront au port avec patente *brute*, mais sans avoir eu en mer ni peste ni maladie suspecte, ils subiront une quarantaine de rigueur de *quinze jours à partir de l'arrivée*.

Le bâtiment, quel qu'il soit, quelle que soit sa patente, qui aura eu pendant la traversée ou qui aura, lors de son arrivée dans un port français, *un malade atteint de la peste ou d'une maladie suspecte*, sera soumis à une quarantaine de rigueur dont la durée sera déterminée par l'autorité sanitaire dudit port.

Les passagers et l'équipage seront transportés au lazaret et subiront une quarantaine qui sera *de quinze jours au moins et vingt jours au plus.*

Les marchandises seront débarquées et aérées.

Le navire bien nettoyé, bien lavé, bien ventilé, bien purifié, restera vide pendant un mois au moins.

C'était là, comme on le voit, une importante réforme ; mais le plus grand progrès qui résulta de la mémorable discussion de l'Académie, en 1846, fut l'institution des médecins sanitaires en Orient. Avant cette institution on croyait généralement que la peste, endémique en Orient, y existait toujours, au moins à l'état sporadique, et c'était en vue de ces cas isolés qu'on imposait comme durée de quarantaine le minimum de traversée, minimum qui fut de 10 jours d'abord, plus tard ne fut que de 8, c'est-à-dire égal à la plus longue durée de l'incubation.

Or, les recherches et les informations les plus minutieuses de nos médecins sanitaires, et en particulier les travaux de Prus et de M. Fauvel, nous ont démontré d'une manière absolue l'absence actuelle de peste en Orient. Cette absence remonterait, pour la Turquie, à plus de 15 ans, et, pour l'Égypte, à la dernière épidémie de 1841 à 1842. Elle est confirmée par l'enquête de la commission envoyée de Constantinople en Égypte, et dont le rapporteur était M. Laval, par les déclarations de MM. Grassi et Rafalowitz devant la conférence internationale de 1852, enfin par tout l'ensemble des travaux encore plus récents.

Il n'est donc plus nécessaire de prescrire une quarantaine contre un bâtiment arrivant d'Orient, par cette seule raison qu'il arrive d'Orient, sans savoir s'il existe dans le Levant une épidémie de peste.

En ce moment, la France n'a pas de mesures à prendre contre la peste. Le littoral de la Méditerranée en est entièrement exempt, et l'épidémie qui s'est montrée, en 1870, dans le pays des Kurdes est aujourd'hui complétement éteinte.

Nous n'avons donc aucune crainte immédiate. Il faut cependant rester prêts à combattre le fléau. L'épidémie, en effet, peut reparaître en Perse ; de nouveaux foyers peuvent se développer, comme à Benghazi. Une surveillance attentive doit être continuellement exercée sur les ports de la Méditerranée, par nos médecins sanitaires et par nos consuls. Aussitôt que la peste nous serait signalée dans un de ces ports, les navires qui en partent devraient être soumis à un examen rigoureux, et une quarantaine de 8 à 10 jours prescrite ; sa nature serait déterminée moins d'après la patente que d'après les conditions sanitaires du navire. La quarantaine d'observation serait applicable à tout navire dont la condition sanitaire serait seulement suspecte, quelle que fût la teneur de la patente, à condition qu'il ne se fût manifesté à bord aucun indice de peste et que la cargaison ne fût pas compromettante. La quarantaine de rigueur, au contraire, serait applicable, en temps de peste, à tout navire, quelle que fût sa patente de santé, qui aurait eu des accidents pestilentiels à bord, dont la cargaison serait de nature compromettante, ou dont les conditions hygiéniques seraient jugées dangereuses.

LIVRE II

DES

APPLICATIONS DE L'HYGIÈNE INTERNATIONALE CONTRE LA FIÈVRE JAUNE.

CHAPITRE PREMIER.

Définition. — Les cas ébauchés de fièvre jaune.

La fièvre jaune est une maladie transmissible, son foyer d'origine existe dans les iles de l'Amérique et sur les côtes du golfe du Mexique ; elle est caractérisée par un état fébrile, des vomissements de matières noires, des hémorrhagies et une coloration jaune plus ou moins constante de la peau.

Cet ensemble symptomatique indique tout d'abord une maladie générale, une intoxication produite par un principe spécifique qui étend son action sur toute l'économie.

La fièvre jaune est donc une maladie *totius subs-
tantiæ et sui generis*.

Elle n'offre pas toujours une égale intensité. Si elle
se présente le plus souvent avec des formes sévères,
les *cas ébauchés* de fièvre jaune, les demi-malades
existent aussi et sont même souvent le plus à redouter.

Comme les pestes frustes, comme les diarrhées cholériques, ces formes atténuées de la fièvre jaune sont
importantes pour le médecin sanitaire. Les demi-malades, en effet, arrivent à tromper la surveillance la plus
attentive ; cependant leur maladie possède la même
spécificité que les formes graves, et ils portent en eux
le même danger au point de vue de la contagion.

Louis, qui a suivi et étudié l'épidémie de Gibraltar,
assure avoir été témoin de plusieurs fièvres jaunes qui,
bien que parfaitement caractérisées, permettaient au
malade de sortir librement. Ces cas ébauchés constituent la fièvre jaune aussi réellement que les cas de
variole légère ou discrète constituent la variole, que la
scarlatine, réduite au mal de gorge spécial, constitue la
scarlatine. C'est la fièvre jaune à l'état de maladie
fruste.

CHAPITRE II

La première apparition de la fièvre jaune en Europe
eut lieu à Cadix, en 1730, d'après Villalba, tandis que,
pour Moreau de Jonnès, elle daterait de 1705. Elle
reparut dans la ville en 1753, en 1764, en 1800, en
1804, en 1810 et en 1819. Nous insisterons seulement
sur celles de ces épidémies qui ont été les plus importantes.

Nous avons peu de détails sur la première (1705),
qui, d'après Navarette, aurait été apportée par un navire venant d'Amérique, et se serait propagée à d'autres villes d'Espagne.

Arejula nous a conservé la description de la grande
épidémie de 1800. Des navires anglo-américains l'ont
apportée à Cadix. L'Espagne était en guerre avec
l'Angleterre. Le roi d'Espagne, craignant d'entraver

dans ses États le mouvement commercial, rendit un édit exemptant de la quarantaine les navires anglo-américains. Parmi ces navires se trouvaient l'*Aigle* et le *Dauphin*, venant de la Havane; le *Jupiter* qui, parti de la Vera-Cruz le 4 février 1800, arriva à Cadix le 18 mars. Il avait perdu à bord deux pilotes et un mousse de la fièvre jaune. Cette maladie régnait alors dans toute sa force à la Vera-Cruz, à la Havane et à Boston. Plusieurs bâtiments espagnols qui avaient touché aux États-Unis pour en prendre le pavillon, arrivèrent également à Cadix, ayant perdu dans la traversée plusieurs hommes attaqués de la fièvre jaune. La maladie se répandant dans la ville, le peuple, et surtout celui du quartier Sainte-Marie, obtint du magistrat des prières publiques et des processions qui, suivant la remarque d'Ozanam, ne contribuèrent pas peu à multiplier les foyers de contagion (1). Le mal s'étendit dans une grande partie de l'Espagne; à Cadix sur une population de 279,560 personnes, 79,500 périrent.

Ce fut encore un navire venant de la Havane qui apporta la fièvre jaune à Cadix dans l'été de 1819. Elle y fit de rapides progrès, présentant les mêmes caractères qu'en 1800.

La ville de Malaga fut attaquée pour la première fois en 1741. Un vaisseau étranger venant d'Amérique y importa la fièvre jaune, en débarquant des marchandises. Elle fit plus de 10,000 victimes.

La fièvre jaune se montra de nouveau à Malaga, en 1803, ainsi qu'à Minorque et en Sardaigne, puis à Livourne, en 1804. Cette dernière épidémie a été dé-

(1) Ozanam, *Hist. méd. gén. et part. des maladies épidémiques*, t. III; Lyon, 1835.

crite par les docteurs Gomel et Palloni. L'histoire en
a été tracée dans un rapport à l'Institut par Hallé (1).

En 1821, la fièvre jaune sévit à Barcelone ; à la même
époque elle fut importée à Marseille par le navire
Nicolino, capitaine Mold, navire qui, arrivant d'un lieu
où régnait la fièvre jaune, avait éprouvé des accidents
pendant la traversée. Il est admis dans le port de Pomègues, port salubre par excellence, parfaitement isolé
dans l'île de ce nom, et qui contenait déjà 40 navires.
On ouvre les écoutilles le 8 septembre, et le 11, c'est-
à-dire trois jours après, ont lieu les premiers accidents.
Parmi ces navires qui tous, comme on en a fait la remarque expresse, étaient *sous le vent,* il y eut 27 malades
et 7 décès. Les navires étaient en quarantaine et, par
conséquent, sans communication entre eux. L'un d'eux,
le ponton de Lampraye, était tout à fait à l'écart et à
une assez grande distance. Toutes les précautions possibles furent prises pour éviter la transmission de l'homme ; à l'homme aussi l'épidémie resta locale.

L'épidémie de Barcelone qui éclata cette même année,
fut la plus meurtrière de toutes celles qui ont régné en
Europe. La Havane en fut encore le point de départ,
mais cette fois plus de 20 navires entrèrent à la fois
dans le port de Barcelone. Le *Taille-pierre* et le brick
le *Grand-Turc* doivent être surtout considérés comme
les principaux agents d'importation. Le *Grand-Turc*
avait 61 jours de traversée ; la *Nuestra senora del
Carmen* 73 jours, et, sur six hommes d'équipage, avait
eu trois malades dont un mort ; puis les bricks la
Joséphine, le *Saint-Joseph*, la *Conception*, comp-
tent des malades à bord et en occasionnent autour

(1) *Journal de médecine*, t. XXIII, p. 3.

d'eux. Tout ce qui approche ces navires, tout ce qui a des rapports avec eux est atteint, et l'on voit la maladie née de la sorte s'étendre de proche en proche. L'anniversaire de la publication de la constitution espagnole était célébré à ce moment : ce fut la cause de réjouissances. Les quais, l'esplanade suffisaient à peine pour contenir la population qui se porta bientôt sur les vaisseaux. Il y eut un encombrement énorme et une cause puissante de renforcement et de dissémination de la maladie. Le gouvernement français envoya à Barcelone Bally, François et Pariset.

En 1823, eut lieu au *Passage*, petit port espagnol situé à sept lieues de Bayonne, une autre épidémie de fièvre jaune, dont la relation nous a été donnée par Bally. C'est encore une importation par un navire sucrier venu de la Havane. Il avait fait quarantaine à la Corogne, mais n'avait pas été désinfecté ; les écoutilles n'avaient même pas été ouvertes. Le navire est déchargé dans le port même, puis on y met les ouvriers. Les accidents apparaissent, et bientôt se déclare une épidémie qui enlève en quelques semaines plus de quarante personnes sur une population agglomérée de 800 habitants, et elle s'étend bientôt à plusieurs localités environnantes (1).

Je n'insisterai pas sur l'épidémie de Gibraltar, que les travaux de Louis et de Trousseau ont assez fait connaître, et j'arrive à quelques épidémies qui ont affligé le Portugal, et dont une relation très-intéressante a été donnée en 1857 (2).

(1) Rapport fait au conseil supérieur de santé sur la fièvre jaune qui a régné au port du Passage, en 1823, par Victor Bally; Paris, 1824.
(2) Rapport officiel fait à S. M. le roi de Portugal par le conseil

La plus meurtrière de ces épidémies est celle qui se montra à Lisbonne, en 1857. La cause de cette épidémie la rend surtout intéressante à étudier. Elle paraît résulter en effet d'une transmission par des hardes. Nous la suivrons plus tard dans ses détails, lorsque nous aurons à nous occuper de ce mode de transmission.

Parmi les différentes relations d'épidémie, l'observation de l'épidémie de Saint-Nazaire, en 1861, est pour nous l'enseignement le plus complet au point de vue de l'importation, de l'extension et de l'indication des mesures sanitaires. Cette épidémie a été si parfaitement suivie et étudiée, tous ses détails si nettement circonstanciés par Mélier, que l'on peut presque, à l'aide de son travail, constituer l'histoire sanitaire de la fièvre jaune. Aussi la retrouverons-nous à chaque instant dans le cours de cette étude.

Une nouvelle importation de fièvre jaune, qui a eu lieu dans une des Canaries, à Sainte-Croix-de-Ténériffe, conduit aux mêmes conclusions que l'épidémie de Saint-Nazaire (1). L'île entière était indemne de toute épidémie, dit Fernando del Busto, lorsqu'à la fin du mois de septembre 1862 la frégate *Nivaria*, chargée de sucre, eau-de-vie et autres produits venant des Antilles, et soumise à huit jours de quarantaine au port de Vigo, comme n'ayant pas patente nette, aborda dans le port de Santa-Cruz, où elle fut admise en libre pratique. Son chargement fut débarqué et l'équipage descendit à terre. Dès le lendemain, des matelots furent atteints dans

extraordinaire de santé du royaume, spécialement constitué à cet effet par décret du 29 septembre 1857.

(1) *Ciglo medico,* n° 465, p. 766.

l'auberge de *Perros,* et successivement le mal s'étendit à toute la ville.

Enfin, en 1870, la fièvre jaune éclate à Barcelone, où elle n'avait pas reparu depuis la terrible épidémie de 1821 (1). Elle se propagea sur tout le littoral depuis cette ville jusqu'à Alicante et fut importée aux îles Baléares. Comme à Saint-Nazaire, c'est un navire infecté venant de la Havane qui transmet la fièvre jaune d'abord aux hommes employés au déchargement. La maladie se propage dans le faubourg habité par ces hommes et s'étend au centre de la ville, dans les quartiers populeux et pauvres. L'épidémie incertaine, comme toujours à son début, pendant le mois d'août, subit un accroissement rapide dès les premiers jours de septembre : le 30 elle atteint son maximum, puis elle décline et cesse complétement à l'apparition des premiers froids. L'influence saisonnière exercée sur la marche de l'épidémie de Barcelone en 1870, comme en 1821, est pour nous un enseignement précieux ; elle montre une fois de plus que pour le littoral européen les provenances des pays à fièvre jaune sont particulièrement dangereuses pendant les trois mois d'été.

On voit que tous ces faits se confirment réciproquement. On assignait autrefois à la fièvre jaune, comme latitude maxima, le 43ᵉ degré de latitude Nord, c'est-à-dire une latitude correspondant à l'Espagne et à l'Italie. Or, Saint-Nazaire est à 47 degrés passés ; enfin, la maladie a été importée jusqu'à Brest (2), qui

(1) Rapport au comité d'hygiène, par M. Fauvel, inspecteur général sur la relation de M. Duboul, gérant du consulat de France à Barcelone (Communication orale).

(2) Rapport sur des cas de fièvre jaune importés à Brest (*Bulletin de l'Académie*) (Beau). — Paris, 1857, t. XXII, p. 889.

est éloigné de 48 degrés et demi, jusqu'au Havre (1), et jusqu'à l'Angleterre, qui est située vers 51 degrés. Or, sans vouloir nier que certaines latitudes ne favorisent la dissémination de la maladie, on peut voir qu'elle ne saurait opposer aux effets de l'importation un obstacle infranchissable ; on peut voir aussi combien le champ des grandes épidemies de fièvre jaune s'est étendu en même temps que les communications sont devenues rapides et plus fréquentes.

Cette observation est applicable à l'Amérique comme à l'Europe. L'Amérique du Sud qui longtemps avait été protégée de la fièvre jaune, en est le théâtre presque constant depuis un certain nombre d'années. Importée au Brésil, la maladie a irradié de là sur divers points du littoral à l'Est, et l'isthme de Panama n'en a pas préservé les côtes situées à l'Ouest.

Dès 1842, la fièvre jaune s'introduisit à Guayaquil, et, en 1852, elle apparaissait au Pérou et au Chili, où elle a pris racine pendant plusieurs années.

En Afrique, les rivières de Sierra-Leone et de Gambie en sont des foyers presque permanents, et de là, elle fait de fréquentes incursions au Nord jusqu'au Sénégal, et au Sud jusqu'au Gabon.

L'épidémie meurtrière de Lisbonne, les faits de Saint-Nazaire et de Barcelone, montrent une fois de plus qu'il serait téméraire de ne pas se prémunir contre les dangers de l'avenir, et que l'invasion possible de la fièvre jaune, en France, doit être pour l'administration sanitaire une préoccupation constante.

____

(1) Arrivage de l'Harriett.

CHAPITRE III

I.

L'origine de la fièvre jaune, en Amérique, est enveloppée d'une profonde obscurité. Il ne paraît pas qu'elle frappât les Indiens et qu'elle exerçât sur eux ses ravages avant l'arrivée des Européens dans le nouveau monde.

Dès les premières années qui suivirent la découverte de l'Amérique, on trouve des relations de peste, de maladies meurtrières, et malgré la brièveté des descriptions, on parvient à démêler que ces désastres, qui se renouvellent encore de nos jours, ont une cause identique : la fièvre jaune ; car le sol de Saint-Domingue, ce berceau du fléau, a été aussi inhospitalier aux soldats de Leclerc, au xixe siècle, qu'il avait été funeste, au xve, aux hordes de Colomb. (CORNILLAC.)

Herrera prétend au contraire que la fièvre jaune a de

tout temps existé aux Antilles. Déjà, avant le deuxième débarquement des Espagnols à Saint Domingue, les indigènes auraient été contraints, à peu près tous les huit ans, d'abandonner et de brûler leurs maisons.

Rochefort, Dutertre, Raymond Breton (Guadeloupe, 1635), paraissent partager cette opinion. Herrera décrit une épidémie qui aurait sévi vers 1493 et qui, par conséquent, aurait atteint les premiers colons.

Suivant Dermer, la maladie n'aurait régné qu'en hiver et seulement parmi les indigènes. D'après Nebster, elle se serait montrée souvent sur le continent de l'Amérique du Nord depuis la première apparition des Anglais sur la côte de l'Est. Hirsch ne croit pas que cette maladie ait été la fièvre jaune.

La vérité est d'autant plus difficile à dégager de ces affirmations différentes, que le nom de fièvre jaune a souvent été donné à tort à des fièvres bilieuses ou typhoïdes.

Mais cette question historique n'a ici que peu d'importance. Le point dominant pour nous, dans cette étude, est de déterminer et de préciser la géographie actuelle de la fièvre jaune.

La fièvre jaune est une maladie exotique; elle a en Amérique son foyer d'origine; elle ne s'est montrée en Europe que par importation; elle peut s'y développer et s'y propager, mais jamais elle n'est née sur le sol européen.

Nous allons déterminer maintenant quels points de l'Amérique peuvent être considérés comme le berceau de la fièvre jaune.

II

Après être restée pendant plusieurs siècles comme un funeste privilége des Grandes Antilles et des rivages du golfe du Mexique, la fièvre jaune a quitté son foyer primitif et franchi les limites qui semblaient pouvoir lui être assignées. Au nord comme au midi, elle s'est étendue dans les deux Amériques (1). L'hémisphère sud qu'elle avait abandonné, l'océan Pacifique que, il y a trente ans, elle n'avait pas encore visité, en ont été récemment le théâtre. C'est au Brésil, en 1849, que la fièvre jaune a fait sa première apparition, importée à Bahia par le navire nord-américain *Brazil*, venant de la Nouvelle-Orléans.

Cayenne, en 1850, a été la première atteinte parmi nos colonies de l'Atlantique. La fièvre jaune semble maintenant devenir à peu près permanente dans l'Amérique du Sud (2). Elle sévit sur une grande étendue du littoral, et, entre New-York et Philadelphie d'un côté, Buenos-Ayres et Rio de la Plata de l'autre, elle embrasse au delà de 40 degrés au nord, et presque autant au midi, sur une longueur totale de plus de 2,000 lieues.

(1) Aux États-Unis, la fièvre jaune n'est endémique que dans le sud-ouest.

(2) En mars 1857, la fièvre jaune éclata, pour la première fois, à Montévidéo et y fit pendant quatre mois d'épouvantables ravages.

En avril 1858, elle se montre à Buenos-Ayres; en 1871, cette ville a été encore extrêmement éprouvée. Ducret a communiqué à Rey une note manuscrite qui lui donne les renseignements suivants sur cette toute récente épidémie : Le fléau a pris naissance en janvier 1871

Mais elle n'a, dans cet immense espace du continent américain, ni une même fréquence ni une égale intensité. Tandis qu'elle va se propageant à toute la côte orientale de l'Amérique, la côte occidentale, baignée par le Pacifique, conserve une immunité complète. Des conditions telluriques différentes expliquent ce contraste. La côte orientale, en effet, basse, plate, parcourue par de larges fleuves, est éminemment insalubre ; la côte occidentale, formée dans presque toute son étendue par la chaîne des Cordillières, offre au point de vue de la maladie un terrain beaucoup moins favorable (1).

Dutrouleau, qui a résidé pendant dix-sept ans dans

dans le Paraguay, du côté de la ville d'Asuncion. Cette ville est à 300 lieues dans l'intérieur, sur le fleuve Parana. A Corientès, qui est moins loin qu'Asuncion dans l'intérieur, la maladie fit un grand nombre de victimes. A la fin de février, le fléau envahit Buenos-Ayres, et trouva là un terrain admirablement préparé. La ville, en effet, est entourée de marais ; de plus le sous-sol est complétement infecté. Buenos-Ayros se compose de grands *cuadros* ou pâtés de maisons ; au centre de ces cuadros se trouvent de vastes fosses qui reçoivent toutes les immondices. Quand une de ces fosses est remplie, on la bouche et on en creuse une nouvelle à côté. Les fosses n'ont jamais été vidées depuis la fondation de la ville. Dès son apparition, la maladie fit beaucoup de victimes.

Sous l'influence des *pamperos* (coups de vent du sud-ouest), qui ont soufflé plusieurs fois pendant mars et avril, le nombre des décès diminua pendant quelques jours pour augmenter ensuite.

Des mesures très-énergiques furent prises dès le début par la République Orientale pour la mettre à l'abri du fléau. Ces précautions portèrent leur fruit ; car, à la date du 22 avril, pas un cas de maladie suspecte ne s'était présenté en ville, pas plus qu'en rade. La température moyenne était à cette époque en rade de Montevideo de 19º en mars, et de 17º,5 en avril.

(1) Cette différence n'est pas vraie pour tout le littoral ; la côte occidentale du Mexique ne vaut guère mieux que celle de l'est. « Tandis que les deux ports du golfe, dit Jourdanet, ne sont inhospitaliers que pour les étrangers nouveaux venus, Acapulco, Manzanillo et San-Blas sont inhabitables pour les natifs eux-mêmes. »

nos colonies de l'Atlantique, qui a fait de la fièvre jaune une étude extrêmement complète, a établi pour la fréquence des épidémies, au point de vue géographique, la gradation suivante : Épidémies annuelles dans les foyers endémiques du golfe du Mexique et des Grandes-Antilles. Périodes épidémiques de plusieurs années revenant à six ou dix ans d'intervalle dans la chaîne des Petites-Antilles. Épidémies accidentelles et de durée variable se déclarant dans des climats lointains des deux hémisphères, ayant plus ou moins de rapport avec les climats torrides.

Ainsi donc, d'après cet observateur distingué, la fièvre jaune serait exclusivement endémique dans les Grandes-Antilles et sur les rivages du golfe du Mexique. Pour les Petites-Antilles, sa cause spécifique n'y serait pas permanente ni sujette à des retours annuels réguliers.

Dutrouleau ne croit pas non plus la fièvre jaune une maladie du climat de la Guyane. Elle n'y a fait que de rares apparitions, et on avait oublié celle dont parle Campet et celle du commencement de ce siècle quand elle a fait invasion à la fin de 1850.

Cet immense littoral des deux Amériques où la fièvre jaune a été observée ne peut donc être considéré comme un foyer d'origine de la maladie. Les points réellement capables de la produire sont restreints et peu nombreux. Le nom de *lieux à fièvre jaune* appartient exclusivement aux Grandes-Antilles et aux rivages du golfe du Mexique.

Sans affirmer que la fièvre jaune ne puisse être engendrée en Amérique sur aucun autre point, on peut dire qu'en dehors des lieux que nous avons cités la maladie est presque toujours importée (1).

Les conditions de propagation et de développement sont dans le nouveau monde beaucoup plus favorables qu'en Europe. Le miasme se perpétue dans ces terrains bas et humides, et on a vu, contrairement aux épidémies européennes, l'affection persister dans des contrées où elle paraissait pour la première fois. Si l'on a peu vu la fièvre jaune sur la côte occidentale ou pacifique de l'Amérique, cela tient, dit Mélier, à la rareté des communications par mer d'une rive à l'autre, et à ce que ces communications, forcément restreintes, ne peuvent avoir lieu qu'à la condition de doubler le cap Horn ou de passer le détroit de Magellan, c'est-à-dire de faire à grands frais un détour de 3,000 lieues au moins. C'est là, pour Mélier, ce qui explique surtout l'immunité du Pacifique (2).

Que l'on suppose mis à exécution le projet si souvent et depuis si longtemps formé de couper l'isthme de Panama (3), et l'on verrait probablement la fièvre jaune

(1) Les îles Bermudes ont été visitées assez fréquemment par de violentes épidémies de fièvre jaune (1699, 1779, 1780, 1796, 1812, 1818, 1819, 1837, 1843, 1853, 1856).

Une grande divergence d'opinions existe sur la question de savoir si la maladie a été importée aux Bermudes, ou si elle y peut naître spontanément. Tout porte à croire cependant qu'elle est le résultat d'une importation par des bâtiments arrivant soit des Antilles, soit du littoral ou du continent américain (Le Roy de Méricourt).

(2) La fièvre jaune est inconnue sur les rives du Pacifique, dans l'étendue du Nicaragua, du Salvador et du Guatémala. Au Nicaragua, néanmoins, on observe des cas sporadiques, importés par des voyageurs qui, venant du golfe du Mexique, se rendent au Pacifique.

(3) La fièvre jaune n'est pas endémique à Panama. D'après Galineau, Panama ne mériterait pas la réputation d'insalubrité qui lui a été attribuée si souvent. Aspinwal, situé de l'autre côté de l'isthme, bâti au milieu des marais, est très-insalubre, il est vrai, et la fièvre jaune y

passer par importation d'un rivage à l'autre, comme autrefois dans l'Amérique du Sud. Déjà, en 1850, il y a eu des cas à Guayaquil ; en 1852, on en a vu au Pérou (1), et en 1856, au Chili.

La naissance spontanée de la fièvre jaune en Afrique a été également très-discutée. Elle règne au Sénégal, mais elle semble toujours partir de la Gambie ou de Sierra-Leone, où beaucoup d'observateurs la considèrent comme endémique. La maladie n'avait pas reparu depuis 1837, lorsqu'en octobre 1859 elle fit une invasion nouvelle, dont le point de départ paraît être resté le même. En 1830, elle se montra aussi à Gorée.

La fièvre jaune naît-elle sur le sol africain ou y est-elle importée ? A-t-elle régné en Afrique avant l'arrivée des Européens ? Ici se renouvelle cette question si complexe et si difficile. Hirsch qui l'a posée ne l'a pas résolue.

Toutefois, un argument milite en faveur de la naissance possible de la fièvre jaune en Afrique : ce sont les conditions telluriques de certaines côtes. Le pays au sud de Sierra-Leone est bas, toujours inondé, marécageux et couvert de mangliers. Cette disposition du terrain continue jusqu'au cap des Palmes, où commence la côte de Guinée, et où le rivage diminue sensiblement. Elle est la même sur toute la côte jusqu'au Zaïre ou Congo.

fait de fréquents ravages ; mais, Panama, situé au contraire sur la côte ouest se trouve sur un terrain plus élevé, n'offre point de marais dans le voisinage de la ville et reçoit tous les jours la brise du large, qui rafraîchit et purifie l'air.

(1) La fièvre jaune a apparu pour la première fois au Pérou en 1852. Elle a sévi particulièrement pendant les années 1854, 1856 et 1857 ; depuis, cette maladie n'a pas cessé d'être observée à l'état sporadique

III

Les conditions telluriques ont sur la production de
la fièvre jaune une influence prépondérante (1). Nous
voyons, en effet, quelques régions du globe seulement
et quelques points limités de ces régions former des
berceaux de cette maladie.

Ces régions baignées par la mer offrent les caractères les plus prononcés de la constitution palustre :
terre d'alluvion, vaseuse ou argileuse, noyée périodiquement par les eaux pluviales, couverte ou bordée
de palétuviers, canaux chargeant l'eau salée mêlée à
l'eau douce ; flaques d'eau saumâtre ou marigots formés
à l'embouchure des cours d'eau peu rapides par les
flots de la mer ; fonds de terre végétale toujours
humides, et accidentellement noyés par les pluies ;
infiltrations souterraines favorisées par un sous-sol calcaire et retenues par une base volcanique.

Le sol des Antilles (2) offre toutes les variétés de

(1) Vera-Cruz, ou la fièvre jaune est presque permanente, est assise
sur le littoral et au fond du golfe du Mexique, elle baigne dans la mer
dont elle est séparée par un simple mur qui devient une fortification du
côté de la terre. Vera-Cruz est bâtie sur un terrain argilo-sablonneux. En
creusant à moins d'un mètre de profondeur, on trouve l'eau de mer ;
le sol est plat ou à peu près, il en est de même dans les environs sauf
du côté de l'ouest, où, à un mille de la ville, l'horizon est borné par
des dunes de sable, courant nord et sud. Au delà de ces dunes, sont
des plaines marécageuses qui restent submergées pendant la plus
grande partie de la saison des pluies. A la même époque, des flaques
d'eau stagnante séjournent entre ces sables amoncelés et la ville.

(2) La fièvre jaune est endémique au Cap (Haïti), et la saison froide
ne la fait pas disparaître complétement. Elle est également endémique
au Port-au-Prince. Toutes les causes favorables à sa production s'y

marais qui peuvent donner naissance à des effluves, et en même temps au miasme de la fièvre jaune.

Il ne faudrait pas croire, cependant, qu'il y ait identité entre les causes de production des fièvres palustres et celles de la fièvre jaune. Ces deux maladies peuvent régner simultanément, mais souvent la fièvre jaune existe là où il n'y a aucun des caractères du sol palustre. Inversement, un grand nombre de contrées riches en marais sont exemptes de la fièvre jaune.

A Demerara, à Cayenne, la fièvre jaune ne s'est montrée que fort rarement. A Guayaquil, à Rio-Janeiro, sur les côtes du Honduras, pays tous marécageux, elle était presque inconnue.

Sans doute, la cause première de la fièvre jaune résulte d'émanations telluriques, mais ces émanations proviennent de localités maritimes et se distinguent des autres effluves telluriques parce qu'elles ont leur source au bord de la mer, là même où souvent il y a absence d'eau douce.

On a voulu donner à la phosphorescence de la mer le rôle de cause spécifique de la fièvre jaune. Beaucoup de voyageurs, de marins ont remarqué que cer-

trouvent en effet réunies. La ville est presque plate, environnée par des terrains marécageux. Elle est très-étendue et très-sale, les animaux domestiques y vaguent nuit et jour, ceux qui meurent ne sont pas toûjours enlevés; les ruisseaux ne sont pas entretenus, et permettent à la pluie de séjourner dans les nombreuses crevasses des rues, en même temps que l'eau qui vient des mornes entraîne avec elle des débris végétaux et animaux. La chaleur quoique excessive, ne parvient pas dans une même journée à dessécher ces cloaques; température fin novembre, 32 à 33 degrés. Le soir, il s'exhale le long des quais une odeur nauséabonde, la côte du sud de la rade est plus saine. C'est là qu'au milieu d'une végétation tropicale admirable sont élevées les seules maisons où l'on puisse vivre sous ce climat brûlant. La saison la plus redoutée des Haïtiens est l'hiver de novembre à mars, saison des vents du nord appelés *vents de mort* (Rey).

tains points des Antilles, Cuba, par exemple, et très-
expressément la Havane, sont entourés d'eaux remarquables par leur phosphorescence. Ces eaux
auraient en outre une si extraordinaire disposition à
se putréfier que l'on a recommandé aux navires d'éviter
de s'en servir et surtout de s'en approvisionner.

D'autre part, des observateurs avaient constaté
que, à la suite de l'empoisonnement par le phosphore,
le foie présentait une altération particulière plus ou
moins semblable à celle observée dans la fièvre jaune.
De cette similitude de noms : phosphore et phosphorescence (car on ne connaît pas la cause de la phosphorescence de la mer, et il n'est pas démontré qu'elle
soit le résultat de la présence du phosphore), de l'analogie des lésions du foie dans les deux maladies, on
avait voulu établir une théorie ; cette théorie ne repose
que sur une hypothèse et des inexactitudes. Je ne l'au-
rais même pas mentionnée si elle n'avait été portée à
la tribune académique.

En résumé, le principe de la fièvre jaune paraît être
un miasme de nature organique, végétal ou animal, provenant de certains foyers, nommés foyers endémiques de la fièvre jaune, ou encore lieux à fièvre
jaune. Ces foyers ont pour caractère absolu et exclusif
de ne se rencontrer que sur les bords de la mer, ou sur
les bords des rivières, ou à l'embouchure des rivières
maritimes, dans une circonscription déterminée et assez
restreinte des régions équatoriales, se confondant quelquefois avec les foyers de miasme palustre, mais
devant en être distingués par cette raison péremptoire,
qu'ils se révèlent parfois dans des points où il n'existe
pas de marais. Le miasme de la fièvre jaune est capable

de se conserver longtemps sans altération, de se reproduire, de se multiplier et de se transporter à de grandes
distances.

IV

La fièvre jaune peut-elle se développer spontanément sur un navire? Cette question a, pour le médecin
sanitaire, une importance de premier ordre. Si ce développement spontané, en effet, était possible, les mesures sanitaires ne devraient plus être prescrites seulement à tel ou tel navire provenant de lieux à fièvre
jaune, mais elles devraient être dirigées contre tout navire placé dans de mauvaises conditions hygiéniques.
Or, ce développement spontané n'a jamais été démontré. L'opinion de tous les médecins de marine, affirmée
dans leurs rapports officiels, est unanime sur ce point,
et Dutrouleau, qui a été à même de constater les appré-
ciations erronées que portent souvent, sur l'état sanitaire d'un port, les médecins qui y passent peu de
temps avec leur navire, repousse absolument cette
doctrine.

On avait voulu expliquer la génération spontanée
de la fièvre jaune sur le navire par différentes raisons, par la nature des bois de construction, ou par
les émanations des matières organiques accumulées
dans le fond du navire, ou bien encore par la nature
fermentescible de certaines cargaisons. Dutrouleau, en
acceptant ces causes très-réelles d'insalubrité générale,
se demande alors pourquoi ces causes n'ont jamais

déterminé l'explosion de la fièvre jaune pendant les
navigations lointaines de l'Inde et de la Chine. Et
cependant, c'est dans ces cas que les causes d'insalubrité arrivent à leur maximum. La fièvre jaune ne
peut pas se développer spontanément sur un navire;
il est toujours possible de remonter à la source primitive de la maladie, à la condition tellurique, au
miasme propre à certaines localités maritimes.

Toutefois, si le navire n'est pas capable de créer
une cause spécifique, il peut devenir un agent puissant de concentration de la maladie, indépendamment
du personnel même de l'équipage. Ce pouvoir réside
dans les dispositions intérieures, dans l'arrimage et
dans le matériel d'armement ou de chargement du navire.

On a vu souvent la maladie renaître si elle avait
cessé, se multiplier si elle existait encore, lorsque
quelque mouvement était opéré dans l'arrimage du
navire, soit dans les soutes, soit dans la cale, soit seulement dans le faux pont. Cette persistance des causes
d'infection à bord des navires est si remarquable, que
quelquefois, après le débarquement de l'équipage dans
un but de prophylaxie, pendant plusieurs jours, pendant un mois même, si le navire n'a pas été complète-
ment évacué ou suffisamment purifié, on voit les hommes à peine rentrés retomber malades. On a même cité
ce fait, qu'une épidémie interrompue par le transport
du navire dans les latitudes froides, comme Terre-
Neuve, le cap Horn, a pu renaître deux ou trois mois
après son interruption.

Cette ténacité est une des raisons qui ont pu faire
croire que le navire était l'origine première, la source

du miasme spécifique. C'est là une erreur. Le miasme avait été *chargé* ; il a été *emmagasiné* dans la soute ou dans la cale ; il y est resté ; le navire n'ayant pas été purifié, le germe spécifique y a été conservé, mais il n'y est pas né.

V

Les conditions qui favorisent le développement de la fièvre jaune en Amérique ont un intérêt d'autant plus grand pour nous que quelques-unes de ces conditions peuvent jouer également en Europe un rôle important. Les conditions telluriques nous ont déjà fourni la cause spécifique de la fièvre jaune, nous examinerons maintenant celles de ces conditions qui agissent à titre adjuvant. C'est ainsi que l'on peut dire que la fièvre jaune est plutôt une maladie des plaines, bien qu'une élévation notable n'en mette pas absolument à l'abri.

L'humidité du sol n'est pas non plus dépourvue d'influence. Le sol, pénétré par l'humidité, pourrait conserver le principe de la maladie et le laisser se dégager au moment du retrait des eaux. Si les choses se passaient ainsi, on retrouverait les conditions signalées par Pettenkofer à propos du choléra.

On a remarqué dans l'épidémie de 1819-1822, observée à New-York, qu'elle présenta une très-grande intensité et une très-grande malignité tant qu'elle sévit dans les quartiers misérables, et qu'au contraire elle s'amenda sitôt qu'elle pénétra dans les quartiers riches.

Il en fut de même à Philadelphie, où la mortalité atteignit son maximum dans les rues basses, situées près des quais, sur un terrain humide. L'influence des mauvaises *conditions sociales et hygiéniques* est évidemment considérable.

Il faut une *température* élevée pour favoriser la propagation des épidémies ; une diminution notable les éteint. Mais, d'après Fearn, la terre doit être couverte de glace pour que la maladie soit enrayée complétement. Cependant la fièvre jaune n'existe ni en Nubie, ni en Arabie, ni dans les Indes. Dans les Antilles, Barbade, qui possède une température beaucoup plus élevée que la Jamaïque, est beaucoup plus rarement ravagée que cette dernière. Enfin, l'explosion endémo-épidémique ne correspond pas aux mois les plus chauds de l'année. Sous les tropiques, aux Antilles, à la Trinité, à Grenade, Barbade, la fièvre jaune s'observe à toutes les époques de l'année, mais dans les États sud de l'Amérique du Nord, les épidémies éclatent pendant la belle saison, de mai à septembre. Il en est de même pour les latitudes modérées. Dans les États du centre, Caroline, Virginie, Pensylvanie, New-York, la fièvre jaune a donné la statistique suivante : en mai, 5 épidémies ; en juillet, 39 ; en août, 53 ; et en octobre, 2.

L'humidité de l'air, sa plus ou moins grande saturation de vapeur d'eau, sa richesse plus ou moindre en électricité, ne paraissent avoir aucune influence sur la production de la fièvre jaune. Il en est de même du degré de la pression atmosphérique.

Les *vents*, au contraire, paraissent avoir une action incontestable. Pour les Antilles, les plus dangereux sont les vents sud et sud-ouest. Moreau a comparé l'influence des vents du sud sur la fièvre jaune, dans les Indes Occidentales, à l'influence du Khamsin sur la peste en Égypte.

Il est un point dans l'étiologie de la fièvre jaune qui offre un grand intérêt. Je veux parler de l'*acclimatement*. Cette question a été très-bien traitée par Dutrouleau.

On s'accorde unanimement à reconnaître que l'acclimatement contre la fièvre jaune peut s'acquérir par le temps et devenir absolu. Il est nécessaire, toutefois, d'entrer dans quelques détails. Pour se rendre bien compte du genre d'immunités dont jouissent les populations indigènes dans les foyers endémiques de la fièvre jaune, il faut savoir ce qui se passe dans les climats éloignés où les épidémies ne sont que des accidents provoqués, ou du moins étrangers au règne endémique. Le Sénégal et la Guyane peuvent fournir ces renseignements.

Quand, pour la première fois, en 1830, la fièvre jaune éclata à Gorée d'abord, puis à Saint-Louis, l'épidémie frappa indistinctement toutes les classes et toutes les races formant la population. Sept ans après, la maladie se montra de nouveau à Gorée, et déjà sa généralisation fut moins marquée; les indigènes furent bien moins atteints que les étrangers. A la fin de 1859, nouvelle épidémie. Et cette fois, créoles et aborigènes furent tous épargnés.

A Cayenne, près d'un demi-siècle s'était écoulé depuis une précédente épidémie de fièvre jaune, quand éclata celle de 1850. La population sédentaire fut alors frappée comme la population flottante. Nègres et mulâtres payèrent leur tribut. Nouvelle épidémie en 1855, et cette fois des rapports officiels ne parlent plus que d'Européens non acclimatés.

De ces faits, Dutrouleau conclut que, si les indigènes de toute race jouissent de l'immunité contre la fièvre jaune dans les foyers endémiques, ils le doivent à un acclimatement contre des influences latentes et permanentes plutôt qu'à un privilége de nationalité et de race. Les épidémies atteignent dans un temps plus ou moins court tous ceux qui, récemment arrivés, n'ont pas encore subi pendant assez longtemps les influences latentes, et qu'on appelle les non acclimatés. Mais que, pendant les huit ou dix ans qui séparent les épidémies dans les Petites-Antilles, les nouveaux-nés et les nouveaux arrivés aient eu le temps de subir les influences latentes et de s'y accoutumer, et ils sont épargnés lorsqu'apparaît une nouvelle épidémie.

Pour Dutrouleau donc, on ne s'acclimate contre la fièvre jaune qu'à la condition d'en avoir subi les influences latentes, à moins, bien entendu, qu'on n'en ait subi les atteintes récentes et graves.

Il n'y a d'acclimatement acquis que pour ceux qui ont traversé une précédente période épidémique sans avoir quitté le pays et qui tous ont été plus ou moins imprégnés du principe de la fièvre jaune. Ainsi se comprennent la fièvre jaune des créoles qui ont fait une longue absence de leur pays et celle des enfants nés entre deux périodes épidémiques. On a remarqué aussi que la réceptivité pour la fièvre jaune était en rapport direct avec la latitude géographique sous laquelle les individus ont vécu, c'est-à-dire dépendait du pays où ils sont nés.

Savaresy (1) a toujours remarqué à la Martinique que la fièvre jaune faisait plus de ravages parmi les Normands, les Bretons et les Français des départements septentrionaux que parmi les Provençaux, les Languedociens, les Bordelais et ceux qui sont nés dans la France méridionale.

Dans l'épidémie de la Nouvelle-Orléans, 1853, il mourut, d'après Barton (2) :

Créoles.. 3,58 p. 00/00.
Étrangers du Mexique et Amérique sud........ 6,14 »
État sud des États-Unis..................... 13,22 »
France.. 48,13 »
Allemagne du Nord .... 132,01 »
Scandinavie...................... .... 163,26 »
Pays-Bas................................... 328,94 »

Romey, Arnold, Lallemant, Ferguson partagent la même opinion.

La race nègre passa pour jouir d'une immunité incontestable ; cependant Dutrouleau remarque que, si les nègres importés par la traite aux Antilles n'ont jamais participé d'une manière authentique ou au moins en proportion notable aux épidémies qu'ils rencontraient souvent à leur arrivée, on ne peut guère en attribuer le privilége à leur race, puisque dans leur propre pays, à la côte d'Afrique on les a vus atteints.

L'âge, le sexe, la profession ne donnent aucune prédisposition à la fièvre jaune.

Quelle influence peut avoir sur l'arrêt d'une épidémie l'émigration sur les hauteurs ? Les résultats de ce moyen prophylactique ont été très-heureux pendant l'épidémie des Antilles de 1852 à 1857. Il agit bien

(1) *De la fièvre jaune.* Naples 1809, p. 260.
(2) *Report of the sanatory commission of New Orleans for 1853.* N. Orléans 1854, p. 240.

moins comme déplacement que comme procédé d'isolement. Quand, en effet, on a pu faire l'évacuation des troupes avant l'apparition de l'épidémie parmi elles, la préservation a été complète; mais quand elle n'a lieu qu'après que le mal a déjà fait des victimes, il continue quelques jours encore après l'évacuation.

Nous avons passé en revue les circonstances qui favorisent la propagation de la fièvre jaune. Cette maladie naît dans un rayon qui paraît circonscrit aux Grandes Antilles et au golfe du Mexique : c'est là que les navires chargent la maladie avec leur cargaison et viennent l'apporter en Europe. Il s'agit maintenant de démontrer cette importation.

CHAPITRE IV

La transmissibilité de la fièvre jaune est démontrée : 1º Par les faits d'importation. — 2º Par les effets de l'isolement et de la séquestration. — 3º Par la marche et le développement des épidemies dans les localités atteintes.

Un grand nombre de médecins ont nié la propriété contagieuse de la fièvre jaune, et, pour ne citer que d'anciens observateurs, je rappellerai les noms de Caldwell, Moseley, Miller, Moccino, Valentin, Devèze.

La doctrine opposée a été soutenue par Chilsolm, Currie, Arejula, Pariset, Mazet, François, Bally, Peysson. Au milieu de ces opinions contraires, les faits peuvent seuls décider la question.

I

Faits de transmission.

Les cas d'importation pour être démonstratifs doivent avoir manifesté leurs effets en dehors du foyer d'infection. Les faits que nous allons passer en revue présentent ce caractère. La plupart ont déjà été cités par Dutrouleau dans son *Traité des maladies des Européens dans les pays chauds.*

En 1856, au port de Brest, un magasinier et un garde sanitaire, appelés par leurs services à bord de la *Fortune*, corvette arrivant des Antilles, contractent la fièvre jaune.

Des faits semblables avaient souvent été observés en pleine mer pendant les guerres du premier empire, quand, après un combat, le vainqueur prenait la fièvre jaune sur le navire vaincu.

On a opposé à ces faits cette objection que, dans ces circonstances, le navire avait pu être lui-même le foyer d'infection, que le magasinier et le garde sanitaire avaient pris la fièvre jaune sur la *Fortune* de même qu'ils l'eussent contractée aux Antilles et au golfe du Mexique. Sans réfuter à présent ces critiques, nous passerons à des faits qui ne laissent aucune discussion possible. Nous citerons des exemples d'équipages quittant leur navire infecté et allant porter la maladie à un navire ou à un pays absolument indemnes.

Les Français ont observé des cas semblables, et les Anglais, dont de pareils faits contrarient les intérêts, en ont cependant fait connaître quelques-uns.

Le docteur Lallemant rapporte le fait suivant :

Le 30 septembre 1849, le brick américain *Brazil*, venant de la Nouvelle-Orléans et touchant à la Havane, entre dans le port de Bahia (absolument indemne de fièvre jaune). Ce bâtiment a perdu deux hommes pendant la traversée et ne fait pas quarantaine.

Le 3 novembre, un Brésilien, garçon de boutique, est attaqué de la fièvre jaune et meurt trois jours après. Le capitaine du *Brazil*, qui était allé quelques fois dans cette boutique, et quatre autres personnes qui avaient des relations avec ce capitaine succombent à la même maladie.

Le 18 novembre, les navires voisins du *Brazil* sont envahis puis la ville et même les environs.

Pendant que l'épidémie sévit à Bahia, un vaisseau français quitte ce port et se rend à Fernambuco, où il est reçu sans quarantaine, bien qu'il eût perdu aussi deux hommes dans le trajet.

Les malades sont portés à l'hôpital, où plusieurs autres personnes sont frappées de la maladie ; dans ce port et dans la ville, le fléau fait de nombreuses victimes.

Le conseil sanitaire de Bahia ayant déclaré que la maladie n'était pas contagieuse, deux navires partis de ce port sont reçus à Rio à partir du 13 décembre. Dès le 28, le docteur Lallemant reçoit à la station de Santa-Cruz deux marins atteints de fièvre jaune probable, et, en janvier, plusieurs cas ne laissent plus de doute sur la nature de la maladie.

L'auteur suit le mal dans tous les autres ports et dans l'intérieur du Brésil, et signale l'immunité de la ville de Maranhao, située sur une île et préservée rigoureusement par un cordon sanitaire.

Les épidémies du Pérou et du Chili, en 1852, sont dues aux émigrants allemands qui ont quitté Rio-Janeiro au moment où la fièvre jaune y sévissait, et qui en route ont perdu quelques-uns de leurs malades.

A mesure que ces voyageurs gagnaient des zones plus froides, la maladie diminuait en intensité, elle s'éteignit entièrement au cap Horn (1) pour reparaître à mesure que le navire remontait la côte ouest de l'Amérique.

Lors de l'arrivée à Callao, la mortalité à bord était déjà sensible. Les émigrants allemands sont transportés à Lima, où ils continuent de souffrir de la fièvre jaune, qui reste confinée parmi eux pendant la première année, ne faisant sentir qu'une influence de malaise à la population, et paraissant s'éteindre pendant la saison froide. Mais, en mars 1853, la maladie reparaît, et cette fois s'attaquant aux habitants ainsi qu'aux étrangers. Elle s'éteint de nouveau pendant l'hiver, reparaît en 1854 et en 1855, et en 1856 elle atteint une telle intensité que le pouvoir législatif, siégeant à Lima, est obligé de changer de résidence. Dans cette même année, elle s'étend à Valparaiso et à Santiago.

----

(1) Nous retrouvons ici l'influence adjuvante de la température sur les progrès de la fièvre jaune.

A la Guadeloupe, l'épidémie a paru, en 1852, dans les circonstances suivantes : au mois de juillet, le *Gaston*, bâtiment de commerce, et le *Génie*, brick de guerre, arrivant tous deux de la Martinique où régnait l'épidémie, mouillent sur la rade de la Pointe-à-Pitre et envoient leurs malades à l'hôpital.

Au mois d'août, la frégate l'*Armide*, qui avait passé trois jours à Fort-de-France, mouille aussi sur cette rade et envoie mourir à l'hôpital un canonnier qui était descendu à terre à la Martinique.

Le fait du canonnier constituait le premier cas d'une épidémie qui a éclaté parmi son équipage cinq jours après son départ des Antilles et donné pendant vingt-huit jours 122 malades et 54 morts sur 160 hommes d'effectif.

Quelques cas s'étaient déjà déclarés en juillet à la Pointe-à-Pitre ; après le départ de l'*Armide*, de nouveaux cas apparurent à l'hôpital comme à la caserne, et l'épidémie fut constituée. A la Basse-Terre, ce fut un gendarme débarqué par l'*Armide* qui fut le premier atteint ; bientôt toute la caserne qu'habitaient ce militaire et ceux qui étaient arrivés avec lui fut envahie ; de là la maladie gagna les maisons voisines du *champ d'Arbaud*, habitées par des Européens, s'étendant bientôt aux casernes d'infanterie et d'artillerie. Cette marche fut très-facile à constater.

Le fait suivant est intéressant par son origine. Il nous vient des Anglais, qui ne rapportent pas habituellement de faits d'importation.

Il est dû à J. Wiblin et A. Harvey, qui ne mettent pas en doute, dans ce cas, l'importation et la propagation par contagion.

Le navire *la Plata* avait communiqué avec Saint-Thomas et avait embarqué un nombre considérable de convalescents de fièvre jaune. Il y eut pendant la traversée 14 cas et 7 décès. Tous les hommes tombés malades avaient communiqué avec la terre ou avec les passagers. L'épidémie put être emprisonnée dans les compartiments du navire habité par les malades.

Huit jours après l'arrivée à Southampton, un médecin qui alla donner des soins à un des hommes débarqués et qui habitait la même maison que lui, fut atteint de la maladie et en mourut.

Ces faits sont dus à des observateurs distingués. Leur authenticité ne peut être contestée. Ils ont donc une valeur réelle.

Toutefois, comme presque tous se sont produits en Amérique, là où se trouve le berceau de la fièvre jaune, les adversaires de la contagion peuvent encore nier les conséquences que l'on en peut légitimement tirer. Il faut donc, pour que la démonstration soit inattaquable, citer des faits établissant que la fièvre jaune a pu être chargée dans un port d'Amérique et importée dans un port européen, là où l'existence d'un foyer d'infection de fièvre jaune ne puisse être acceptée.

Ces exemples sont nombreux. Je passerai sous silence les importations de Marseille, Toulon, Bordeaux, et même celles de Brest et du Havre, et je ne m'arrêterai qu'au fait absolument concluant de l'épidémie de Saint-Nazaire.

Un navire de commerce, construit en bois et peu ancien, l'*Anne-Marie*, du port de Nantes, était parti, au mois de mars 1861, pour se rendre à la Havane, afin d'y charger du sucre.

Arrivé à la Havane le 12 mai, l'*Anne-Marie* en était reparti le 13 juin. Ce séjour d'un mois, consacré aux soins du chargement à la Havane, n'avait présenté rien de particulier.

Aucun des matelots, marins éprouvés pour la plupart, n'avait été malade. En quittant la Havane pour venir en France, les navires traversent généralement le détroit des Florides.

L'*Anne-Marie* y fut retenu douze jours par des calmes, très-habituels à ces parages, et qui en forment un des dangers.

Le soleil était ardent, la chaleur suffocante, souvent accompagnée d'orages et d'abondantes pluies. Malgré ces circonstances, pendant dix-sept jours, l'état sanitaire reste excellent à bord.

Le 1ᵉʳ juillet, un premier cas de maladie se déclare ; le même jour, 1ᵉʳ juillet, un autre matelot est atteint ; tous deux meurent ; le lendemain, 2 juillet, autre malade ; le 4, un nouveau, puis successivement, un cinquième, un sixième, un septième, un huitième matelot sont malades et se rétablissent.

Le commandant lui-même est attaqué à son tour ; en un mot, l'*Anne-Marie* a eu en mer une véritable épidémie dans laquelle on ne peut voir autre chose que la fièvre jaune ; il y a eu 9 malades, dont 2 morts, sur un effectif de 16 personnes. Il arrive à Saint-Nazaire le 27 juillet ; vingt jours s'étaient écoulés depuis le dernier décès, et treize depuis la dernière atteinte de maladie. Suivant les règlements alors en vigueur, l'*Anne-Marie* se trouvait rigoureusement et à la lettre dans les conditions voulues pour être admise. L'*Anne-Marie* fut amarrée dans un des coins du seul bassin qui existât alors à Saint-Nazaire, à la portée du chemin de fer et au long du quai le moins fréquenté.

Tout près de l'endroit occupé par l'*Anne-Marie*, se trouvaient deux navires de la marine impériale, l'un appelé le *Chastang*, petit remorqueur appartenant aux usines d'Indret ; l'autre, le *Cormoran*, navire de l'État, était venu de Lorient pour recevoir et emmener les chaudières apportées par le *Chastang*. L'*Anne-Marie* décharge ses marchandises, consistant exclusivement en sucre. Ce sucre de la Havane était entièrement sec et renfermé dans des caisses de bois, bien conditionnées, à la différence du sucre de Bourbon, qui est toujours plus ou moins chargé d'humidité, dans une espèce de sparterie grossière.

Conformément à l'usage, l'équipage de l'*Anne-Marie* avait quitté le bord ; les hommes qui le composaient, n'étant engagés que pour la durée du voyage, s'étaient dispersés. Le navire avait été livré à des hommes de peine, dont le métier est de faire le déchargement : c'était, par rapport à l'équipage, des *hommes neufs*. Ils étaient au nombre de 17, tous forts, comme le sont en général les déchargeurs, ceux des ports notamment, et tous bien portants. Le commandant avait laissé à son second le soin de veiller au déchargement. Commencé le 27 juillet, surlendemain de l'entrée dans le bassin, ce déchargement dura jusqu'au 3 août, c'est-à-dire huit jours.

Les accidents auxquels il a donné lieu et qui vont maintenant se dérouler, se divisent naturellement en plusieurs groupes.

1° Faits observés à Indret :

Le *Chastang* repart le 29 ; il arrive à Indret le jour même. Ce navire avait 5 hommes d'équipage, tous en parfaite santé : à leur retour à Indret, ils reprennent leur travail ordinaire et le continuent sans rien éprouver de particulier jusqu'au jeudi (c'est-à-dire trois jours durant). Ce jour, le 1er août, un premier malade se déclare parmi ces hommes; quatre jours après, il meurt. Trois autres hommes meurent bientôt après. Sur le premier malade, la fièvre jaune avait été méconnue : elle est reconnue sur les trois autres. Restait le cinquième et dernier homme de l'équipage : il a succombé comme les autres, seulement un peu plus tard et avec des symptômes moins violents.

2° Faits de Saint-Nazaire :

Le second qui avait veillé au déchargement de l'*Anne-Marie*, homme fort et bien constitué, âgé seulement de 28 ans, avait fait la traversée sans accident, et jouissait au retour de la meilleure santé. Le 29, le 30, le 31 juillet et le 1er août, il n'éprouve rien; le 2, dans la soirée, il est pris d'un malaise général, et il meurt en 60 et quelques heures. Ce premier cas est le début de toute une série de faits semblables qui se déroulent rapidement.

D'après l'ordre des dates, le second cas serait celui d'un tonnelier de Saint-Nazaire qui est tombé malade le 3. Le sucre apporté par l'*Anne-Marie* était contenu dans des caisses de bois. Comme il arrive souvent, plusieurs de ces caisses étaient disjointes ou déclouées. Le tonnelier en question avait été employé dans la cale du navire à les passer en revue et à les réparer dès le commencement du déchargement. Le 3, en revenant de son travail, il est pris de fièvre, et le 7, il meurt au cinquième jour de la maladie.

Le troisième cas, toujours d'après l'ordre des dates, serait un tailleur de pierres, mort dans des circonstances toutes particulières.

Comme on l'a vu, les malades d'Indret s'étaient trouvés placés très-près du navire, ils y avaient même pénétré, le commandant en second y avait passé ses journées; et le tonnelier s'était tenu dans la cale; mais le malade dont il s'agit maintenant, le tailleur de pierres, ne s'était pas même approché du navire.

Employé aux travaux du port, il paraît certain qu'il n'a pas quitté le point du quai où il avait son chantier, et qui est de l'autre côté du bassin. Il est atteint le 4 et meurt le 10. Le 5, cinq nouveaux malades se déclarent à la fois, tous parmi les manœuvres employés au déchargement. Trois sont morts très-rapidement, les deux autres ont survécu.

Le 6, deux manœuvres sont encore pris et meurent; le 7, on signale trois malades de plus; le 8, deux, etc.

3° Faits du *Cormoran* :

Le *Cormoran* a occupé successivement dans le bassin deux places différentes. Dans la première, il s'est trouvé pendant quatre jours entiers exposé aux émanations de l'*Anne-Marie*, alors en plein déchargement, soit du 31 juillet au 3 août.

Le *Cormoran* charge ses chaudières, quitte Saint-Nazaire et arrive le 10 à Lorient, ayant tous ses hommes, au nombre de six, en parfaite santé.

Le 14, deux malades se déclarent, ils étaient morts le 26.

4° Faits du bateau le *Lorient* n° 6 :

Il existait alors entre Saint-Nazaire et Lorient un service de bateaux à vapeur. Le bateau dont c'était le tour de partir avait pour emplacement assigné à ses préparatifs un point du bassin très-rapproché de celui qu'occupait l'*Anne-Marie*: c'était le bateau n° 6. Il y est resté du 28 au 30 juillet, c'est-à-dire les premiers jours du déchargement. Ces deux navires étaient bout à bout, et devaient presque se toucher. Parti de Saint-Nazaire le 4 au matin, le bateau n° 6 est arrivé le soir même à Lorient. Durant la traversée, un des chauffeurs, jusque-là bien portant, est pris d'accident et meurt le 10.

En même temps, c'est-à-dire pendant la traversée, le mousse du paquebot n° 6 était pris des mêmes symptômes ; il a fini par se rétablir.

5° Faits des *Dardanelles* :

Le trois-mâts les *Dardanelles* s'est trouvé placé près de l'*Anne-Marie*. Les deux navires avaient été couplés, c'est-à-dire mis bord à bord, et de telle sorte que, pour arriver au quai, l'équipage des *Dardanelles* était obligé de passer par-dessus le pont de l'*Anne-Marie*. Les *Dardanelles* sont restées dans ce contact compromettant avec l'*Anne-Marie* durant les deux derniers jours du débarquement, les 2 et 3 août.

Le 8, un mousse du bord, jeune homme de 18 ans, que la nature de son service appelait à terre trois fois par jour, et qui se trouvait ainsi exposé d'une manière toute spéciale aux émanations de l'*Anne-Marie*, est pris des accidents d'une fièvre jaune très-grave, dont il a pu se rétablir au bout de six semaines.

6° Faits des gabares d'Indret :

C'est une autre série d'accidents observés à Indret :

Le *Chastang* était un remorqueur, deux gabares étaient à sa suite ; les gabares ont été placées au voisinage de l'*Anne-Marie* comme le *Chastang*, toutefois un peu moins près, et n'y sont restées que peu de temps, moins de deux jours, et il est à noter que c'était tout au commencement du déchargement ; les gabares avaient cinq personnes, une seule est allée à bord de l'*Anne-*

Marie, les autres en ont simplement approché plus ou moins : deux ont porté les cadavres de leurs camarades morts à Indret ; une femme en a soigné et enseveli deux ; un homme a passé deux nuits près de son neveu atteint de la fièvre jaune et qui en est mort.

Aucune de ces cinq personnes n'a eu la fièvre jaune, à proprement parler, mais toutes ont été indisposées et leur indisposition, au dire des médecins, a eu chez toutes un cachet particulier : le cachet de la fièvre jaune.

7° Faits de l'*Arequipa* :

L'*Arequipa* était à Saint-Nazaire depuis le 23 juin, venant de *Sierra-Leone*, avec un chargement de campêche. Il avait fini ses opérations à Saint-Nazaire, et il faisait ses dispositions de départ pour un voyage à Cayenne, lorsque, pour son malheur, il s'est trouvé placé près de l'*Anne-Marie*, à l'endroit même où a été plus tard le navire les *Dardanelles*, c'est-à-dire formant couple avec l'*Anne-Marie*.

Il y est resté du 26 juillet au 1er août, c'est-à-dire pendant une partie du déchargement.

Il quitte Saint-Nazaire le 1er août et prend la mer.

Le 5, un premier malade se déclare, il meurt. Le 22, c'est-à-dire douze jours après ce premier cas, un second se déclare, il meurt encore.

Le 26, troisième malade ; ce malade a guéri. Le 29, quatrième malade ; le 11 septembre, cinquième malade ; le 17, sixième malade ; le 20, un septième ; ces quatre derniers se rétablissent. Le 20, le huitième et dernier malade est pris et succombe au cinquième jour.

A son arrivée à Cayenne, l'*Arequipa* a été l'objet de mesures spéciales, et l'on a eu cette singularité qu'un des ports les plus dangereux de l'Amérique, et contre lequel nous avons eu tant de fois à nous tenir en garde, a été obligé à son tour de nous mettre en quarantaine.

Ainsi, un seul navire, l'*Anne-Marie*, a infecté sept autres navires ; ces navires ont donné vingt-trois malades. L'*Anne-Marie* en a eu dix-sept ; total quarante, sur lesquels vingt-trois morts. Mais ce n'est pas tout, et il y eut encore un autre décès, mais dans une circonstance toute différente. Le malade n'avait pas été à Saint-Nazaire et n'avait eu aucun rapport avec l'*Anne-Marie* :

8° Fait de Montoir :

Le docteur Chaillon avait été appelé les 5 et 6 août à donner des soins, d'abord à deux ouvriers qui avaient travaillé au déchargement de l'*Anne-Marie*, puis à un troisième. Aux deux premiers, qui ont guéri, M. Chaillon avait fait cinq ou six visites; au dernier, qui est mort le troisième jour, deux visites seulement.

Le 10, il est appelé au village de Prignac pour un quatrième malade.

Il le voit encore une fois le lendemain 11. M. Chaillon resta très-longtemps auprès de ce nouveau malade, et, entre autres soins, se mit à lui faire des frictions sur tout le corps pendant trois quarts d'heure. Le malade mourut.

Le 13, c'est-à-dire deux jours après la dernière et longue visite dont il vient d'être parlé, M. Chaillon est pris tout à coup, au milieu de ses courses ordinaires à la campagne, d'un malaise général, et la mort a lieu après quatre jours de maladie, et il résulte des détails de l'observation que cette maladie était la fièvre jaune.

L'intérêt de ce fait justifie les détails dans lesquels nous sommes entrés. Il est impossible, en effet, de démontrer d'une façon plus évidente la transmission de la fièvre jaune. Nous aurons encore recours au récit de cette épidémie de Saint-Nazaire, quand nous aborderons les modes de contagion de la fièvre jaune.

II

Effets de la séquestration et de l'isolement.

Nous avons démontré la transmission de la fièvre jaune par des faits d'importation. Nous allons aborder maintenant un second ordre d'arguments, c'est-à-dire les preuves tirées de l'isolement et de la séquestration.

Dans le fait de l'importation au Brésil que nous avons cité d'après le docteur Lallemant, la ville de Maranhao, située sur une île rigoureusement isolée par un cordon sanitaire, a été ainsi préservée.

Lors de l'épidémie de Lisbonne de 1857, les habitants des cloîtres qui n'ont eu aucune communication avec l'extérieur ont joui d'une immunité absolue. Ceux de *Saint-Christophe* et de la *rue de la Rose*, bien que situés au milieu du foyer de l'épidémie, entourés de maisons envahies ou surélevées, ont dû leur préservation à un isolement complet.

Dans les *asiles des Pauvres et de la Miséricorde*, où la reclusion n'est pas aussi absolue, les seuls cas qui se manifestèrent furent constatés sur des individus ayant communiqué à l'extérieur avec les lieux ou les sujets contaminés.

L'amiral Gueydon était gouverneur de la Martinique en 1865, quand la fièvre jaune fut importée dans cette colonie par la corvette de guerre la *Recherche* et par le navire de commerce la *Pauline*, arrivant tous deux de Cayenne.

Jusque-là, l'amiral avait paru faire très-peu de cas des doctrines d'importabilité et de transmissibilité qui réglaient nos mesures sanitaires à la Guadeloupe, contrairement à ce qui se pratiquait à la Martinique. Mais un grand changement a dû se faire dans son esprit à la vue des événements qui suivirent l'arrivée de la *Recherche*, car, devenu commandant de la station navale des Antilles, après avoir quitté son gouvernement, il prit les mesures les plus sévères pour empêcher tout rapport compromettant entre les navires de son escadre et les foyers de fièvre jaune, ports et navires qu'il rencontrait forcément, s'éloignant d'eux le plus promptement ou le plus souvent possible.

Il parvint ainsi à préserver de l'épidémie tous les bâtiments de la station, à l'exception d'un seul, qui avait été forcé d'enfreindre les mesures prescrites. Plus tard encore, préfet maritime à Lorient, au moment des faits de Saint-Nazaire, il reconnaît, le premier, un cas de fièvre jaune mêlé à d'autres fiévreux dans une salle d'hôpital, et s'empresse d'instituer un lazaret flottant et d'y placer ce malade. Dutrouleau, qui raconte ce fait, remarque que cette conversion a sa signification chez un homme de cette valeur et placé dans une situation où il pouvait bien observer.

Nous pouvons rapprocher de ces faits les résultats heureux obtenus par Mélier sur les navires venant de la Havane au moment de l'épidémie de Saint-Nazaire; tous étaient scrupuleusement désinfectés. Il y en avait parmi eux qui se présentaient dans des conditions véritablement calamiteuses, et de nature à inspirer des craintes sérieuses. La plupart avaient eu des malades et des morts pendant la traversée ; certains mêmes arrivaient ayant à bord non-seulement des convalescents, mais encore des malades proprement dits et en pleine fièvre jaune ; exemple, l'*Alphonse-Nicolas - César*, le *Paul-Auguste*, l'*Amélie*, l'*Étoile-de-la-Mer;* tous ces navires ont pu être déchargés sans accident. Il y eut toutefois une exception :

Il s'agissait d'un des navires nommés plus haut, l'*Alphonse-Nicolas-César*. Il avait eu des malades pendant la traversée et il se présentait à l'arrivée avec un cas de fièvre jaune bien caractérisé. On procédait à son déchargement selon les précautions voulues , c'est-à-dire qu'après avoir isolé le navire et y avoir fait pénétrer l'air, on y avait fait arriver la solution désinfectante par les parois du navire, d'une part; par les pompes, de l'autre. On avait opéré et le chlorurage descendant et le chlorurage ascendant. Le déchargement marchait sans accident. L'opération touchait à sa fin, lorsqu'un des hommes qui y travaillaient fut pris de fièvre jaune. Il mourut en sept jours.

Or, voici ce qui était arrivé : entre autres choses, il était formellement prescrit de ne laisser les hommes séjourner dans les cales, durant le déchargement, que le moins possible, et de couper le travail par des intervalles de repos à l'air. L'homme en question, un *homme neuf,* c'est-à-dire non acclimaté, au lieu d'observer ces précautions, s'était tenu continuellement au fond de la cale. On a même prétendu qu'il avait passé une nuit entière sur le fardage. Il est certain du moins qu'il s'y était couché plusieurs fois aux heures de repos, et qu'il y avait passé les moments que ses camarades passaient sur le pont.

III

Marche des épidémies et propagation de la maladie dans les localités atteintes.

La transmission de la fièvre jaune se trouve également démontrée par la marche des épidémies et par leur développement dans les localités atteintes. Cette marche des épidémies a été très-évidente dans les faits que nous avons cités. Nous avons vu la fièvre jaune *chargée* pour ainsi dire sur le navire, s'arrêtant avec lui et se montrant partout où le navire abordait.

Cette marche a été encore plus saisissante dans l'épidémie de Saint-Nazaire. Nous avons vu la fièvre jaune, arrivée avec l'*Anne-Marie,* se transmettre aux navires et aux hommes qui ont été en rapport avec l'*Anne-Marie.* Je rappelle pour mémoire les faits d'Indret, de Lorient, etc. Le développement de la progression de l'épidémie a été facile à suivre à Lisbonne en 1857 :

Après la mort du premier douanier, une voisine de la douane qui avait des rapports fréquents avec les employés tombe malade le 29 et succombe le 2 août.

Puis c'est un camarade de la première victime qui est atteint à son tour dans la douane même. Sa femme et ses trois petits enfants sont frappés ensuite successivement, et enfin plusieurs autres douaniers demeurant au troisième étage de la même maison, laquelle est ainsi envahie du haut en bas, y compris le rez-de-chaussée, où se trouve une fabrique d'armes, dont tout le personnel est atteint, même ceux qui remplacèrent les premiers attaqués. L'épidémie s'étend, se propage lentement, graduellement, en suivant l'itinéraire que lui tracent les douaniers et les employés de cet établissement.

Ce mode de propagation est surtout facile à distinguer au début. Voici les exemples les plus authentiques :

Le premier malade de la rue des Canastras était le neveu du deuxième douanier atteint, qu'il était venu soigner. Frappé le 11 août, il meurt le 14.

Une aubergiste, qui recevait spécialement les ouvriers de la douane, est atteinte la première à Ribeira Veilha, qui devient aussitôt l'un des foyers les plus intenses de l'épidémie.

Dans la ruelle des Jardins, la première victime est une pauvre femme qui se tenait à la porte de la douane, vendant des aliments aux employés.

Les dépouilles de quelques matelots ayant été achetées dans le magasin de la Palha, on y observe deux malades et bientôt toute la maison est envahie.

L'un des employés, se sentant atteint, se fait transporter à l'hôtel des deux Frères-Unis; douze jours après, le domestique qui l'avait soigné est frappé, puis un de ses camarades, et cet hôtel devient la source d'un nouveau foyer qui s'étend et se propage aux alentours.

Dans la paroisse de Saint-Laurent et Saint-Cristophe, les deux premiers malades furent deux employés de la douane, dont l'un, atteint dans la douane même, le 15 août, succombe le 22.

Ainsi importée, la fièvre jaune atteignit d'abord les deux neveux du premier et s'éteignit ensuite.

Dans celles des Anges et de Sainte-Catherine, qui furent les centres les plus décimés, les premiers cas se manifestèrent également sur des employés de la douane.

Des employés de la douane furent également les premières victimes dans celles de Saint-Joseph, du Cœur-de-Jésus et de là Sé.

Enfin, un grand nombre de soldats furent atteints un ou deux jours après avoir monté la garde à la douane, ou dans d'autres lieux infectés.

L'épidémie irradia ainsi de maison en maison, d'une rue ou

d'un quartier à l'autre, et l'on vit un grand nombre de personnes transporter la maladie dans une rue ou paroisse éloignée.

On en vit même s'éloigner de la ville, fuir à la campagne. Voici quelques exemples :

La première victime, à Cruz da Pedra, fut une blanchisseuse arrivée de Lisbonne depuis deux jours avec les débris de sa famille décimée. Sa fille fut frappée le lendemain.

A Belem, c'est un charpentier qui venait tous les jours travailler à Lisbonne, qui tombe malade le premier, le 12 octobre. Sa femme s'alite le 14 et meurt le 20. Sa mère, chez laquelle il se fait transporter, est atteinte à son tour et succombe le 28.

Je terminerai par un dernier exemple : le palais des ducs de Terceira, où il y eut plusieurs décès, ne fut envahi qu'après l'arrivée d'une femme qui venait de traiter un de ses parents.

CHAPITRE V

Nous avons vu le principe générateur de la fièvre
jaune, né sur les bords de la mer, à l'embouchure
des rivières maritimes, dans une circonscription déterminée et assez restreinte des régions équatoriales,
quitter ces régions ; sa présence se manifeste pendant
la traversée ; quelques malades se déclarent, puis c'est à
l'arrivée du navire que l'on voit apparaître, à la suite
de son déchargement, une série d'accidents qui, partis
de cette source commune, vont se multiplier, formant ainsi le point de départ des épidémies observées
en Europe.

Il nous faut maintenant suivre pas à pas la marche
de cette transmission, en déterminer le mode et rechercher si le navire, sa cargaison ou les hommes qui le
montent sont les agents de la transmission.

I

Dans le navire, le rôle prépondérant appartient à la cale : il y a là une atmosphère confinée dans laquelle le principe morbifique se trouve concentré. C'est quand les panneaux sont enlevés et les écoutilles ouvertes pour opérer le déchargement que les accidents apparaissent. Le navire a pu être comparé alors (Mélier) à une arme meurtrière qui ferait explosion, tuant ou blessant ceux qui l'approchent, frappant les uns à bout portant et les autres à des distances plus ou moins considérables.

Les événements de Saint-Nazaire sont un exemple saisissant des effets redoutables de cette sorte d'immersion dans l'atmosphère du navire. Dans toute une série de faits, de beaucoup la plus nombreuse, le mal a été puisé dans la cale même du navire. Tels sont les faits du *Chastang*. Il résulte, en effet, du récit de celui de ces cinq matelots qui, atteint le dernier, a pu fournir des renseignements sur ses compagnons et sur lui-même, que tous étaient allés à bord de l'*Anne-Marie*. Ils avaient pénétré dans l'intérieur du navire pour en voir l'arrimage. Ils étaient entrés dans la cale et, entre autres circonstances, ils y avaient pris des tiges de canne à sucre, placées comme remplissage dans les parties anguleuses de sa capacité, comme on y placerait de la paille pour assujettir les caisses et empêcher leur frottement. Ces hommes y étaient restés une demi-heure au plus. Tel est encore le cas du tonnelier employé à la réparation des caisses ; il a passé des journées entières dans le navire. Il en est de même des manœuvres qui ont été occupés au déchargement. Je citerai encore un autre exemple de cette influence pernicieuse de la cale. Il s'agit de l'épidémie du port du *Passage* en 1823 :

Le *Donostiara*, par lequel on s'accorde à reconnaître que cette épidémie fut occasionnée, était déchargé depuis assez longtemps. On l'avait nettoyé ; il semblait propre, et il l'était en effet dans ses parties apparentes. On y met des charpentiers pour le réparer ; ils enlèvent dans leur travail plusieurs pièces de la doublure intérieure, ou vaigrage ; ils mettent les mailles à découvert. Les miasmes s'échappent de dessous cette espèce de parquet, et c'est de son enlèvement que datent les accidents.

Il faut tenir compte aussi de l'influence des cabines, qui sont souvent voisines de la cale.

Dans le fait de l'*Anne-Marie*, dont tous les détails sont intéressants, le commandant avait fait une remarque très-judicieuse : c'est que tous les hommes qui sont tombés malades à son bord pendant la traversée étaient logés au-dessous du pont, dans une cabine placée au même niveau que la cale, et n'en étaient séparés que par une cloison mal jointe. Les hommes logés sur le pont, dans les cabines supérieures ou roufs qui s'y trouvaient, ont tous été épargnés. La conclusion est évidente : la cale était infectée ; les émanations, passant au travers de la cloison et de ses joints béants, se sont étendues à la cabine, et c'est ainsi que les hommes logés dans cette cabine sont tombés malades.

Il faut bien le dire, toutefois, le danger ne réside pas exclusivement dans les cales. Je laisse de côté les cabines voisines des cales, et je fais allusion aux épidémies dont tous les cas se sont passés sur le pont et qui étaient constituées par une série de malades se succédant dans une même cabine, comme si cette cabine eût été le seul foyer du mal.

Le Havre en a fourni un exemple observé en 1861 sur le navire l'*Harriett*. Les détails en ont été vus et décrits par un de nos agents sanitaires, le docteur Launay, aujourd'hui directeur de la Santé du Havre. L'infection peut exister partout sur le navire, et cela se conçoit facilement, dans un espace aussi resserré, où les hommes sont toujours plus ou moins entassés. Mais si les cales ne sont pas le foyer exclusif, elles sont, à n'en pas douter, le foyer principal.

Dans le navire, le danger réside dans l'atmosphère confinée des parties restées closes depuis le départ des foyers d'infection. Cela est surtout vrai pour les navires de commerce, car les points les plus capables d'infection ne sont pas tout à fait les mêmes pour le navire de commerce et pour le bâtiment de guerre.

Dans le navire de commerce, toutes les souillures, celles qui se forment dans l'épaisseur des murailles comme celles qui proviennent de l'épaisseur du chargement, s'amassent au fond de la cale, les mailles allant jusqu'à la quille, et l'intérieur n'ayant aucun compartiment, aucune cloison, à part les logements de l'avant et de l'arrière.

Dans le bâtiment de guerre, au contraire, la cale principale est toujours ouverte, et la propreté s'y fait comme ailleurs; les fonds sont pleins, et les mailles s'arrêtent à cette partie pleine, déversant leur contenu entre le vaigrage et le lest, par des ouvertures auxquelles on donne le nom de tours vides. Mais à l'intérieur existent des divisions nombreuses, les unes formant les étages ou ponts, les autres, les cales secondaires et les soutes, celles-ci closes et servant à loger les vivres, les effets d'habillement, les rechanges, les munitions de guerre, etc.

Ces circonstances sont importantes, parce que, pour certains auteurs (Dutrouleau), ce n'est pas dans les eaux corrompues ou les matières putréfiées des cales que gît le danger pour la fièvre jaune, malgré les inconvénients qui s'y peuvent attacher, mais bien dans l'atmosphère confinée et sur les parois mêmes des cavités où ne pénètre pas librement l'air extérieur, et qui sont plus nombreuses sur le bâtiment de guerre.

Dans quelques circonstances, le principe morbifique semble s'identifier tellement avec certains navires que les désinfectants les plus puissants ne parviennent plus à le détruire.

C'est surtout à bord des bâtiments de guerre que ce fait s'observe, et il n'est pas d'épidémie grave et prolongée qui n'en fournisse des exemples. M. de Kéraudren cite dans son mémoire sur la propagation de la fièvre jaune, le brick l'*Euryale*, qui était dans ce cas, et, pendant la dernière épidémie des Antilles, Dutrouleau a vu la frégate l'*Iphigénie* résister à tous les moyens d'assainissement.

On pourrait d'ailleurs trouver des exemples de l'attachement du principe morbifique au navire dans d'autres maladies. Ainsi, le vaisseau le *Duperré*, pendant la guerre de Crimée, fut envahi par le typhus et en conserva le germe malgré l'emploi des désinfectants et le débarquement de l'équipage.

Dans ces cas, le navire est bien réellement malade, comme le sont certaines salles d'hôpital qui sont devenues de véritables foyers d'infection. Le navire, dans ces cas, est devenu en quelque façon *pays à fièvre jaune*, et cette idée a été rendue avec beaucoup de bonheur quand on a dit « que le navire, en s'en allant, emportait en quelque sorte avec lui une portion du climat, qu'il était dans une certaine mesure *ce climat flottant.* »

Quoi qu'il en soit et quelque opinion que l'on se fasse touchant le principe de la fièvre jaune, sa nature intime, sa cause productrice nous échappent complétement. Nous ne pouvons le juger que par ses effets.

On a même émis sur l'infection du navire plusieurs hypothèses. Le miasme pénètre-t-il avec l'eau, généralement mauvaise et saumâtre, employée au lavage des navires et au service des pompes? Est-ce au moyen des bois dont on fait le fardage, bois souvent mouillés, quelquefois pourris, ou au moins malpropres? ou bien encore est-ce avec l'air qui forme l'atmosphère du pays? Toutes ces opinions ont été soutenues, mais aucune recherche précise n'a été faite sur chacun de ces points.

On a prétendu aussi que la plupart des épidémies de fièvre jaune observées en Europe y ont été introduites par des bâtiments chargés de sucre qui venaient de la Havane. Sans vouloir produire ici une affirmation absolue, je dirai que cette réflexion doit être retenue. Il est possible, toutefois, que la fièvre jaune n'ait été si souvent importée par les navires sucriers que parce que ces navires sont de beaucoup les plus nombreux, qu'ils nous viennent des lieux à fièvre jaune, de la Havane en particulier, et qu'ils s'y trouvent précisément à l'époque où cette maladie sévit, c'est-à-dire en été.

Du reste, pour réfuter cette théorie à titre absolu, je répéterai que la fièvre jaune a été souvent introduite par des bâtiments de guerre, qui n'ont jamais de sucre.

Je ne fais que mentionner la théorie qui attribue les accidents de fièvre jaune, dans certains cas, à l'existence d'une multitude de rats qui seraient morts et se seraient putréfiés dans le navire. Cette hypothèse a été émise à propos de l'épidémie de Saint-Nazaire, et Mélier en a fait justice.

Le navire est donc un agent important de transmission de la fièvre jaune. Le danger réside surtout dans les portions du navire où l'atmosphère est le plus confinée, et principalement dans la cale ; mais la maladie ne sévit que sur le bâtiment provenant de lieux à fièvre jaune.

La fièvre jaune ne peut naître spontanément sur le navire, pas plus dans la cale que dans aucun autre point. Le navire ne peut jamais être qu'un foyer secondaire de la maladie. Il faut un foyer préalable où il en ait pris le germe ou le principe. La cale, en un mot, n'est qu'un *réceptacle*.

II

Le principe générateur de la fièvre jaune ne frappe pas seulement celui qui se trouve immergé dans l'atmosphère du navire ; il peut encore étendre son influence pernicieuse à une certaine distance ; et ici, comme lorsqu'il s'agit de tout foyer miasmatique, le danger est en raison :

1° De la force et la direction du courant d'air qui

chasse l'atmosphère contaminée , tout ce qui est en dehors de ce courant pouvant être considéré comme soustrait à son influence ;

2° Du voisinage plus ou moins grand du foyer, la dissémination des miasmes augmentant avec la distance ;

3° Enfin du temps pendant lequel l'individu est exposé à l'action de l'atmosphère infectieuse ; le degré de cette influence ne peut être rigoureusement précisé, l'action des miasmes sur l'organisme humain étant soumise à une foule de conditions générales ou individuelles.

Cette action, par simple approche, et à une distance plus ou moins grande, a pu être observée dans l'épidémie de Saint-Nazaire. Les faits du *Cormoran*, navire de la marine impériale, en sont un exemple. On a la certitude, en effet, que les hommes de ce navire, soumis à la discipline militaire, n'ont pas quitté leur bord, et qu'aucun par conséquent ne s'est rendu sur l'*Anne-Marie*. Il paraît en être de même du bateau le *Lorient* n° 6 ; toutefois quelques doutes subsistent à son sujet ; mais parmi tous les cas de ce groupe, celui du tailleur de pierres est le plus curieux, par la distance à laquelle cet ouvrier se trouvait placé de l'*Anne-Marie*, distance de 260 mètres environ. Il paraît positif que, constamment à son travail, il n'a eu aucun rapport avec le navire ou ses provenances ; l'air doit donc, dans cette circonstance, être considéré comme le seul agent de la transmission.

Ces diverses influences n'avaient été jusqu'ici que très-vaguement appréciées ; l'épidémie de Saint-Nazaire a pu donner sur ce sujet des indications précieuses et absolument scientifiques.

Nos ingénieurs des ponts et chaussées ont dans nos ports de mer une sorte d'observatoire sur les vents et les différents phénomènes météorologiques. Grâce à ces observations, Mélier a pu savoir exactement pour chaque fait en particulier quels étaient au moment où il s'est produit le vent régnant, sa direction, sa vitesse, ses variations.

Nous nous occuperons d'abord de ce qui concerne le *vent*, puis nous parlerons de la *distance* et de la *durée de l'action* :

1° L'influence du vent a été des plus manifestes ; tous les grands accidents, sans exception (lors de l'épidémie de Saint-Nazaire), ont eu lieu sur des navires qui s'étaient trouvés plus ou moins longtemps *sous le vent* de l'*Anne-Marie*, c'est-à-dire, comme le mot l'indique, dans un courant qui avait passé par ce navire, et c'est immédiatement après avoir été exposés à ce courant qu'ils ont été atteints.

C'est ainsi que le *Chastang* et les gabares d'Indret se sont trouvés le 28 au fort du déchargement ;

Le *Lorient* n° 6 , le 29 ;

Le *Cormoran*, le 1er et le 2 août ;

Les *Dardanelles*, le dernier jour du déchargement. Même situation pour l'*Arequipa*.

Par contre, des navires qui semblaient devoir être aussi exposés au danger, et qui, étant aussi rapprochés de l'*Anne-Marie* que les précédents, semblaient devoir être exposés au même danger, mais, qui, au lieu d'être *sous le vent*, se trouvaient *au vent*, c'est-à-dire en sens contraire du courant, n'ont éprouvé aucun accident. Tel est le *Chandernagor*, bâtiment de la marine impériale, qui, ainsi que le bateau le *Lo-*

rient n° 8, est resté épargné. De pareils exemples ont déjà été cités, mais peu ont été aussi scientifiquement constatés, et c'est pourquoi je choisis toujours pour exemple l'épidémie de Saint-Nazaire.

2° L'intensité du danger diminue à mesure que la distance s'accroît.

Le fait du tailleur de pierres, dans lequel nous avons vu le vent transporter le miasme à une distance assez grande, doit être considéré comme une exception.

3° La durée de l'action doit être également prise en considération; il est difficile de déterminer si cette durée ou le degré de la distance ont une part plus active dans la transmission par le courant.

III

Nous avons vu le navire transportant la fièvre jaune dans des ports absolument indemnes. Nous allons nous occuper maintenant de la transmission par les intermédiaires.

Mélier a cité, dans sa relation de l'épidémie de Saint-Nazaire, le fait suivant :

Il s'agit d'une revendeuse de Saint-Nazaire, la femme Bocquin, demeurant à une certaine distance du port. Son commerce, très-pauvre, et qui s'exerce à peu près exclusivement avec les matelots, consiste à leur acheter de vieux vêtements, des débris de voile et de cordage, en même temps qu'elle leur loue un fourneau, ou espèce de cuisine, où ils viennent, pendant leur séjour à terre, préparer leurs aliments, ou, suivant leur expression, faire la marmite.

Cette femme fut prise le 6 août, c'est-à-dire au fort de l'épidémie, d'accidents de fièvre jaune, et à un moment qui correspond à la fin du déchargement de l'*Anne-Marie;* elle s'est rétablie.

Des renseignements pris avec le plus grand soin, il résulterait que cette femme Bocquin, tout en vivant beaucoup avec les matelots, les recevant familièrement chez elle, et partageant leurs goûts et leurs habitudes, n'avait cependant eu aucun rapport avec l'*Anne-Marie*, et n'en aurait pas même approché. Ce qui est positif, au contraire, et ce qui a été vérifié, c'est qu'elle aurait reçu chez elle, deux jours de suite, deux hommes de son pays qui avaient fait le voyage à bord de l'*Anne-Marie*, et que de plus elle aurait acheté différents objets provenant de ce navire, tels que : vêtements d'homme, morceaux de voile, vieux cordages.

La transmission paraît ici avoir eu lieu par des effets à usage, quoiqu'il soit difficile cependant d'affirmer le procédé de la contagion.

Mais des divers *intermédiaires* celui qui a donné lieu à le plus de discussions est l'intermédiaire *marchandises*. Dans l'épidémie de Saint-Nazaire la transmission n'a jamais eu lieu de cette façon. Pas un seul accident n'a été occasionné par les marchandises. Il s'agissait de sucre, d'un sucre bien sec, comme le sont en général les sucres de Cuba, non fluant par conséquent et ne se répandant pas en sirop comme certains autres sucres. Il était contenu dans des caisses en bon état, soigneusement rangé. Extraites une à une au moyen de palans, ces caisses étaient déposées sur le quai, puis mises dans des wagons et aussitôt livrées au chemin de fer qui les portait à Nantes. Là, elles ont été prises sans nulle précaution par des hommes attachés à l'administration, portées à bras et enfin déposées dans des magasins de l'entrepôt, et personne, aucun porteur, aucun employé quelconque soit du chemin de fer, soit des magasins, n'a éprouvé le moindre accident.

Mélier, qui relate ce détail, en conclut que les

marchandises ne peuvent transmettre la fièvre jaune. Cette opinion, soutenue également par le docteur Pym, inspecteur des quarantaines anglaises, ne doit cependant pas être absolue : le rapport du conseil de santé publique de Lisbonne fait en effet remarquer que, dans les épidémies d'Europe, c'est dans les douanes et sur leurs employés que les premiers accidents se sont toujours montrés, et qu'à Lisbonne particulièrement ce fut par les bagages des passagers restés à la douane que la maladie fut importée. Toutefois, il est important d'observer qu'il s'agit ici d'effets appartenant à des personnes et non de marchandises. On se rappelle le début de cette épidémie de Lisbonne :

Le 22 juillet 1857, le nommé Joseph François, employé à la douane et habitant avec d'autres douaniers le dépôt des hardes, fut pris de fièvre jaune et mourut au cinquième jour. Après la mort de ce premier douanier, une voisine de la douane fut prise et succomba. On ne peut guère douter que l'épidémie ait pris naissance dans la douane même, que cet établissement ait été la source, l'origine du fléau qui se propagea ensuite dans diverses rues et quartiers par ses nombreux employés, leurs familles et ceux qui avaient des rapports avec eux.

Le magasin renferme des effets, hardes, objets mobiliers de toute sorte, dont la plupart viennent du Brésil, sont déposés à la douane et y restent entassés, accumulés, jusqu'à leur réclamation.

On les examinait dans une salle basse et mal ventilée. Dès le commencement de l'épidémie, ces employés étaient si fréquemment atteints, que plusieurs considérant le service comme dangereux refusèrent de l'exécuter. C'est ce que, d'accord avec les faits, constate un rapport du 29 septembre au conseil de santé.

Ainsi le deuxième douanier atteint était employé à ce service. Huit de ses camarades succombèrent ensuite. Un seul, quoique frappé, échappa à la mort. L'influence nocive semble s'être étendue à la salle de police qui est contiguë à celle des bagages. De sept gardes municipaux commis à ce service, quatre furent atteints, deux mortellement.

Du témoignage de l'un de ces employés devant le conseil, il résulte que la plupart de ces bagages provenant du Brésil étaient en mauvais état, sales, le plus souvent, et parfois même souillés, maculés de sang et de matières, et qu'en les examinant, il éprouvait souvent du mal de tête, des nausées et des frissons.

De ces faits et considérations, le conseil paraît avoir conclu avec raison que l'épidémie de 1857 avait été le résultat d'une transmission locale au moyen de bagages ou objets quelconques contaminés déposés à la douane.

Mais, comme je l'ai dit, dans ce fait il ne s'agit pas de marchandises, mais bien d'effets à usage. Toutefois, les marchandises rentrant dans la catégorie des chiffons et drilles doivent être tenues pour suspectes, quelque temps après qu'elles ont rompu charge.

Certains auteurs ont considéré que le sucre est un des agents de transmission les plus puissants. Toutefois, le fait suivant cité par Dutrouleau est peu favorable à cette opinion :

En septembre 1841, revenant des Antilles en France, en congé de convalescence pour la fièvre jaune, Dutrouleau fit la traversée sur un trois-mâts, barque du Havre, chargée de 356 boucauts de sucre. Contrairement aux caisses, les boucauts, de la contenance de mille à douze cents kilogrammes, laissent suinter en grande quantité une sorte de mélasse ou de crasse noirâtre exhalant une odeur désagréable. Il n'y avait pas huit jours que le départ avait eu lieu, que les parois du navire, jusque dans les chambres des passagers, en étaient recouvertes.

La fièvre jaune était très-intense à Fort-de-France, au moment du départ. L'équipage a été assez heureux pour y échapper, et les émanations du sucre, une propreté médiocre, n'eurent pas le pouvoir de la faire éclater.

Cette observation de Dutrouleau, quoique importante, ne saurait détruire la valeur qui doit être accordée à certains faits dont la conclusion serait favorable à la transmission par le sucre.

IV

Chervin disait qu'il ne croirait à la transmission de l'homme à l'homme que lorsque l'on aurait fait à ce sujet des expériences en dehors et loin de tout foyer. Il fallait placer le malade dans des conditions d'isolement telles qu'il n'y eût plus de doute possible.

Peu de faits possèdent un caractère d'évidence aussi absolu.

Cependant on peut dire qu'à bord des bâtiments de guerre, où il y a cargaison d'hommes plus que de marchandises, c'est par des hommes que le principe épidémique s'introduit, s'entretient et se transporte au loin.

C'est par des malades débarqués de l'*Armide* que l'épidémie de la Basse-Terre a été importée en 1852 ; c'est par des malades de la *Recherche* qu'elle a été provoquée à Fort-de-France en 1855.

Mais aucun de ces faits ne s'impose au point de vue de la transmission de l'homme à l'homme, comme celui du fait de Montoir qui a été observé dernièrement dans l'épidémie de Saint-Nazaire.

Il résulte des renseignements obtenus que le docteur Chaillon, qui est mort de la fièvre jaune, n'était point allé à Saint-Nazaire, qu'il n'avait eu par conséquent aucun rapport, même éloigné, avec l'*Anne-Marie* ou tout autre navire. Il est certain également qu'il n'avait vu ni touché aucun objet quelconque provenant de ces navires ou de leurs hommes. Constamment à Montoir, il n'avait fait d'absence que pour ses courses jour-, nalières dans les campagnes environnantes, où s'étendait sa clientèle.

Plusieurs ouvriers déchargeurs, après avoir été soumis à Saint-Nazaire à l'action directe et plus ou moins rapprochée de l'*Anne-Marie*, sont venus tomber malades à la campage à une distance de cinq ou six lieues. Ils appellent ce médecin (le docteur Chaillon), qui n'a eu aucun rapport avec Saint-Nazaire ; ce médecin voit les malades, les soigne ; à son tour il est pris et meurt.

Comme l'a dit avec raison Mélier, le programme de Chervin a été réalisé de point en point et le fait du docteur Chaillon affirme la transmission de l'homme à l'homme.

Il est vrai qu'on s'est demandé si le docteur Chaillon n'avait pas pris la fièvre jaune en respirant l'air de la chambre trop petite , cette chambre étant devenue ainsi le foyer où le médecin se serait infecté (abstraction faite du malade lui-même). Nous touchons ici à la scolastique du moyen âge. Comment distinguer, en effet, la transmission par le malade de la transmission par l'air qu'il expire ? Pariset disait : « Si vous attachez tant d'importance aux foyers que forment les malades, comment en attachez-vous si peu aux malades eux-mêmes. »

Il est difficile, en effet, de démêler le rôle de la contagion immédiate et celui de la contagion médiate. Il n'y a pas eu de recherche réellement scientifique faite sur ce point, mais on peut dire que la transmission miasmatique joue dans ces cas le rôle prépondérant. Aussi, est-ce avec raison que Larrey donne à Pariset,

partant pour Barcelone, les conseils suivants : « Vous
pouvez visiter et toucher avec confiance les malades
atteints de la fièvre jaune, pourvu que vous ne restiez
pas trop longtemps dans leur atmosphère, et que vous
ne les touchiez pas par de grandes surfaces. »

Ce conseil formule une vérité relative, mais il n'est
évidemment pas absolu.

V

Le principe de la fièvre jaune, résidant dans un
miasme transportable et transmissible hors de ses
foyers naturels, paraît agir par l'intermédiaire de l'air.
C'est donc par absorption pulmonaire qu'il pénètre
dans l'organisme. Le contact a peu d'importance,
l'atmosphère contaminée est le véhicule de la transmission, quelle que soit d'ailleurs la cause de cette contamination. Que ce soit la cale d'un navire, que ce soient
les émanations d'un intermédiaire quelconque, que ce
soit l'air expiré par le malade qui agissent comme foyer
d'émission, le résultat sera toujours le même ; la transmission se fera toujours par le même mécanisme, et
l'agent intermédiaire sera toujours l'atmosphère contaminée.

D'ailleurs, il sera souvent difficile de préciser le
mode de contagion et on arrivera quelquefois à un
véritable *lacis inextricable* de transmissions. Mais il
est peu important de déterminer ce mode.

Ce qu'il faut retenir, c'est que le principe de la
maladie, quel qu'il soit, végétal ou animal, cryptogame
ou infusoire, étant chargé sur le navire, s'y conserve,

s'y multiplie, s'y développe et se comporte à la façon
d'un germe ou d'un ferment. Cela est si vrai, que son
mode d'action va différer suivant le *milieu* dans lequel
il sera importé. Que ce milieu en effet soit favorable à
la propagation du germe et à son développement, et nous
aurons une épidémie épouvantable, comme celle de
Barcelone. Dans des conditions inverses, le germe restera presque stérile, la maladie avortera et l'on pourra
à peine prononcer le nom d'épidémie. Je citerai comme
exemple ce qui s'est passé à Saint-Nazaire.

Voyons donc quelles sortes de modifications le milieu peut exercer sur le principe générateur de la
fièvre jaune.

VI

La fièvre jaune, comme les maladies épidémiques
en général, est surtout une maladie des grandes villes,
des pays où la population est le plus dense et le plus
misérable. A Livourne, d'après Palloni et Lacoste, la
maladie resta presque circonscrite au quartier des
pauvres. A Cadix les épidémies ravagèrent toujours le
quartier populeux et misérable de Santa Maria. A Séville, d'après Berthe, la mortalité dans les quartiers
aisés fut évaluée de 5 à 6 p. 0/0, tandis que dans les
rues malpropres et encombrées elle s'éleva de 33 1/3
à 50 p. 0/0. Que diverses conditions soient réunies :
une topographie spéciale, le voisinage de la mer, une
température élevée, la maladie atteindra une puissance très-grande. Alors on verra s'opérer un plus ou
moins grand nombre de transmissions successives, le

principe de la maladie se régénérant et se multipliant dans l'organisme humain sous l'influence d'un milieu favorable. C'est ainsi que s'expliquent la persistance et l'intensité de l'épidémie de Barcelone.

Si l'on n'a pas encore déterminé rigoureusement la moyenne thermométrique qui est nécessaire à la génération et à la propagation du principe de la fièvre jaune, on a constaté pourtant qu'elle ne descend pas au-dessous d'un certain chiffre. Une moyenne de 20 degrés est le chiffre d'après lequel a été tracé l'isotherme qui limite au nord les climats endémiques de la fièvre jaune, et qui, partant des Florides, passe au-dessus de Cuba, traverse l'Océan et parcourt l'Afrique de l'est à l'ouest, un peu au-dessous de la côte nord. En France, la partie sud du golfe de Gascogne et tout le littoral de la Méditerranée sont les seuls points où la température moyenne de l'isotherme atteigne 20 degrés et plus. Mais, à partir de l'embouchure de la Loire et au-dessus, cette moyenne n'atteint pas 18 degrés, c'est-à-dire est inférieure au chiffre nécessaire au germe de la fièvre jaune.

Les faits de Saint-Nazaire sont venus confirmer cette influence du milieu : les germes importés, sortis des foyers qui les recélaient, navires, matières diverses, hommes, ont pu frapper, directement ou par intermédiaire, tous ceux qui se sont exposés à leurs coups ; mais, après une première transmission, ils n'ont plus eu le pouvoir de reproduire la maladie ; ils sont restés stériles, ils sont morts sur place. Pour renaître et revivre, il aurait fallu les transplanter dans un climat plus favorable. Les recherches météorologiques faites à Saint-Nazaire ont montré que la température, quoique élevée, n'était pas excessive : les maxima ont oscillé entre 21 degrés et 25 degrés et demi, les minima entre 11 degrés 3/4 et 17 degrés. Quant au baromètre, il est resté en général assez haut, entre 757 millimètres et 767, c'est-à-dire avec dix millimètres d'écart seulement.

Dans l'épidémie de Barcelone de 1870, le thermomètre n'a jamais dépassé 26° Réaumur (chiffre atteint le 6 septembre). Pendant la plus grande intensité de la maladie, le maximum journalier oscilla entre 16 et 19° R.; le déclin de l'épidémie et sa fin en novembre coïncidèrent avec des maxima journaliers, compris entre 10 et 16° R. et des minima où le thermomètre descendit jusqu'à 3° (le 12 novembre).

Il est encore un point sur lequel nous devons insister ; il s'agit de l'influence de l'*acclimatement*. Nous avons vu que les hommes de l'*Anne-Marie*, qui tous avaient quitté le navire aussitôt après son entrée dans le bassin et s'étaient dispersés, sont restés sains et saufs : ils étaient *acclimatés ;* et ce résultat contraste avec ce qui s'est passé sur les hommes qui ont travaillé au déchargement et qui, eux, ont été frappés dans la proportion énorme des deux tiers environ.

CHAPITRE VI

De l'incubation de la fièvre jaune. — Sa durée.

La durée de l'incubation de la fièvre jaune doit servir de base à la limite de l'observation quarantenaire.

Il résulte de la plupart des observations que cette durée peut être fixée entre deux et six jours, et, le plus ordinairement, de trois à quatre jours. L'épidémie de Saint-Nazaire va encore nous donner ici des renseignements précieux.

Pour les malades d'Indret, en particulier, les circonstances ont été notées, en quelque sorte, heure par heure. Ils avaient quitté Saint-Nazaire le lundi 29 juillet. C'est le jeudi suivant, 1er août, c'est-à-dire au troisième jour à dater du départ de Saint-Nazaire, que se déclare le premier malade.

Les deuxième, troisième et quatrième éprouvent également les premiers symptômes ce même jour, 1er août. Ils étaient au summum des accidents le 4, c'est-à-dire le sixième jour.

Sans être aussi précis, les faits relatifs aux déchargeurs paraissent avoir la même signification.

Toutefois, le fait du cinquième malade d'Indret donne une incubation dépassant un peu le septième jour. Quelques faits exceptionnels semblent aussi affirmer une durée plus longue. Aussi, l'opinion de Mélier, qui considérait comme rare une incubation dépassant quatre jours, a-t-elle été attaquée à la tribune académique. Sans nier d'une façon absolue que le poison de la fièvre jaune ne fût un poison à effet rapide, M. Jules Guérin a attribué à l'incubation une durée beaucoup plus longue que celle qui lui est généralement accordée, basant cette opinion sur une statistique dont les éléments sont discutables. Il a prétendu, par exemple, que les individus qui ont été malades de la fièvre jaune sur l'*Anne-Marie* même, pendant le voyage, en avaient contracté le germe à la Havane, et il est arrivé ainsi à une incubation de 17, de 18, de 20, de 24 jours, pour ces malades. Je ne puis entrer davantage dans cette discussion, et je crois que la durée de 2 à 6 jours doit être acceptée comme représentant la vérité pour la généralité des faits. Voici quelques cas en faveur de cette opinion :

1° Fait de Pomègues, Marseille, 1821 :

Les écoutilles du navire infecté sont ouvertes le 8 septembre ; les accidents se déclarent le 11, incubation de 2 jours.

2° Fait de Mazet, Barcelone :

Arrivée de la commission dont Mazet faisait partie, le 9 octobre. Mazet voit les malades le 11 ; il est pris le 12, c'est-à-dire le troisième jour si l'on date de l'arrivée, le lendemain si l'on date de la visite des malades.

3° La Havane, épidémie de 1836, vue et décrite par Maher : Arrivée de la frégate l'*Herminie*, exempte de toute maladie le 3 août. La maladie s'y montre le 7 ; quatre jours d'incubation.

Il est une remarque qui nous semble devoir être déduite de ces observations, c'est que la durée de l'incubation doit être d'autant moins considérable qu'il s'agit d'une épidémie plus redoutable. Il est évident qu'en prenant la comparaison de germes dont nous nous sommes servi si souvent, plus l'épidémie sera intense, plus les germes seront nombreux ; plus les conditions du milieu seront favorables, température élevée, etc., plus le nouveau-venu non acclimaté sera atteint facilement et moins longue sera la durée de l'incubation.

Quoi qu'il en soit, la limite de 2 à 6 jours est celle qui est le plus probable ; c'était l'opinion de Bally, celle de Maher, celle de Mélier et celle de Dellery, auteur d'un livre sur la fièvre jaune publié à la Nouvelle-Orléans (1).

Ce résultat s'accorde également avec les approximations données par Dutrouleau qui, tout en acceptant la donnée générale, cite cependant quelques exceptions.

En résumé nous conclurons que la limite que nous avons fixée (2 à 6 jours) doit déterminer dans nos ports la durée des mesures quarantenaires.

(1) Dellery. *Fièvre jaune, épidémie* de 1859.

CHAPITRE VII

Conséquences à déduire de nos connaissances sur la fièvre
jaune et obligations qu'elles imposent aux gouvernements.—
Prophylaxie. — Le régime sanitaire des ports de la Méditerranée est appliqué aux ports de l'Océan. — Déchargement
sanitaire et assainissement. — Flambage au gaz. — Sabordement. — Dangers du lazaret flottant.

Nous avons vu que la fièvre jaune, qui avait semblé
pendant deux siècles circonscrite aux Antilles et aux
golfes qui les entourent, avait franchi ces limites et
s'était propagée à une grande partie des deux Amériques.

Mais cette extension ne constitue pas seule une
nouvelle cause de danger pour nous. Les progrès de la
navigation, en multipliant nos relations avec le nouveau monde, ont mis la fièvre jaune aux portes de l'Europe. Toutes les provenances de l'Amérique doivent
donc être l'objet d'une rigoureuse surveillance. Cette
surveillance doit s'exercer et au départ et à l'arrivée
du navire.

Au moment du départ il faut s'assurer de l'état du navire et caractériser cet état par la patente de santé. Enfin, il faut éviter pendant toute la traversée les contacts compromettants et exiger l'application des mesures hygiéniques. Nous avons tracé précédemment l'ensemble de cette réglementation.

Avant les événements de Saint-Nazaire, nos règlements en matière sanitaire établissaient une différence marquée entre les ports situés sur la Méditerranée et ceux qui sont sur l'Océan. Plus sévères pour les premiers, ils étaient beaucoup moins rigoureux pour les seconds. Ainsi, à Marseille, Toulon, Cette, etc., tout navire venant d'un pays actuellement suspect était soumis, en arrivant, à une observation de sept à dix jours ; dans l'Océan, au contraire, comme au Havre, à Cherbourg, Brest, etc., il était admis à libre pratique si, dans les dix derniers jours de la navigation, il n'avait eu ni mort, ni malade.

A la suite des accidents causés par l'*Anne-Marie*, un arrêté spécial du ministre du commerce assimila, au point de vue des mesures sanitaires, les ports de l'Océan à ceux de la Méditerranée. Ils ont été depuis soumis au même régime (1).

Une autre mesure a été prise. Adoptant en principe les pratiques inaugurées à Saint-Nazaire, l'administration en a étendu l'application. Depuis lors, le règlement de Saint-Nazaire, adressé à tous nos agents, est devenu la base des instructions données et des moyens employés.

---

(1) Voir l'arrêté ministériel qui applique au littoral de l'Océan et de la Manche les dispositions de la convention sanitaire internationale et du règlement qui l'a suivi.

Partout où des navires arrivant de lieux atteints de fièvre jaune se sont présentés dans des conditions de nature à inspirer des craintes, ces navires tenus à l'écart ont été déchargés avec les précautions et selon les règles que nous allons avoir tout à l'heure à préciser (1).

Le nombre des navires ainsi traités pendant la saison de 1862 a été, d'après le rapport de Mélier, considérable. Il s'en est présenté à peu près partout, et nulle part il n'y a eu d'accidents (2).

La conférence sanitaire internationale de 1852 avait déjà proposé contre l'importation de la fièvre jaune des mesures générales et permanentes et spécialement les quarantaines. Leur durée avait été fixée au minimum de 5 jours, et au maximum de 7 dans le cas de traversée heureuse (3), et de 10 à 12 dans le cas d'accidents ayant eu lieu postérieurement au 10e jour du départ. Mais cette réglementation ne donnait pas une garantie suffisante, et depuis l'épidémie de Saint-Nazaire la question a été posée sur un terrain beaucoup plus pratique, et les garanties sont devenues beaucoup plus efficaces.

Un navire arrive d'un pays à fièvre jaune, muni

---

(1) Voir les instructions ministérielles pour les mesures à prendre à l'égard des provenances des pays atteints de fièvre jaune. Cette épidémie de Saint-Nazaire fut aussi la cause de modifications dans l'organisation sanitaire du port de Saint-Nazaire. Saint-Nazaire fut érigé en direction de santé à l'instar de nos grands ports : Marseille, Toulon, Nice, Bordeaux, Brest, Cherbourg et Cette. Ce port nouveau fut doté d'un lazaret.

Voir procès-verbal de la séance du comité. Rapport de Tardieu sur l'organisation du service sanitaire à Saint-Nazaire.

(2) Voir comme exemples aux pièces justificatives du rapport de Mélier, n° 25, A, B et C, les rapports relatifs aux arrivages de Saint-Nazaire, Marseille et Toulon. (*Mélier*, p. 197.)

(3) Voir le tableau sur la durée des quarantaines applicables à la fièvre jaune, à la peste et au choléra.

d'une patente brute ; sa cargaison et les conditions de la traversée sont suspectes. Quelles sont les mesures à appliquer ? La première indication est de retenir le navire à l'écart ; l'isolement rigoureux doit être prescrit et l'entrée du port absolument interdite. C'est là, dans cet isolement, qu'il faut procéder aux opérations réglementaires de la reconnaissance et de l'arraisonnement. La seconde indication consiste à procéder au déchargement du navire suivant les règles que nous allons formuler (1).

On doit commencer par faire descendre les passagers. Il faut les soustraire à l'action du foyer dont on suppose l'existence à bord et qui va être mis à découvert. Les hommes débarqués sont mis en observation. Il serait bon de leur prescrire un bain, du linge blanc, des effets propres, ensemble de soins que les Italiens ont décoré du nom de *spoglio*.

Ces précautions prises, les panneaux doivent être enlevés, les écoutilles ouvertes. Généralement, l'intérieur du navire, plein, bondé, se prête mal à l'entrée de l'air ; on la facilite en extrayant les premiers plans des marchandises et en les attirant sur le pont. On met ainsi à découvert les parties les plus hautes des parois du navire. Puis on projette une solution de chlorure de chaux au 7e contre les points devenus accessibles des parois du navire. Pour obtenir ce résultat, on peut se servir d'une pompe à main ou même d'un simple balai. Tout en adhérant dans une certaine mesure aux

(1) Voir l'instruction réglementaire sur les mesures sanitaires auxquelles doivent être soumis les navires arrivant de la Havane ou de tout autre point, atteints ou suspects de fièvre jaune. (*Mélier*, n° 19, p. 185.)

murailles du navire, la solution suit leur pente plus ou moins inclinée, et, coulant entre les murailles et la marchandise, elle descend dans la cale. On fait verser en même temps de la solution chlorurée dans les corps de pompe. On voit ce qui arrive : pénétrant jusque dans les profondeurs du navire, la solution ne tarde pas à y former un certain amas. L'archipompe en est remplie, ainsi que les espèces de rigoles latérales appelées anguilliers, qui, comme deux espèces de caniveaux, sont à droite et à gauche de la quille, de là, elle se répand plus ou moins dans le remplissage, ordinairement formé de fagots ou menu bois, qu'on appelle le *fardage* et sur lequel reposent les premières couches de marchandises. Elle s'y mêle aux eaux qui croupissent toujours, en plus ou moins grande quantité, dans la sentine et ses dépendances, véritable égout du navire.

Agitée par le mouvement qu'éprouve toujours plus ou moins un navire à l'ancre, cette solution modifie, corrige et désinfecte la cale et tout ce qui s'y trouve.

De l'amas qu'elle y forme s'élèvent, surtout s'il règne une température quelque peu élevée, des vapeurs chloriques qui, se faisant jour au travers de la marchandise, l'enveloppent et la pénètrent plus ou moins ; la solution avait opéré un chlorurage descendant, ces vapeurs, en s'élevant, forment un chlorurage ascendant, et les marchandises se trouvent ainsi assainies avant d'avoir été touchées, en même temps que le principe de la fièvre jaune se trouve détruit. En continuant ainsi tant que dure le déchargement, c'est-à-dire en ayant soin de mouiller et de fouetter de lait chlorique les parois du navire au fur et à mesure que par l'enlèvement des marchandises elles sont mises à découvert, on parvient sans inconvénient et sans danger à opérer le déchargement (1).

Toutefois une question se présente au point de vue du déchargement. Il s'agit de savoir si les manœuvres qu'on y emploie et qui sont exposés sans défense aux émanations infectieuses dès l'ouverture des écoutilles et pendant l'enlèvement du premier plan des marchandises, c'est-à-dire avant l'emploi des désinfectants, ne peuvent pas être préservés des atteintes de ces émanations.

Dans nos colonies, on ne fait opérer autant que possible les désarrimages et les déchargements que par des indigènes et par des Européens dits acclimatés. Pour cela on s'appuie sur ce fait d'observation, que la fièvre jaune n'atteint qu'une fois le même individu et respecte ceux qui sont nés ou qui vivent depuis longtemps dans ces foyers endémiques. Ne pourrait-on pas obtenir des conditions d'immunité à peu de chose près semblables, en instituant, dans les ports en relation habituelle avec les pays dits à fièvre jaune, un corps de déchargeurs spécialement affectés au déchargement sanitaire pendant les périodes épidémiques, et soumis pendant et après les opérations au régime des personnes suspectes?

On n'aurait plus à redouter pour ces hommes les dangers qui se renouvellent pour les hommes neufs à chaque déchargement. Il y a dans cette mesure, proposée par Dutrouleau et basée sur un des points les mieux établis

______

(1) Ainsi ont été traités tous les navires venus de la Havane au moment de l'épidémie de Saint-Nazaire. La plupart avaient eu des malades et des morts pendant la traversée. Voir, pour plus de détails, le rapport de M. le docteur Gestin sur les mesures prises à l'égard des arrivages.

de l'histoire de la fièvre jaune, une chance de sécurité
de plus. D'ailleurs, on pourrait recruter le personnel de
ces hommes dans nos colonies.

Mais, le déchargement opéré, il reste à s'occuper
des marchandises. On a apporté longtemps à cet égard
une sévérité et une rigueur qui nous semblent avoir été
excessives, car il paraît probable que, lorsque les marchandises sont mises hors des cales, les germes ou
principes quelconques des maladies sont promptement dissipés, peut-être même détruits. Cependant
le début de l'épidémie de Lisbonne doit rendre à cet
égard très-réservé.

Les règlements nouveaux prescrivent l'application
des mesures de désinfection pour les marchandises in-
salubres, soit par elles-mêmes, ou par les altérations
qu'elles auraient éprouvées.

De ce nombre et au premier rang sont les cuirs et
les peaux, les crins et les poils, les chiffons et enfin
les drilles, autre espèce de chiffons, formés de vieilles
étoffes, de rognures de drap, de débris de feutre, etc.
C'est pour ces espèces de marchandises et surtout
pour les deux dernières qu'il ne suffit pas de les
étendre à l'air : il faut les immerger dans la mer, les
chlorurer ou quelquefois même les brûler. Les laines
d'origine suspecte doivent être aussi l'objet de précautions sévères.

Quant au sucre, il faut le déposer sur des alléges
découvertes : une simple exposition à l'air devra suffire;
l'aspersion qui a été pratiquée à Saint-Nazaire serait
presque toujours superflue. Quant aux marchandises
arrivées en bon état, l'admission peut être faite sans inconvénient après la simple exposition à l'air.

Au déchargement, tel que nous l'avons décrit, doit succéder l'assainissement. Pour les navires infectés, il consistera dans un nettoyage complet, un grattage à vif, des lavages à l'eau chlorurée, puis, en un et quelquefois plusieurs blanchiments au moyen d'un lait de chaux chloruré. Dans quelques cas exceptionnels, on devra y joindre des fumigations au chlore, suivant le procédé de Guyton de Morveau. Cela fait, on s'appliquera à assécher la cale par les moyens ordinaires, courants d'air, manches à vent, etc.

Tous ces procédés doivent avoir une application plus ou moins rigoureuse selon l'état du navire, ils sont surtout urgents à l'égard des bâtiments marchands proprement dits.

C'est surtout dans ces bâtiments qu'il faut avoir soin de faire enlever les paracloses, pièces mobiles de tout point comparables aux plaques qui recouvrent les ruisseaux des allées et portes cochères et qui en font l'office. Toutes les parties de la sentine où croupissent toujours des eaux noires et fétides doivent être grattées, lavées et asséchées, et on doit s'assurer, par des injections faites dans les mailles, si elles sont libres et propres, et l'on ne cesse d'y faire passer de l'eau que lorsqu'elle en sort limpide et sans odeur. Il est évident que ces précautions seront rarement nécessaires pour les navires à vapeur, les grands paquebots et les navires de guerre qui, presque tous en fer, tiennent habituellement leurs cales ouvertes et aérées.

Il ressort de cet exposé que la quarantaine ne se borne pas aux mesures de séquestration et d'isolement, mais doit comprendre aussi les moyens de purification que nous avons décrits sous le nom de déchargement sanitaire et d'assainissement. C'est à tort que les adversaires des mesures restrictives adressent ce reproche aux partisans des quarantaines : « Vous isolez, vous séquestrez, mais vous ne purifiez pas ! » Nous avons, à plusieurs reprises, fait justice de ces critiques ; elles eussent pu être applicables aux quarantaines du moyen âge. Les mesures restrictives sont aujourd'hui appuyées sur des bases scientifiques ; si l'isolement y est rigoureusement prescrit, la désinfection en est une condition également absolue.

Mélier, qui à la conférence de 1852 n'avait pas défendu les mesures quarantenaires, y a été converti par les événements de Saint-Nazaire. C'est alors qu'il a prescrit avec une très-grande netteté les mesures à suivre dont nous avons précédemment donné l'exposé. Toutefois, s'il a eu le mérite d'avoir régularisé la méthode, on ne peut dire qu'il en ait été le créateur. Le désarrimage des navires de guerre ne diffère pas, au fond, du déchargement sanitaire, et depuis longtemps, d'ailleurs, le *General Board of health* avait insisté sur l'importance des mesures d'hygiène.

Ainsi donc : 1° l'isolement sérieux et suffisamment prolongé ; 2° l'emploi raisonné des procédés de désinfection, tels sont les moyens qui constituent une garantie sérieuse. Nous n'avons plus à recourir aux mesures extrêmes employées à une autre époque.

On coulait les navires, on les incendiait : l'immersion fut pratiquée sur une grande échelle dans la grande épidémie de Barcelone, et le *Donostiara* fut incendié dans l'épidémie du port du Passage. Le récit suivant montre combien ces rigueurs semblaient naturelles alors : « Le capitaine Fohn, qui a eu 6 malades et 2 morts, fit naufrage le 5 et son navire fut brûlé le 6, » dit-on dans les récits du temps.

On a également proposé le *flambage au gaz*, mais ce moyen ne paraît pas avoir donné tout le résultat qu'on en attendait.

Le *sabordement*, qui a été employé par Mélier sur l'*Anne-Marie*, ne doit pas non plus figurer dans les mesures sanitaires qui seront instituées à l'avenir, et Mélier paraît s'y être déterminé bien plus par des causes d'ordre moral que par une absolue nécessité.

D'ailleurs, le déchargement sanitaire et l'assainissement, judicieusement appliqués, seront presque toujours suffisants. Nous avons déjà vu que le résultat obtenu par ces derniers moyens a été excellent pour tous les navires autres que l'*Anne-Marie* arrivés à Saint-Nazaire. Dutrouleau cite un autre cas où ils ont été également couronnés de succès. La frégate-hôpital l'*Amazone*, arrivée à Toulon en octobre 1862, après avoir eu au Mexique 175 hommes atteints de fièvre jaune, a été évacuée et désarmée, puis désinfectée. Peu de temps après, elle a pu prendre un chargement de 500 forçats pour Cayenne, et ramener les passagers en France sans éprouver le plus léger accident.

Nous avons formulé les traitements applicables au navire ; examinons maintenant les mesures qui doivent concerner les passagers.

Le fait bien constaté de la situation des foyers naturels de la fièvre jaune dans le voisinage de la mer a fait naître le précepte de ne choisir les lieux de préservation, sous la zone torride, que le plus loin possible des bords de la mer, en distance ou en altitude. Ces règles sont évidemment moins rigoureuses dans nos

climats ; cependant il serait imprudent de trop s'en
écarter. Nous avons à proximité des ports de France,
des iles ou des côtes élevées qui seraient des points
de lazaret parfaitement choisis. Déjà, après l'épidémie
de Saint-Nazaire, le gouvernement a décidé la création
d'un lazaret dans le voisinage de ce port. C'est là que,
si une nouvelle épidémie se présentait, les passagers
pourraient subir leur quarantaine. Mais on peut etre
pris au dépourvu, comme l'a été Mélier.

Dans ces cas, deux moyens peuvent être employés :
les tentes ou les baraques et les lazarets flottants. Les
premiers ne sont pas applicables aux ports du
nord lorsqu'il s'agit de fièvre jaune. Aussi Mélier
les a-t-il repoussés et a-t-il eu recours au lazaret
flottant. On lui envoya de Lorient un brick et une frégate. Le brick, à l'état de ponton, était destiné à l'observation. La frégate, installée en hôpital, était destinée
à recevoir les malades. Enfin, un petit stationnaire à
vapeur devait assurer dans toute la Loire une police
efficace.

Ce lazaret flottant est précieux à titre de ressource
immédiate ; mais l'atmosphère du navire a un rôle
pernicieux sur la propagation de la fièvre jaune, et il
y aurait péril à constituer le bateau en hôpital définitif.

LIVRE III

APPLICATIONS DE L'HYGIÈNE INTERNATIONALE CONTRE LE CHOLÉRA ASIATIQUE.

CHAPITRE PREMIER

Choléra asiatique. — Diarrhée cholérique. — Cholérine. — Le choléra nostras doit être distingué du choléra asiatique.

Le choléra (choléra asiatique), né dans les Indes orientales, s'est étendu à presque tous les points du globe. Il est caractérisé principalement par des vomissements, un flux intestinal particulier, un facies spécial, la teinte cyanique des téguments, la diminution ou la suppression de la sécrétion urinaire, la perte plus ou moins complète de la voix, un trouble de l'innervation (crampes), de la calorification (algidité), de la circulation et de l'hématose.

Le poison cholérique affecte plus ou moins profondément l'économie, et la maladie se présente sous plusieurs formes. La *diarrhée cholérique*, la *cholérine* et le *choléra proprement dit* ne sont que des manifestations différentes de la même maladie. Ce ne sont que des degrés d'un même empoisonnement, la diarrhée cholérique en représentant la forme la plus atténuée et le choléra asphyxique en étant considéré comme l'expression la plus élevée.

La diarrhée cholérique répond, dans quelques cas qu'on a beaucoup trop généralisés, à la *diarrhée prémonitoire ;* elle a été aussi appelée choléra muqueux. La cholérine a reçu également le nom de choléra séreux. Quant au choléra asiatique proprement dit, dit aussi choléra asphyxique ou paralytique, il représente le degré le plus intense de la maladie.

C'est toujours la même cause spécifique, et les propriétés toxiques des déjections sont les mêmes dans les trois cas. La diarrhée cholérique peut transmettre le choléra asphyxique, comme le choléra asphyxique peut engendrer la diarrhée cholérique ou la cholérine.

Entre le choléra *asiatique* et le choléra *nostras*, il y a une certaine analogie symptomatique, mais la similitude ne porte que sur l'expression clinique. La spécificité de la cause sépare ces deux affections ; de même qu'entre une violente indigestion provoquée par un simple écart de régime, et les phénomènes déterminés par l'ingestion de certaines substances toxiques, il peut y avoir similitude apparente sans qu'il y ait identité de cause (1).

____

(1) Fauvel, *Le choléra, étiologie et prophylaxie*, p. 20.

Le choléra *nostras* est connu de toute antiquité. Le choléra *asiatique* ne s'est montré aux portes de l'Europe qu'en 1823, et s'il a reçu cette dénomination de choléra, des premiers médecins européens qui l'ont observé dans l'Inde, cela tient à une apparence symptomatique commune. J'ai déjà dit que ces deux maladies étaient différentes par leurs causes. On les distinguera également par la filiation des accidents et par le mode de propagation des épidémies. Le choléra *nostras* est une maladie saisonnière et ne peut être importé.

Ces différences sont capitales et ne devront jamais être méconnues. Le choléra *nostras* demande des soins médicaux, mais il n'exige pas l'organisation d'un système sanitaire international. Le choléra *asiatique* ressort seul de l'hygiène internationale.

CHAPITRE II

Le choléra a fait trois apparitions en Europe : en
1830, 1846 et 1865. Chacune de ces apparitions a été
une épidémie redoutable. Déjà, en 1823, il y avait eu
à Astrakan une petite épidémie de choléra, importante
pour nous parce qu'elle a tracé la route que devaient
suivre les invasions qui lui ont succédé.

Partant de la Perse où il régnait (1822), le choléra
envahit le Ghilan et le Mazandéran (provinces sep-
tentrionales de la Perse qui forment le littoral de la
Caspienne). Après quelques ravages, il s'assoupit
pendant l'hiver de 1822-1823 pour reparaître en avril
1823 à Recht. De cette ville, suivant le littoral occidental de la Caspienne, il franchit la frontière russe
par la petite ville d'Astara, en juin. D'Astara il gagne
Lenkoran, situé à quelques verstes d'Astara. Il arrive

à Lenkoran le 29 juin. De Lenkoran il gagna Salian et rayonna dans le voisinage de cette ville. Le 11 septembre on l'observait à Bakou et le 22 à Astrakan, où il s'éteignit bientôt.

L'épidémie de 1830 eut le même début. Le Ghilan et le Mazandéran furent envahis en 1829. La maladie s'assoupit encore pendant l'hiver, reparut au printemps dans le Ghilan et dans le petit port d'Enseli, situé à quelques heures de Recht. Comme en 1822, le choléra longe le bord occidental de la Caspienne et se montre vers le milieu de juin 1830 à Salian. Prenant alors deux directions différentes, d'un côté il se montre à Bakou, Kouba, Derbent, et envahit Astrakan ; de l'autre, suivant toute la vallée de la Koura, il se dirige vers Tiflis, en passant par Elisabethpol et se répandant dans tout le Caucase.

C'est ainsi qu'il gagna successivement les régions voisines d'Astrakan et remonta le Volga. Le 4 août il était à Saratow, puis il s'étendit en Russie et gagna les autres États de l'Europe. Nous ne suivrons pas sa marche dans tous ses détails, nous rappellerons seulement certaines observations plus particulièrement intéressantes et qui sont surtout curieuses en raison de l'époque à laquelle elles ont été faites. Déjà ces cas démontrent la doctrine de la transmission.

Le choléra, après s'être montré à Kiew le 26 décembre 1830, s'y était éteint pendant les plus grands froids. Il apparaît de nouveau, s'étendant à travers les provinces occidentales de la Russie jusqu'aux frontières de la Pologne, qu'il franchit avec l'armée russe dirigée contre Varsovie. Le 14 avril il éclate à Varsovie, où les Polonais avaient amené un grand nombre de prisonniers après la bataille d'Igani. La Moldavie, la Gallicie furent bientôt envahies ; c'est du littoral de la Baltique que part le choléra pour infecter l'Angleterre. Il se montre le 4 novembre 1831 dans le port de Sunderland. Le 27 janvier 1832 il éclate à Edimbourg, et le 10 février à Londres. De l'Angleterre il gagne l'Irlande, la France et la Hollande.

Grave remarque que Dublin, Cork et Belfast furent frappés près de quatre mois avant Waterford et Wexford. Or, un steamer fait deux fois par semaine le voyage entre Dublin et Cork et entre Dublin et Belfast, tandis qu'il n'y a pas de communications directes par les navires à vapeur entre Dublin et Waterford, pas plus qu'entre Dublin et Wexford. D'autre part, Waterford et Wexford n'ont avec l'Angleterre que des rapports très-restreints.

Le 15 mars 1832, venant d'Angleterre, le choléra éclatait à Calais, et onze jours plus tard (26 mars) il faisait explosion à Paris, et l'on a vu l'épidémie rayonner en tous sens autour de ce nouveau centre de propagation. L'extension se fait d'abord circulairement dans les départements qui entourent celui de la Seine, puis le choléra se porte à la fois dans toutes les directions, s'arrêtant à l'est à l'Alsace, au centre à la Corrèze, n'envahissant que tardivement à l'ouest la Sarthe, la Mayenne, les Côtes-du-Nord, l'Ille-et-Vilaine, au nord enfin dépassant la frontière pour se jeter sur la Belgique.

En 1846, après avoir gagné Salian par une marche identique aux précédentes, le choléra fut observé le 8 novembre dans la ville de Chemacka, à peu de distance de Salian.

On le voit à Bakou et Derbent en décembre ; oublié
pendant l'hiver, il se montre en avril 1847 dans les districts de Derbent, de Kouba, et il se propage à Témir-
Khan-Choury. De là il fut transporté par des soldats malades envoyés aux eaux minérales de Kisliar. La maladie se dissémina parmi des Kalmouks dispersés dans
les steppes jusqu'au Volga. Le 15 juillet, le choléra éclate
dans le lazaret de Birutchaya-Kossa, petite île située
près d'Astrakan. Le 16 juillet il était à Astrakan. Il se
dirigeait en même temps vers Tiflis. De Tiflis il gagna
Koutaïs et fut bientôt importé à Trébizonde. Au nord
de Tiflis, le choléra suivit la grande voie militaire
qui traverse la chaîne du Caucase à une hauteur de
7,000 pieds, et à la fin de juillet il existait à Stavropol
sur l'autre versant (1).

D'un côté, il franchit la mer Noire et envahit ses
ports ; de l'autre, il traverse la Russie, l'Allemagne, la
France, l'Italie, etc. Nous ne suivrons pas le choléra à
travers l'Europe. La marche de ces épidémies est aujourd'hui trop connue et nous renvoyons aux auteurs
qui se sont occupés de cette question (2).

Ce qui ressort pour nous de l'étude de ces épidémies,
c'est cette progression par étapes successives et toujours répétée, cette marche toujours identique du choléra, traits communs des épidémies qui ont suivi la
route de terre. Il y a là un fait des plus importants
pour l'hygiène internationale, et qui montre dans quels

(1) Il est à remarquer qu'avant d'arriver à Tiflis, le choléra rentra
en Perse par la grande voie de communication qui, de Bakou, passe
par Erivan, Natchichevan, Djoulfa, Ordoubaz et se continue vers Tauris.
(2) Voir surtout Briquet, Rapport sur les épidémies de choléra-mor-
bus qui ont régné de 1817 à 1850. (*Mémoires de l'Académie de médecine*, 1867-68, t. XXVIII, p. 56.)

points doivent être établis les postes sanitaires destinés à nous protéger à l'avenir.

La grande épidémie de 1865 vient inaugurer la voie maritime ; elle montre que le danger n'est pas localisé sur la mer Caspienne, mais qu'il réside aussi sur le littoral de la mer Rouge.

Là ne se borne pas le rôle important de l'invasion de 1865. Elle a bouleversé les doctrines jusque-là en vigueur en apportant, au point de vue de la transmission, un ordre d'idées nouveau. La panique qu'elle produisit en Europe provoqua la réunion de la conférence de Constantinople.

Il est intéressant de suivre dans toutes ses phases cette épidémie dont l'influence a été si considérable, et nous emprunterons pour son étude les parties les plus importantes du travail de Bartoletti (1).

C'est à la Mecque que l'épidémie a eu son point de départ. Elle avait été importée dans le Hedjaz par des navires provenant des Indes et chargés de pèlerins (2). Vers la fin d'avril le choléra sévissait à la Mecque et à Médine. La mortalité déjà considérable s'était accrue à l'Arafat pendant les trois jours des fêtes. Les médecins envoyés d'Égypte trouvèrent des cadavres dans

(1) *Rapport* sur la marche et la propagation du choléra en 1865, par Bartoletti.

(2) On ignore si le choléra a été importé directement de l'Inde ou indirectement par Mokhalla. Un certain nombre de navires, en effet, qui se rendent au Hedjaz chargés de pèlerins javanais et indiens font escale à Mokhalla pour se ravitailler. Or, il résulte du rapport du délégué d'Autriche que deux de ces navires, le *Persia* et le *North-wind*, auraient apporté le choléra à Mokhalla ; d'autres navires ayant relâché ensuite dans ce port de l'Hadramouth auraient été infectés et auraient disséminé les germes de la maladie sur les côtes de l'Yémen et du Hedjaz. Quoi qu'il en soit, le choléra provenait de l'Inde et il n'existait pas à la Mecque avant l'arrivée des pèlerins.

les rues et dans les mosquées. Plus d'un tiers des pèlerins, c'est-à-dire 30,000, succombèrent au choléra. La marche de la maladie montre que partout elle a accompagné les pèlerins.

L'Égypte fut, en raison de sa proximité avec la Mecque, le premier pays attaqué. Du 19 mai au 10 juin, c'est-à-dire en vingt-trois jours, dix bateaux à vapeur ont débarqué à Suez de 12,000 à 15,000 pèlerins. Sur de fausses déclarations des capitaines, la libre pratique fut accordée aux bateaux à Suez. Or le *Sidney*, vapeur anglais, avait perdu plusieurs cholériques pendant la traversée. Le premier bateau débarqué le 19 mai à Suez avait jeté des morts à la mer. Le 21, quelques cas de choléra se déclarèrent à Suez. Dans le nombre étaient le capitaine du bateau à vapeur et sa femme. Les 12,000 ou 15,000 pèlerins que nous avons vus passer la mer Rouge pour aller à Suez traversèrent l'Égypte en chemin de fer et allèrent camper près du canal Mahmoudié à Alexandrie.

Fêtés selon l'usage par les Arabes du voisinage, les Hadjis leur communiquèrent d'abord la maladie. Le 2 juin éclate un premier cas à Alexandrie, le 5 deux autres cas se déclarèrent, et du 5 au 11 il y en eut un plus grand nombre ; le 11 seulement l'intendance fut convaincue de la présence du choléra. Jusqu'ici on avait cru à la fièvre pernicieuse. En deux mois le choléra fit 4,000 victimes à Alexandrie, et en Égypte, en moins de trois mois, il donna la mort à plus de 60,000 habitants. La population étrangère surtout, terrifiée, émigra en masse et alla porter à la fois dans le monde entier les germes de la maladie. Le choléra va se développer à Constantinople, à Smyrne.

Beyrouth, en Mésopotamie, sur la mer Noire, à Kusten-djé, Odessa, porté jusqu'à New-York et à la Guadeloupe par les bateaux à vapeur, et apparaissant dans le port au moment même où le navire y a débarqué. C'est cette marche que nous allons décrire.

Ainsi donc, venu de l'Inde, son foyer d'origine ou 1er foyer, le choléra arrive à la Mecque (2e foyer), puis gagne Alexandrie, qui va devenir un nouveau centre d'émission (3e foyer). Toutes les villes, tous les ports qui, comme Beyrouth, Marseille, Constantinople, reçoivent des arrivages d'Alexandrie, deviendront de nouveaux centres, pouvant être considérés comme des foyers de 4e ordre et qui, à leur tour, seront le point de départ de nouvelles émissions. Ainsi, des navires partis de Constantinople iront infecter Odessa, Kustendjé, etc.; une malade quittera Marseille, apportera en quelques heures le choléra à Paris. Nous allons entrer dans quelques détails :

La frégate ottomane *Moukbiri-Sourour*, partie d'Alexandrie le 21 juin, arrivée à Constantinople le 28, a été la cause de l'épidémie redoutable qui en peu de temps provoqua la mort de 12,000 à 15.000 personnes.

De Constantinople, foyer quaternaire, la maladie fut transportée par bateau à Kustendjé, Soulina, Odessa, Trébizonde, Samsoun. De Kustendjé, remontant le Danube, le choléra se montre à Vidin, et des bords du Danube il s'avance dans l'intérieur et se manifeste dans pulsieurs localités de la Bulgarie.

C'est encore de Constantinople que le choléra vint à Odessa. C'est d'Odessa que partit la femme d'un artisan allemand pour se rendre au centre de l'Allemagne, à Altenbourg. Ce fait a été rapporté par Pettenkofer.

C'est encore d'Odessa, en passant par Borki, Kiew, que le choléra fut transporté jusqu'à Kownow, Wilna, Mohilew et Saint-Pétersbourg.

Les quelques cas qu'on observa à Trébizonde furent également le résultat d'une importation de Constantinople. Le choléra se montre le 25 juillet à Trébizonde, et le 22 août à Erzéroum. Il fut constaté pour la première fois, dans cette ville, à la suite de l'arrivée d'ouvriers kurdes et arméniens renvoyés de Constantinople où régnait le choléra. Ces ouvriers étaient arrivés à Erzéroum par Trébizonde, et avaient infecté plusieurs villages sur la route qu'ils avaient parcourue. Ils se répandirent dans les khans et marchés d'Erzéroum et y semèrent les germes de la maladie. Mais l'épidémie de Trébizonde, peu sérieuse par elle-même, est importante parce qu'elle devint l'origine de l'épidémie du Caucase.

Le 12 août, le choléra se manifeste dans l'hôpital de Poti, et le 19 à Koutaïs. Il disparaît complétement de cette dernière ville le 8 octobre pour y reparaître avec une force nouvelle après une trêve d'un mois. D'après des renseignements authentiques, cette seconde éclosion du choléra à Koutaïs a succédé à l'arrivée d'une grande foule de paysans venus de Koulamey et des environs, pour assister à la promulgation du manifeste impérial concernant l'affranchissement des communes.

Le choléra a persisté sur les bords du Rion (ancien Phase) et a décimé les militaires qui travaillaient à la construction du chemin de fer. Cette ténacité de l'épidémie, dans ces contrées, s'explique par les conditions telluriques : terrain d'alluvion, sol humide et poreux.

Ces caractères m'ont surtout frappé lorsque j'ai suivi la route de Koutaïs à Poti.

Poti m'a paru offrir, à cet égard, des conditions vraiment exceptionnelles. De Koutaïs, le choléra se répandit dans les pays voisins, à Tiflis, Elisabethpol, Etchmiadjine, Natchichevan, Erivan, Soukhoum.

Nous ne le suivrons pas plus loin dans sa marche; nous reviendrons à Alexandrie, où nous allons assister à de nouvelles émissions.

Le 23 juin, le bateau à vapeur l'*Archiduchesse-Charlotte,* venant d'Alexandrie, importe le choléra à Smyrne (Smyrne était parfaitement indemne).

C'est encore Alexandrie qui a engendré l'épidémie de Beyrouth, épidémie d'où part le premier courant qui va porter le choléra en Mésopotamie. La Mésopotamie se trouve, en effet, infectée par deux courants : l'un qui, partant de Beyrouth, descend le Tigre et l'Euphrate; l'autre qui remonte ces fleuves avec les pèlerins revenant de la Mecque. Ces deux courants vont se réunir et se confondre et donner lieu à l'épidémie cholérique de la Mésopotamie. La marche de cette épidémie, ayant été suivie avec beaucoup de soin, offre à nos yeux un très-grand intérêt.

D'Alexandrie partirent encore de nouvelles émissions, à l'île de Chypre et à Ancône.

Enfin ce fut encore d'Alexandrie que partit, le 1ᵉʳ juin, le navire qui apporta à Marseille le choléra. C'était le *Stella,* emmenant 67 pèlerins de la Mecque.

Huit jours après son départ, le 9 juin, il jeta à la mer 2 morts de choléra. Le 11 juin il débarquait les 65 restants à Marseille, parmi lesquels le nommé Ben-Kaddour, qui succomba en touchant terre. Il résulte

de renseignements communiqués par le docteur Fauvel,
que le nombre des navires arrivés à Marseille du
15 juin au 10 décembre, en patente brute de choléra,
a été de 390, dont 143 à vapeur et 247 à voile. Ils
étaient montés par 16,041 personnes. Parmi les bateaux à vapeur, 12 sont arrivés à Marseille avec le
choléra. Le *Stella* eut 2 décès ; le *Saïd* 2 ; le *Tarifa* 1 ; le
Vincent 1 ; le *Copernic* 2 ; le *Cella* 1 ; l'*Asie* 2 ; le
Saïd 2 ; le *Marie-Louise* 3 ; le *Brésil* 1 ; l'*Oronte* 1 ;
le *Byzantin* 1. En outre, il a été admis et traité au lazaret 6 cholériques, 2 malades affectés de cholérine, 8 de
diarrhée et de dyssenterie.

Après Marseille, l'épidémie s'est déclarée à Toulon,
Arles, Aix, où elle a fait de grands ravages. Elle est
ensuite arrivée à Paris, qui recevait tous les jours par
le chemin de fer des flots de voyageurs venant du
Midi.

C'est d'Alexandrie, en passant par Marseille, qu'un
négociant français parait avoir importé le choléra à Valence le 8 juillet 1865. De Valence, la maladie s'est
propagée dans les villes et villages des environs.
Dans toute l'Espagne et en Portugal l'épidémie sévit
d'une façon redoutable. Elle fut apportée par mer à
Barcelone le 22 juillet ; à Carthagène, à Murcie, le
20 septembre ; à Séville, le 6 septembre ; de Séville
elle gagna Elvaz le 1ᵉʳ octobre et parvint ainsi à Lisbonne. Plus au nord elle gagna Madrid le 15 août
venant de Valence.

L'importation du choléra en Amérique est surtout
intéressante en raison de la distance énorme à laquelle
le choléra a été transmis. Une première importation à
New-York ne donna lieu à aucune épidémie, grâce à

la sagesse des mesures qui furent prescrites. Voici la relation de ce fait :

L'*Atlanta*, navire anglais, partit de Londres le 10 octobre avec un chargement de marchandises et 40 passagers. L'état sanitaire de Londres était alors excellent. Arrivé le 11 au Havre, où il resta seulement un jour, il embarqua 564 nouveaux passagers, la plupart Suisses, ayant tous passé par Paris, où, sauf quelques exceptions, ils avaient séjourné un certain temps. Le choléra sévissait à Paris avec intensité. Deux familles allemandes étaient restées à Paris à l'hôtel de la *Ville de New-York* et cinq jours aux hôtels du *Weissen Lamm* et *Hultgarder Hof*. Des émigrants arrivés quelques jours avant dans ces derniers hôtels étaient tombés subitement malades. Revenons au navire.

Il était parti le 12, et dès le lendemain il y eut à bord un décès de choléra, sur un petit enfant de la famille venant du *Weissen Lamm*. Cinq autres décès suivirent, les 14, 16, 18, 19 et 22, dans la famille qui avait habité l'hôtel *Hultgarder Hof*.

A l'arrivée de l'*Atlanta*, le chirurgien déclara 60 cas de choléra et 15 décès survenus pendant la traversée. Deux décès eurent lieu dans le port, et des 42 malades envoyés à l'hôpital de la marine, du 6 au 19 novembre, 6 succombèrent, ce qui fait un total de 102 cas et 23 décès. L'*Atlanta* fut immédiatement envoyé et isolé dans la baie basse, aucun lazaret n'existant à New-York. Dès que l'hôpital fut disposé, et qu'il y eut eu dix jours de quarantaine après le premier cas, tous les malades y furent transportés et, grâce à ces mesures, New-York fut préservé.

Il y a eu encore d'autres importations en 1866, par le bateau à vapeur *Virginia* et l'*England*.

L'épidémie de 1865, qui se montra encore à la Guadeloupe, à la Pointe-à-Pitre, a produit dans toute l'Europe des explosions qui ne sont pas encore éteintes.

Je me suis attaché dans l'étude de l'épidémie de 1865, comme dans les relations précédentes, à montrer surtout l'épidémie à son début et à établir nettement la filiation des premiers cas. C'est là seulement que la marche de la maladie peut être un enseignement utile. C'est ainsi que nous avons suivi pas à pas le choléra quittant Recht, longeant le bord occidental de la Caspienne pour arriver à Astrakan ; de même nous l'avons vu partir d'Alexandrie et aller infecter successivement les ports où débarquaient les navires.

Mais lorsque l'épidémie est parvenue au centre de l'Europe, l'enchaînement des faits devient plus complexe, et l'étude ne conduit souvent qu'à la confusion et à l'erreur. C'est ainsi que s'expliquent les fausses doctrines répandues sur la transmission à la suite de l'épidémie de 1832.

La marche si évidente de l'épidémie de 1865 a réformé ces erreurs. Cette épidémie n'est pas encore éteinte aujourd'hui ; et, chaque année, depuis 1865, on la voit, s'assoupissant pendant l'hiver, éclater de nouveau au printemps.

Il existe encore en Gallicie, dans certaines parties de la Russie, des foyers mal éteints qui pourraient, sous l'influence de circonstances adjuvantes, être facilement ranimés et produire peut-être encore une épidémie redoutable. Les cas qui viennent d'être signalés à Pesth (15 mai 1873) sont aussi des restes de l'épidémie de 1865. M. Fauvel, chaque année, fait connaître à l'Académie le bilan de l'état cholérique, cherchant à en déduire des indications pour l'avenir (1). Il a montré que ces foyers ne nous menaçaient pas directement, et jusqu'ici ses prévisions ont été complétement réalisées.

(1) Consulter sur ce sujet les intéressantes communications de M. Fauvel à l'Académie, dans les séances du 26 janvier 1869, du 25 mai 1869, du 1er juin 1869, du 21 décembre 1869, du 1er août 1871, du 29 août 1871, du 5 décembre 1871, et du 2 juillet 1872.

Ainsi donc, nous n'avons eu en Europe que trois véritables épidémies cholériques : les épidémies de 1830 et 1846, qui ont suivi la route de terre, et l'épidémie de 1865, qui a suivi la voie maritime.

Quant à ce qui a été désigné sous le nom d'épidémie de 1852, il n'y avait pas là une épidémie nouvelle, mais seulement le réveil de foyers de l'épidémie de 1846, transportés, grâce à certaines circonstances particulières, d'Europe en Amérique et d'Amérique en Europe. Les foyers de 1846 ont eu alors le rôle que pourraient avoir aujourd'hui les foyers que nous observons en Gallicie et en Hongrie.

J'arrête ici l'histoire des épidémies hors de l'Inde. Je ne les ai décrites qu'à leur début parce que, comme je l'ai dit, leur origine et leur début peuvent seuls nous aider à formuler les lois qui régissent ces terribles invasions. Les suivre dans chacune de leurs phases serait, d'ailleurs, une tâche trop considérable et dont l'étendue dépasserait les limites de cet ouvrage.

CHAPITRE III

I

Le choléra, qui, parti des bords du Gange en 1817,
s'est étendu dans toute l'Europe, apparaissait-il pour
la première fois dans l'Inde, ou était-il, avant cette
époque, endémique dans ce pays?

Les opinions qui ont été émises à cet égard peuvent
être rangées sous trois chefs.

M. Tholozan (1), qui défend la première, prétend que
le choléra a de tout temps existé dans l'Inde, et qu'on en

(1) Du choléra dans l'Inde depuis le seizième siècle jusqu'à la fin du
dix-huitième. *Gaz. médic.*, 1868.

retrouve les traces dans l'antiquité la plus reculée. D'après d'autres médecins, le choléra qui s'est montré jusqu'en 1817 différait complétement de la maladie asiatique que nous observons aujourd'hui. « Toujours, dit Daremberg, le choléra qui a été observé dans l'Inde avant 1817 était du choléra nostras. » La conférence de Constantinople n'a adopté ni l'une ni l'autre de ces deux opinions. Son rapporteur, M. Fauvel, sans rejeter absolument la présence possible du choléra asiatique avant 1817, remarque avec raison que la maladie, affectant à cette époque des allures toutes différentes, a été prise par le docteur Titler pour une affection nouvelle, et qu'à partir de ce moment elle a revêtu un caractère très-important pour nous, le caractère *envahissant*.

Les éléments nous manquent pour approfondir la question.

Ce pays, où la médecine était en si grand honneur que les Hindous disaient : « L'une des quatorze choses précieuses que les dieux ont produites en agitant l'Océan est un médecin instruit, » nous offre pourtant une grande pénurie de documents scientifiques. Les savants hindous confondent indistinctement les maladies épidémiques ou contagieuses qui dévastent leurs contrées sous la vague définition de peste. Et là où le secours de l'histoire nous deviendrait le plus utile, nous rencontrons les lacunes laissées par la conquête musulmane, alors que le génie hindou, après avoir atteint son plus haut degré de puissance, commence la longue période de son déclin.

Nous chercherons dans les récits des voyageurs, dans les chroniques, les relations médicales, quelques lumières sur la question de l'antiquité du choléra dans l'Inde.

Les récits de Marco Polo, qui visita l'Indo-Chine et les îles de la Sonde vers la fin du xiiie siècle, ne font aucune mention de l'existence du choléra dans ce pays. Nicolo Conti, qui voyagea en Orient dans la première partie du xve siècle, garde le même silence à cet égard. Poggio Bracciolini, qui raconte le voyage de Conti, affirme qu'on ne voit dans l'Inde aucune de ces épidémies qui dévastent si souvent l'Europe, et cependant Conti avait traversé l'Inde et il avait accompagné les armées dans différentes expéditions.

Mendès Pinto, autre voyageur du xvie siècle, fut plusieurs fois pris et vendu comme esclave. A son retour en Portugal, en 1558, il fit la relation de ses excursions. Il s'étend sur les maladies qu'on observe dans l'Inde, mais sans faire aucune allusion à la présence du choléra. Il raconte qu'au siége de Prom, par le roi de Burmah, une épidémie terrible se déclara sur l'armée, enleva 80,000 hommes, parmi lesquels se trouvaient 500 Portugais; mais rien dans sa description ne peut faire supposer une épidémie de choléra.

C'est parmi les chroniqueurs que nous trouvons la première mention de choléra dans l'Inde. En effet, Gaspard Correa, chroniqueur portugais, dont le récit a pour nous un très-grand intérêt, donne deux relations d'épidémies cholériques. La première est tirée de *Leudas da India* (1).

Dans ces premières descriptions du choléra, la ma-

___

(1) C'était au printemps de l'année 1503, l'armée de Zamorin ne perdit pas moins de 20,000 hommes indépendamment des blessés. En outre il y avait une affection foudroyante qui frappait de douleurs dans le ventre et enlevait les hommes en moins de huit heures.

ladie est toujours appelée *uma d'or* (une douleur ou une angoisse).

Quarante ans plus tard, en 1543, Correa relate une autre épidémie qui se montra à Goa (1).

M. Gaskain, qui a commenté Correa, fait remarquer que le chroniqueur portugais, dans le titre du chapitre XXIV que nous citons ici, désigne le choléra sous le nom de maladie nouvelle: « De la grande mortalité de Goa, par suite d'une *nouvelle épidémie*, appelée mordixy, et de la difficulté qui s'en suivit pour les funérailles d'un si grand nombre de personnes. »

M. Tholozan, qui rapporte toutes ces citations dans le mémoire déjà cité, prétend alors que si Correa a parlé d'une maladie nouvelle, c'est que les Portugais nouvellement arrivés n'avaient probablement pas été

(1) Dans le printemps, il y eut à Goa sur toutes les classes de la population, sur les enfants à la mamelle comme sur les octogénaires, une maladie (angoisse) mortelle. Les habitants du pays l'appelaient mordixy. Ce mal sévissait aussi sur les bestiaux et sur les poules. Aucune cause ne pouvait être assignée à cette affection mortelle. Les personnes en santé, ainsi que les malades, succombaient sous ses coups. Elle ne respectait rien; cette angoisse était si grande et si grave qu'elle paraissait produite par le poison le plus intense, car il y avait des vomissements avec une grande altération comme si l'estomac eût été desséché, et des crampes fixées aux tendons des jointures et à la plante des pieds avec une douleur si vive que les patients paraissaient être à l'article de la mort. La vue était obscurcie, les ongles des pieds et des mains noirs et recourbés. Aucun de nos médecins ne trouva de remède à ce mal. Les malades vivaient tout au plus un jour ou un jour et une nuit après avoir été attaqués, de telle sorte que sur 100 malades il en échappait à peine 10, et ceux-là étaient ceux qui, dès le début de la maladie, avaient fait usage des médicaments des indigènes. Le gouverneur ordonna aux médecins d'ouvrir un cadavre afin de découvrir la cause de ce mal, et les médecins ne découvrirent rien d'anormal, si ce n'est un estomac contracté et plissé comme le gésier d'une poule ou comme un morceau de cuir recroquevillé au feu. En conséquence, les maîtres médecins déclarèrent que ce mal frappait l'estomac, le racornissait et que telle était la cause de la mort.

témoins encore d'une épidémie aussi intense que celle de 1543.

Pour nous, il n'est pas douteux que la relation de Correa soit la première mention d'une épidémie cholérique. Nous ne discutons pas, d'ailleurs, l'argument de M. Tholozan. L'intérêt pour nous consiste seulement à savoir si Correa relate une épidémie de choléra *asiatique* ou une épidémie de choléra *nostras*, et c'est là le point qui reste si difficile à déterminer.

Nous avons de cette épidémie de Goa une autre relation réellement scientifique d'un médecin portugais, Garcia d'Orta. Son ouvrage parut à Goa en 1563, sous ce titre : *Les simples, les drogues et les médecins de l'Inde*. Cet ouvrage a la forme d'un dialogue ressemblant beaucoup à celui que J. de Bethencourt imagine entre le gaïac et le mercure dans son *Nouveau carême de pénitence et purgatoire d'expiation à l'usage des malades affectés du mal français*. On y retrouve la même forme originale. Le dialogue entre l'arbuste *costo* et la *collerica passio* est reproduit dans la *Revue médico-chirurgicale britannique et étrangère*.

Bontius, médecin de la compagnie hollandaise des Indes orientales, observa également une épidémie à Batavia en 1629. Sa description est très-inférieure à celle de Garcia d'Orta (1).

Christoval Acosta, qui séjourna dans l'Inde vers la moitié du XVIe siècle, dit qu'on voit fréquemment à Morshy une maladie épouvantable et virulente que les Arabes appellent *hachaiza*.

Je ne ferai que mentionner la relation du docteur

(1) Le gouverneur général des Indes succomba au choléra, que Bontius avait pris pour une affection des voies respiratoires.

Paisley, de Madras (1774), qui constate la fréquence des épidémies cholériques parmi les indigènes, ainsi que le voyage de Sommerat aux Indes orientales, qui décrit une maladie épidémique régnant sur la côte de Coromandel, de 1774 à 1781.

D'après le docteur Burke, les ravages ne s'arrêtèrent pas à la côte de Coromandel. Les établissements français qui existent sur cette côte avaient, à cette époque, des relations très-fréquentes, soit par des navires marchands, soit par des navires de guerre, avec l'île Maurice, où se trouvaient un point de relâche et une station militaire. Or, il paraît probable qu'il y eut dans cette île, vers 1775, une épidémie de choléra. Ces documents n'ont pas une valeur absolue ; s'ils étaient authentiques, ils jugeraient la question, puisqu'il serait démontré qu'il y a eu, en 1774, une épidémie de choléra *envahissant*, pouvant être importé. Il est assez curieux de voir M. Tholozan, auquel j'emprunte cette citation, et qui refuse toute valeur au caractère envahissant, s'appuyer sur cet argument pour démontrer son opinion.

Nous arrivons à une époque mieux connue de nous. Dans les dernières années du xviiie siècle, de 1781 à 1791, on observa dans l'Inde un certain nombre d'épidémies cholériques. Je citerai entre autres la grande explosion qui eut lieu au mois d'avril 1783 à Hurdwar. Cette ville est un lieu de pèlerinage fameux pour les Hindous. A peu près en même temps on aurait observé une épidémie du même genre à Travancore, ville très-éloignée d'Hurdwar. Hurdwar, en effet, est situé au nord de l'Hindoustan, tandis que Travancore est au sud de la péninsule.

La conférence de Constantinople paraît considérer ces deux épidémies comme absolument différentes, tandis que, pour M. Tholozan, ce seraient là simplement deux étapes d'une même épidémie. Pour lui cette grande épidémie de 1781, 1782, 1783 a débuté près de Candjam, dans la partie nord du territoire connu sous le nom des Cinq-Circars ; de là elle se serait étendue au sud de la péninsule d'une part, et de l'autre elle aurait gagné le nord de l'Inde en passant par Calcutta. Ses ravages ne se seraient arrêtés qu'à Hurdwar, dans le point où le Gange sort des montagnes pour se rendre dans la plaine, à 160 kilomètres au nord-est de Delhi, à 1,024 pieds au-dessus du niveau de la mer.

Nous sommes loin, dit M. Tholozan, de connaître exactement l'histoire de ce fléau. Toutefois, ces traits suffisent pour montrer que, dans la deuxième moitié du xviiie siècle, il y a eu dans l'Inde une grande manifestation cholérique qui, débutant à 315 milles environ au sud-ouest de Calcutta, et tout à fait en dehors du delta du Gange, a parcouru en deux années la péninsule et l'Inde centrale, marchant dans les premières localités du nord au sud, et dans les secondes du sud au nord.

On voit que, dans cette circonstance encore, M. Tholozan s'appuie sur le caractère envahissant du choléra pour démontrer l'antiquité de cette maladie dans l'Inde, et cependant il refuse à ce caractère envahissant toute valeur au point de vue de la distinction des deux choleras (choléra *nostras* et choléra *asiatique*) disant que ce n'est point un signe clinique.

Sans doute, toutes les raisons invoquées par M. Tholozan pour démontrer l'antiquité du choléra asiatique dans l'Inde ne sont pas absolument probantes. Les voyageurs que nous avons cités ne parlent pas du choléra. L'épidémie de Goa a été arrêtée sur place. L'épidémic d'Hurdwar, quoiqu'elle n'ait pas été la seule observée à ce moment, n'a pas été suivie de beaucoup d'autres épidémies, et depuis la fin du siècle dernier jusqu'en 1817 il ne fut plus question de choléra épidémique dans l'Inde. Cependant nous n'accepterons pas l'opinion absolue de Daremberg, qui considère exclusivement comme du choléra nostras toutes les épidémies cholériques qui se sont montrées dans l'Inde jusqu'en 1817. Si l'on tient compte de cette épidémie de la côte de Coromandel qui a pu être importée à Maurice, si l'on tient compte des épidémies d'Hurdwar et de Travancore, qui peuvent n'être que deux étapes d'une même épidémie ayant débuté près de Candjam, on peut accepter que le choléra asiatique n'a pas dans l'Inde une origine aussi récente que Daremberg l'affirme.

Toutefois, comme l'importation à Maurice et la marche de l'épidémie de Candjam sont loin de reposer sur des documents irréfragables, notre conclusion ne sera pas non plus absolue, et nous garderons sur cette question la même réserve que M. Fauvel : « Il n'est pas démontré que le choléra épidémique ait existé dans l'Inde avant 1817 ; mais rien n'établit non plus d'une façon certaine qu'il n'ait pas existé. »

Nous avons vu l'antiquité du choléra tour à tour défendue et contestée. Mais quelle que soit l'époque à laquelle cette maladie ait fait son apparition dans l'Inde, il est évident qu'elle a l'Inde pour berceau ; cependant se montre-t-elle sur tous les points de ce vaste pays avec la même fréquence?

Nous savons bien que le choléra est surtout endémique dans la vallée du Gange et du Brahmapoutra, mais nous n'allons guère au delà de ces données générales.

La conférence de Constantinople a nettement formulé les desiderata de la question ; toutefois n'ayant point reçu de l'Inde les documents qu'elle avait demandés, elle n'a pu préciser les points où le choléra a toujours été endémique, les séparer de ceux où il ne s'est montré que récemment ; il lui a été également impossible d'indiquer les principales épidémies qui ont régné dans l'Inde depuis 1817, avec leur point de départ, leur marche et leur point d'arrivée. Cependant, elle a pu conclure qu'il n'existe dans l'Inde qu'un petit nombre de foyers endémiques de choléra, et elle les a classés, suivant le plus ou moins de fréquence de la maladie, en trois catégories :

1º Le choléra règne de préférence, comme maladie endémique, avec une tendance à devenir épidémique à certaines époques, dans le Bengale en général. Il sévit dans les stations de Cawnpoor et de Allahabad, mais surtout dans la ville de Calcutta. Il se montre aussi à Arcot, près de Madras et à Bombay.

2º Le choléra apparaît comme maladie épidémique tous les ans ou presque tous les ans à Madras, Conjeveram, Poorce, Tripetty, Mahadeo, Trivellore et d'autres localités où ont lieu des agglomérations de pèlerins hindous.

3º Il se montra encore comme maladie épidémique, mais à des époques indéterminées, dont les intervalles ne dépassent pas pour la plupart la période de 4 ou 5 ans, dans les provinces du nord-ouest de l'Hindoustan, en

1845, 1852, 1856, 1861, ainsi que dans toutes les parties des présidences de Madras, de Bombay et dans le Pégu.

II

Les peuples enfants de l'Orient, lorsqu'ils assistent à une de ces grandes épidémies qui désolent d'intervalle en intervalle ces contrées, impuissants à en pénétrer la cause, l'attribuent au courroux d'une divinité farouche et ennemie de l'homme.

Quant à nous, nous ignorons encore la cause réelle de l'endémicité du choléra dans l'Inde.

Quelques-uns l'attribuent aux alluvions du Gange et du Brahmapoutra rendues plus pernicieuses par un soleil brûlant, une quantité considérable de matières organiques, animales et végétales, en fermentation permanente sous un climat chaud et humide. D'après cette opinion, le choléra ne serait que l'infection de l'économie par les matières organiques fermentées s'échappant de ces terrains. Mais bien d'autres fleuves que le Gange donnent lieu à de pareilles alluvions, et cependant le choléra ne paraît pas endémique sur leurs bords.

Suivant une autre hypothèse, l'endémicité du choléra dans cette région serait due à la coutume traditionnelle d'abandonner au cours du fleuve sacré des cadavres à demi brûlés. Mais cette coutume existe depuis un temps immémorial ; le choléra est, nous l'avons vu, une maladie nouvelle. Enfin, je le répète, ce n'est pas exclusivement sur les bords du

Gange que le choléra a son berceau : d'autres foyers de la maladie sont loin du fleuve sacré.

On a encore voulu expliquer la permanence du choléra et sa plus grande fréquence depuis la fin du siècle dernier par la ruine des grands travaux hydrauliques exécutés autrefois dans ce pays. Grâce à ces travaux, la circulation des eaux était rendue facile et ne donnait pas lieu à ces stagnations si favorables à la fermentation des matières organiques. Mais ces travaux de canalisation sont détruits depuis longtemps déjà, et ils existaient surtout dans le Carnatic, au sud de la péninsule. D'après les affirmations de M. Goodeve, qui a donné tous ces renseignements à la conférence de Constantinople, le delta du Gange et du Brahmapoutra n'a jamais eu de ces travaux hydrauliques, et les eaux y ont coulé depuis des siècles dans les mêmes conditions. D'ailleurs, ils seraient irréalisables aujourd'hui dans l'immense territoire parcouru par le Gange : le sol y est très-peu élevé, et au mois de septembre, à l'époque de la grande crue, les eaux s'écoulent sur une étendue de plus de 100 milles de largeur avec une violence et une rapidité qui se trouvent encore accrues par la multitude énorme d'affluents qui se déversent dans le fleuve.

Notre conclusion sera donc que l'endémicité du choléra dans l'Inde est un fait démontré, mais que sa cause est encore ignorée. Toutefois, la permanence de la maladie dans certaines régions ne peut être expliquée par des transmissions successives et nous pensons avec la conférence qu'il n'y a d'autre interprétation acceptable qu'une cause inhérente aux régions dans lesquelles le choléra a son berceau. Nous ne pouvons pas pénétrer plus profondément dans l'étude de la *cause* réellement *spécifique* du choléra ; mais voyons quelles sont les *circonstances adjuvantes* qui favorisent le développement et la propagation des épidémies de cette maladie dans l'Inde.

III

Les *saisons chaudes* doivent être considérées comme très-favorables au développement épidémique : ainsi, au Bengale, le choléra revêt la forme épidémique pendant les grandes chaleurs, d'avril en août.

Dans les provinces du nord-ouest, les plus grandes épidémies, notamment celle de 1851, ont sévi surtout pendant les mois de juillet et d'août, et se sont terminées au commencement de l'hiver.

Dans la présidence de Madras, où les saisons sont moins tranchées, c'est aussi dans la période la plus chaude de l'année que le choléra se montre épidémiquement avec le plus d'intensité.

Enfin, la grande manifestation de 1817 commença vers le mois d'août ; mais s'il est impossible de méconnaître que la saison chaude exerce une influence favorable au développement épidémique du choléra, ce n'est là, comme le fait observer M. Fauvel, auquel nous empruntons ces renseignements, qu'une circonstance adjuvante, soumise à de nombreuses exceptions, et on ne saurait y voir une condition nécessaire et indispensable au développement épidémique.

Je laisse de côté toutes les autres causes banales qui ont été invoquées et qui seraient également appli-

cables à toutes les épidémies ou maladies : conditions
d'âge, de sexe, de tempérament, etc., etc., et j'arrive
à la grande cause adjuvante par excellence, celle qui
va devenir un agent de renforcement et de dissémination de l'épidémie, je veux parler des grandes agglomérations et migrations d'hommes, des foires et surtout
des *pèlerinages* qui s'accomplissent à des époques
déterminées dans plusieurs localités de l'Inde. Je
ne parlerai que des pèlerinages les plus importants ;
ce que je dirai des uns, d'ailleurs, sera parfaitement
applicable aux autres.

Hurdwar ou Gangadwara (les portes du Gange) est
un lieu de pèlerinage et de foire fameux (1). En
1783, il s'y trouvait réuni plus d'un million d'individus, lorsque le choléra éclata et fit périr 20,000 hommes dans l'espace de 8 jours. Comme nous l'avons vu,
quand cette foule se dispersa l'épidémie s'éteignit sans

(1) La réunion a lieu tous les ans à la pleine lune d'avril, et le pèlerinage y est réputé être tous les douze ans plus efficace qu'à l'ordinaire.
L'année 1783 était une de ces douzièmes années considérées par les Hindous comme plus propitiatoires que les autres. Comme Hurdwar est
situé dans le point où le Gange pénètre dans l'Hindoustan, cette ville
est plus que toutes les autres stations du fleuve visitée par les pèlerins. La facilité que l'on a pour y arriver des différents points de
l'Asie augmente encore le pèlerinage. Les ablutions dans le Gange
sont le grand rite pratiqué par les Hindous ; ces ablutions commencent dans le mois de *chaitra*, quand le soleil entre dans le signe de
mina ou des poissons, et elles finissent quand le soleil entre dans
le bélier. Chaque douzième année est célébrée avec des réjouissances
et appelée le *Cumbh Mela*.

Les ablutions à ces époques duodécimales sont considérées comme
beaucoup plus efficaces. Le 10 avril est le dernier jour des purifications. La foire qui a lieu à l'occasion de ce pèlerinage est l'objet d'un
trafic très-étendu : elle était autrefois la plus considérable de l'Inde ;
il y venait des marchands du Pendjab, de la Tartarie, de Cachmir, du
Rappootanah. Hardwick, qui était au *Cumbh Mela* de 1796, évalue à
deux millions et demi la multitude assemblée. Douze ans après, Raper
estime à deux millions le nombre des pèlerins.

se propager. Il n'en est plus de même aujourd'hui. Le choléra se montre tous les ans à Hurdwar à l'époque de la foire.

Jugurnath, sur la côte d'Orissa, au nord-ouest du golfe de Bengale, est aussi un lieu de pèlerinage des plus vénérés. Les cérémonies y ont lieu dans les mois de juin et juillet.

Je citerai également Conjeveram, qui est situé à 45 milles au sud de Madras, et qui voit arriver chaque année pendant le mois de mai plus de 200,000 pèlerins.

Les phénomènes que l'on observe a Hurdwar, à Jugurnath, à Conjeveram sont partout les mêmes et se montrent également dans toutes les autres localités qui sont le siége de foires et de pèlerinages. Les pèlerins affluent de toutes parts dans ces lieux sacrés, ils arrivent épuisés par la fatigue et la misère, ayant souvent fait plusieurs centaines de lieues, presque toujours à pied, sous un soleil brûlant. Leur condition va s'aggraver encore : la mauvaise nourriture, l'absence d'eau potable, la débauche vont s'ajouter à l'encombrement pour devenir une nouvelle cause de développement épidémique. La maladie se trouve ainsi renforcée; la mortalité est considérable, mais ce n'est pas tout : quand cette multitude va se disperser, elle va semer partout le choléra sur son passage et devenir ainsi un agent des plus actifs de la propagation de la maladie. Après avoir été un agent de renforcement, elle va devenir un agent de dissémination. Toutefois, le savant rapporteur de la conférence de Constantinople fait remarquer que ces lieux de pèlerinage ne sont pas considérés comme des foyers d'endémie cholérique : le choléra s'y éteint après le départ des pèlerins, et il n'y reparaît plus ou moins périodiquement qu'à l'occasion d'un nouveau pèlerinage. Il est donc probable que, dans l'Inde comme ailleurs, l'importation du choléra est la condition nécessaire de son développement épidémique.

IV

Le choléra présente, dans certains pays en dehors de l'Inde, des caractères de fixité et de permanence si particuliers que certains auteurs ont cru que cette maladie y existait à l'état endémique.

Les épidémies qui se perpétuent depuis cinquante ans dans l'Indo-Chine, la Chine, les îles de l'Archipel indien, l'Afghanistan, le Béloutchistan, la côte orientale et méridionale de la péninsule arabique (1), la Perse, semblent venir à l'appui de cette opinion. Elle ne peut cependant être absolument établie ; mais comme le choléra existe aujourd'hui à l'état endémique dans certains points de l'Inde où il n'était pas apparu auparavant (notamment Cawnpoor et Allahabad), la conclusion doit être très-réservée.

Il paraît même démontré, d'après les communications d'Armand, que le choléra est endémique dans le vaste

(1) Le choléra a fait plusieurs apparitions dans l'Arabie intérieure, et notamment en 1854, 1862, 1863 (Palgrave). En 1854, à Riad, ville capitale du Nedjd, un tiers de la population périt ; tous les districts furent visités par le fléau, à part le Sedeyr, situé à une altitude exceptionnelle. L'épidémie de 1862 et 1863 fut moins meurtrière que la précédente. La maladie fut importée par les pèlerins venant de l'Inde et se rendant à la Mecque ; suivant d'autres, elle fut un des rayonnements de l'épidémie de la Mecque.

delta formé par le réseau inextricable des mille branches du Cambodge et de la rivière de Saïgon. Le choléra asiatique, dit l'ancien médecin en chef de l'hôpital de Saïgon, endémique dans la basse Cochinchine, devient endémo-épidémique à la mousson du nord-est, la saison sèche et chaude de l'année, c'est-à-dire de novembre à mai, mais surtout pendan les mois de mars et d'avril.

La Perse, en raison de sa position géographique et de l'importance de ses relations, doit nous occuper un instant. Elle a eu de 1851 à 1862 neuf épidémies de choléra. Toutefois, la conférence de Constantinople n'a pas cru devoir classer la Perse au rang des pays dans lesquels le choléra s'observe à l'état endémique. Les mauvaises conditions d'hygiène qui régnent dans l'Iran, les pèlerinages avec transport de cadavres, les sépultures temporaires et superficielles sont autant de causes de transmission de maladie et doivent à ce titre intéresser les gouvernements européens.

On avait également supposé, sur les bords de la mer Caspienne, vers Salian et le delta du Kour, des foyers secondaires de choléra. L'endémie aurait été le résultat de miasmes qui, imprégnant les terrains d'alluvions, se seraient dégagés, suivant la théorie de Pettenkoffer, lorsque le niveau des eaux souterraines venait à baisser.

J'ai parcouru tout ce pays et je n'y ai trouvé aucun signe de l'existence de foyer cholérique. Si cette région a été le siége de fréquentes épidémies, c'est qu'elle a été la route suivie à trois reprises par le choléra pour passer de Perse en Russie, de Recht à Astrakan.

Les épidémies observées depuis quelque temps en

Russie sont également d'un grand intérêt. Les germes cholériques paraissent, se fixant sur certains terrains, y sommeiller pendant l'hiver et provoquer au printemps de nouvelles explosions durant plusieurs années consécutives.

Le pèlerinage de Kiew est une cause de renforcement et de dissémination, qui, chaque année, donne lieu à de nouvelles épidémies. Mais ce ne sont là que des foyers secondaires, et le choléra n'est pas endémique en Russie. Il en est de même de la Hongrie, où le choléra a constamment sévi pendant les deux dernières années, même pendant l'hiver, d'abord à l'est, puis à l'ouest.

La question du Hedjaz a une grande importance. On a pu croire qu'il y avait dans ce pays un foyer originel de choléra permanent, et quelques auteurs ont pensé que l'épidémie qui a désolé l'Europe en 1865 avait eu dans le Hedjaz sa *première* origine. Le docteur Espagne a donné dans *la Gazette hebdomadaire* des indications intéressantes sur les coutumes dont s'accompagnent ces pèlerinages (1). Dans le vallon de Mina,

(1) Tout musulman doit accomplir au moins une fois dans sa vie le pèlerinage prescrit par le Koran. Au retour du berceau du prophète, il prend le nom sacré d'Hadji, titre qui le rend vénérable. Ce voyage long et pénible doit s'effectuer durant les trois derniers mois de l'année (chewal, ziccaldi, zilidjé); mais l'encombrement est si grand, que l'année nouvelle commence, et que le premier mois de moharrem est écoulé avant que la ville soit revenue au chiffre de sa population normale, c'est-à-dire 20,000 habitants. En 1865, il y a eu plus de 150,000 pèlerins.

Le voyage de la Mecque a lieu sous un soleil brûlant ; l'eau contenue dans les outres des chameaux constitue la seule boisson des pèlerins. L'eau fraîche des oasis est vendue à prix d'or par les soldats et les Arabes vagabonds qui campent à l'entour. Le simoun se fait cruellement sentir. A l'approche de la ville sainte, les pèlerins sont astreints à des pratiques qui rendent leurs fatigues plus pénibles en-

en 1865, on voyait entassés sur les cadavres des moutons plus de 30,000 cadavres de pèlerins morts de fatigue ou de maladies diverses. On comprend quels ravages doit exercer une épidémie sévissant au milieu d'une multitude semblable, et quel que soit le mystère dont s'entourent les musulmans quand ils se livrent à leurs pratiques, si le choléra avait dans le

core. Le barbier rase leurs têtes, coupe leurs ongles et taille leurs moustaches. En même temps, ils revêtent le costume spécial du pèlerinage, consistant en pièces de toile et de coton qui leur couvrent assez bien le tronc et les épaules, mais laissent la tête complétement à nu. « Plus tôt le pèlerin revêt ce costume inconfortable, dit le lieutenant Burton, témoin oculaire de ces pratiques au péril de sa vie, plus grand est son zèle religieux. » Les démangeaisons dues à la chaleur ou à la présence de parasites très-fréquents doivent être supportées avec une résignation plus que stoïque. Les fidèles ne doivent se gratter qu'avec la paume de la main, de peur d'écraser un insecte parasite ou de déraciner un cheveu. Ils peuvent se mettre à l'ombre, ou même élever leurs mains jointes ensemble pour se garantir du soleil, mais il leur est interdit de rien placer sur leur tête.

Pour chaque infraction à la règle, ils doivent offrir le sacrifice d'un mouton. A l'arrivée à la Mecque, commencent les grandes dévotions. Au milieu d'une foule innombrable qui assiége la grande mosquée, il faut trouver moyen de faire les sept circumambulations de la Kaabah, en commençant à la fameuse pierre noire, aérolithe depuis longtemps encastrée dans les constructions du temple et que les Arabes supposent apportée du ciel à Abraham par les anges. Ces promenades exigent un temps très-long en raison d'une innombrable affluence et s'exécutent au milieu des acclamations maniaques de cette multitude accourue d'Europe, d'Asie et d'Afrique.

On fait en outre l'ascension du mont Arafat, où a lieu la prédication accompagnée de vociférations et de gestes exaltés d'un vieux uléma en cheveux blancs assis sur le dos d'un chameau. Quelquefois entre la Mecque et le mont Arafat des pèlerins meurent de soif et de fatigue, s'estimant heureux de passer de vie à trépas sur le sol sacré; car tout individu qui meurt dans le pèlerinage est déclaré martyr.

A certains moments, toute l'assistance mêle ses clameurs unanimes aux cris ardents du prédicateur énergumène et alors se développe un état d'enthousiasme, un paroxysme d'exaltation, de fanatisme et de délire. Ce n'est pas tout encore : au retour de la montagne sainte, retour qui s'effectue au milieu d'une cohue effroyable (il faut l'avoir quittée avant le coucher du soleil), entraînant presque toujours la mort

Hedjaz un foyer originel, son existence ne pourrait être ignorée. Or les voyageurs Niébuhr et Burckardt, qui ont visité l'Arabie avant l'invasion de 1831, décrivent les maladies qu'on y observe habituellement et ne mentionnent pas l'existence du choléra.

Il résulte en outre des documents que nous possédons que, depuis 1831, le choléra asiatique s'est montré à plusieurs reprises dans le Hedjaz, en 1835, 1846, 1848, 1859 et presque continuellement de 1859 à 1865, il a encore apparu en 1872 (1) ; il est établi, en outre, que toutes les fois que le choléra s'est montré

d'un grand nombre de fidèles, les pèlerins se rendent à Mina, bourgade vénérée située entre le mont Arafat et la Mecque.

Dans le vallon voisin de cette bourgade se passe une scène étrange. Plusieurs milliers d'animaux, parmi lesquels on compte des chameaux et des bœufs, sont égorgés au même moment. Dès le lendemain, sous l'influence d'un soleil ardent, ce lieu devient pestilenciel. Le lieutenant Burton raconte que jusqu'en 1856 aucune précaution n'avait été prise contre les accidents pouvant succéder à cette putréfaction. Les cadavres des animaux sacrifiés sont enfouis à une profondeur dérisoire. Quelques-uns mêmes se putréfient à l'air libre. Du reste la même chose se passe pour les cimetières.

V. aussi sur le pèlerinage de la Mecque deux articles de Buez, *Gaz. hebd.*, 1873, nᵒˢ 17 et 18.

(1) Cette dernière épidémie paraît avoir été importée par quatre bataillons de troupes turques, embarquées à Bassorah pour se rendre à Kuet, sur le littoral arabique et de là dans le Nedjd. Plus tard, le choléra se montra à Médine, où les pèlerins affluaient de toutes parts. Médine, la Mecque, Coufoudah, Hodeidah, Rabouk, Kadina, toute la vallée de la Mina ont payé un large tribut à l'épidémie pendant les mois de février, de mars et d'avril 1872. A Médine il y a eu 1,800 décès en huit jours, du 20 au 28 mars. Sur 25,000 pèlerins réunis à la station de Kadina, le choléra fit 4,000 victimes. Djeddah a joui d'une immunité complète ; on n'a pas observé un seul cas de choléra à bord des navires chargés de pèlerins rapatriés, et l'épidémie de 1872 a été beaucoup moins meurtrière que les précédentes. M. Fauvel n'hésite pas à attribuer ce résultat heureux aux mesures hygiéniques et aux précautions prises. Il cite spécialement l'établissement d'une quarantaine avec lazaret sous tentes à El Nedj, petit port de la côte arabique, à 350 milles de Suez.

dans le Hedjaz, il a été une conséquence du pèlerinage de la Mecque et qu'il a toujours été précédé de l'arrivée des pèlerins hindous.

Cette observation a été faite d'une façon extrêmement évidente pour l'épidémie de 1865. On sait que quelques auteurs avaient cru que cette épidémie avait eu pour foyer d'origine primitif le Hedjaz sans importation de l'Inde, or c'est là une erreur, et il est démontré que les premiers cas de choléra qui se sont montrés à la Mecque et à Djeddah ont été consécutifs à l'arrivée des pèlerins.

Ainsi donc le Hedjaz n'est point un foyer originel de choléra asiatique. Il y a dans le Hedjaz un milieu très-favorable au renforcement, à la propagation et à la dissémination de l'épidémie ; mais pour que l'explosion ait lieu, il est nécessaire que le Hedjaz reçoive l'étincelle, et cette étincelle part de l'Inde. De même lorsqu'on a prétendu qu'il y avait eu développement autochtone à Hambourg (1831), à Berlin et Londres (1848), à Aarau (1854), dans la prison de Genève (1855), on a mal apprécié ces faits, qui tous sont passibles d'une interprétation différente.

Le choléra n'a qu'un berceau, l'Inde, et toutes les fois qu'il se montre en Europe, c'est qu'il a été importé. Mais comment cette transmission s'opère-t-elle ? Les vents, l'atmosphère peuvent-ils, comme on le croyait naguère, transporter le principe générateur du choléra à de grandes distances ?

Évidemment, pour démontrer cette puissance de l'atmosphère comme agent de transmission, il faudrait qu'une invasion cholérique quelconque eût eu lieu sans l'intermédiaire d'un voyageur ou d'une provenance. Le principe générateur contagieux serait alors transporté par l'air à travers les mers et au-dessus des montagnes ; mais jusqu'ici un semblable fait n'a pu être observé.

Le choléra est *importé* , il s'attache aux pas du voyageur. Déjà, dit Griesinger, dans les épidémies qui ont ravagé l'Inde depuis 1817, on avait remarqué que la propagation se faisait surtout le long des grands fleuves qui se trouvaient en même temps les voies principales du commerce. Les rives des fleuves étaient plus fortement atteintes que les parties plus éloignées, le choléra régnait de préférence le long des routes et de leur voisinage, et l'on fit cette remarque que la maladie ne se développa dans aucune localité qui n'eût eu auparavant des rapports avec une contrée infectée. Lorsque la maladie parut à Bombay en 1818, il était accepté à cette époque que le choléra se montrait souvent dans une localité qui avait reçu un malade du dehors. L'importation à Bombay est même reconnue (Jameson). Cette importation du choléra va devenir absolument évidente par les faits que nous observerons en Europe.

CHAPITRE IV

<hr>

Nous allons démontrer, par des arguments, l'importation du choléra en suivant la division adoptée par la conférence. Nous étudierons successivement :

Les preuves tirées : 1º des faits de propagation après l'importation de la maladie ;

2º De l'efficacité de certaines mesures préventives ;

3º De la marche générale des épidémies de choléra ;

4º Enfin, de l'évolution des épidémies dans les localités atteintes.

I

Les faits de transmission sont nombreux ; nous n'en citerons que quelques-uns. Déjà, en 1847, Contour avait observé, en Russie, le cas suivant :

Dans un village du gouvernement de Tchernigow, du 30 au 31 août 1847, une jeune fille tombe malade et meurt dans la nuit. Le jour de l'enterrement, son frère, à la suite de quelques excès, est atteint du choléra et succombe en 24 heures. Le père de ces deux jeunes gens est lui-même emporté. Une femme qui a donné des soins à cette famille meurt le lendemain ; son mari deux jours plus tard. L'épidémie se répand alors dans la province.

Briquet a suivi, à l'hôpital de la Charité, la maladie de lit en lit, de salle en salle, à partir du 9 mars 1849, jour où la première cholérique fut apportée à l'hôpital, jusqu'au moment où la trop grande multiplicité des cas ne put lui permettre de continuer ses recherches sur ce point.

Pendant l'épidémie de 1865 j'ai pu suivre moi-même la maladie de lit en lit, salle Saint-Charles, à l'hô-pital de la Charité, dans le service du professeur Natalis Guillot, dont j'étais le chef de clinique.

Un cholérique entre salle Saint-Charles, n° 5. Le soir il est transporté dans la salle des cholériques ; le lendemain de son départ, son voisin de lit, n° 6, était pris de choléra. Il fut transporté dans la salle où les cholériques étaient isolés ; le surlendemain, le n° 7 était pris, évacué, et ainsi de suite jusqu'au n° 16.

Sur 37 enfants que Ch. Fernet a observés à l'hôpital Sainte-Eugénie, 14 appartenaient à des familles où le choléra avait déjà fait d'autres victimes : 11 enfants venaient de perdre leur mère ; 1 avait sa mère très-malade ; deux avaient perdu leur frère. Plusieurs fois on avait amené en même temps à l'hôpital 2 ou 3 enfants, frères ou sœurs. atteints de choléra, et dont la mère venait de succomber à la maladie. (Épidémie de 1865.)

Brochard (1) a rapporté un grand nombre d'observations en faveur de la transmission du choléra. De ces faits, les uns ont été tirés de sa pratique à Nogent-le-Rotrou, en 1849, ou empruntés à plusieurs de ses confrères : Dufay (de Blois), Ferrand (de Mer), Chambay (d'Alençon), Ragaine (de Mortagne), Gallopin (d'Illiers).

J'en citerai quelques-uns :

Une voiture de nourrices se rendant à Nogent-le-Rotrou, partit le 28 mars 1849 de la direction de la rue Sainte-Apolline, ramenant dans leur pays des nourrices arrivées à Paris en parfaite santé, et le quittant après y avoir séjourné quelques jours. L'état sanitaire de l'arrondissement de Nogent-le-Rotrou était alors excellent ; il ne régnait dans le département d'Eure-et-Loir aucune affection diarrhéique épidémique.

Une des nourrices qui, à son départ de Paris, ressentait déjà les prodromes du choléra, arrive dans la commune de Brunelles, au milieu de laquelle elle habitait une maison isolée, située sur un coteau parfaitement aéré. Elle y meurt le lendemain d'un choléra confirmé. Son nourrisson et la sœur de cette femme, qui, demeurant dans un hameau éloigné, était venue lui donner des soins, succombent également.

Une autre nourrice, prise du choléra le lendemain de son arrivée à Nogent-le-Rotrou, meurt en 28 heures. Son nourrisson avait succombé dès le premier jour.

(1) *Du mode de propagation du choléra ;* Paris 1861.

Dès lors l'épidémie se répand successivement dans la ville et y cause de grands ravages.

Voici encore quelques faits intéressants :

L'enfant Laprade, en nourrice chez la femme Chartrain, rue Saint-Hilaire, fut atteint du choléra le 7 mai et succomba le 8. Le logement de cette nourrice se composait d'une seule chambre. L'une de ses filles, âgée de deux ans, tombe malade le 17 et succombe le 18 ; la seconde, âgée de huit mois, atteinte le 24, mourut le 28.

D'autres faits d'importation par des nourrices ou des nourrissons ont été publiés. Bucquoy en a cité quelques-uns (1). (Épidémie de 1865-1866.)

Un médecin de l'arrondissement de Montargis, M. Huette, a donné, dans les *Archives* de 1855 (2), la relation d'une épidémie qui s'est développée, en 1854, dans 14 communes de cet arrondissement. Cette relation, très-complète, nous permet de suivre pas à pas la marche de la maladie et l'envahissement successif de chacune de ces communes.

Commune de Saint-Maurice-sur-Fessard. — Une femme ramena de Paris, le 28 juin 1854, un nourrisson qui éprouva des accidents cholériques le jour même de son arrivée à Saint-Maurice, où il n'existait alors aucun cas de choléra. L'enfant de la nourrice succomba le 3 juillet ; l'enfant venu de Paris mourut le lendemain. La nourrice éprouva, le 4 juillet, les symptômes d'un choléra léger et reçut les soins de sa mère, femme Bernier, qui, venue exprès de Moulon, où il n'existait pas de choléra, succomba dès le lendemain à cette maladie.

(1) Note sur deux nouveaux exemples d'importation et de transmission du choléra par les nourrices et les nourrissons. *Mém. de la Soc. Méd. des Hopitaux de Paris;* 1866, 2e série, t. II. — Sur la transmission du choléra par les nourrices et les nourrissons. *Ibid.* 1867, t. III.

(2) *Arch. gén. de médecine.* 5e série, t. VI, p. 574.

Sa fille aînée, femme Merlin, vint aussi de Moulon pour soigner sa mère et sa sœur, éprouva des accidents sérieux, mais guérit. Le père Bernier fut atteint, et guérit également.

Ainsi donc, sur six personnes qui tombèrent malades après l'arrivée de l'enfant, trois succombèrent. L'épidémie resta concentrée dans cette famille ; on n'observa pas d'autres cas dans le village.

Commune d'Oussoy. — La femme Bresson, du hameau du Moulin-Neuf, près d'Oussoy, absolument indemne de choléra, ramena un nourrisson de Paris le 27 juin, qui le surlendemain éprouve les premiers symptômes du choléra et succombe le 3 juillet. Plusieurs jours après, un enfant Bresson est atteint et meurt le 13 juillet.

A la même date, la femme Bresson est frappée et succombe le 17, après avoir reçu les soins de deux voisines, les femmes Sahan et Moret, qui succombèrent, l'une le 16, l'autre le 24. Le mari de la femme Bresson meurt le 26 juillet. La femme Burette, qui habite l'extrémité du hameau, *vient laver le linge* des femmes Sahan et Moret, et est saisie du choléra. Ainsi se propagea une épidémie qui enleva 18 personnes en peu de temps. Avant l'arrivée du nourrisson de Paris, on n'avait observé aucun cas dans ce village, que les épidémies de 1832 et 1849 avaient épargné.

Le docteur Huette appelle l'attention sur la distribution du hameau du Moulin-Neuf, qui est composé de dix corps de bâtiments séparés par de grandes distances. On n'a observé de cholériques que dans trois corps de bâtiments, occupés :

Le 1ᵉʳ par les familles Bresson et Sahan ;

Le 2ᵉ par la famille Moret ;

Le 3ᵉ par la famille Burette.

Ce troisième corps de bâtiment est situé à une extrémité du hameau.

Dans les autres maisons, dont les habitants n'ont eu aucun rapport avec les familles Bresson, Sahan, Moret et Burette, on n'a observé aucun malade.

Commune de Chevillon. — L'épidémie y fut importée par un enfant de la manière suivante : La femme Deschamps meurt du choléra à l'hospice de Montargis le 22 août. Son enfant, âgé de six semaines, est recueilli et emporté à Chevillon, distant de Montargis de deux lieues et demie, par la femme Charvillat.

Deux jours après son arrivée, cet enfant est atteint du choléra et meurt dans la journée. Le 26 août, Pierre Charvillat ressent les premiers symptômes de la maladie et succombe le 28, après avoir reçu les soins de sa femme et de sa fille.

Sa belle-sœur meurt le 27 août. Enfin, le 1er septembre, Angélique Pépin, âgée de six mois, en nourrice chez la femme Charvillat, est encore enlevée par le choléra.

Toute cette famille habitait dans la même chambre d'une maison isolée sur la lisière d'un bois. On n'observa pas d'autres cas dans la commune de Chevillon.

Châtillon. — Le premier cas fut observé dans le faubourg du Puirault, sur un journalier âgé de 35 ans, nommé Prochasson, qui fut atteint immédiatement après son retour d'Oussoy, où il était allé donner des soins à ses parents malades de l'épidémie.

Les voisins de Prochasson furent bientôt atteints et l'épidémie envahit tout le faubourg du Puirault, où elle resta concentrée jusqu'au 8 août.

A cette dernière date, les habitants effrayés se dispersèrent dans Châtillon, et le choléra se montra indistinctement dans tous les quartiers de la ville.

Montcorbon. — Une femme âgée de 55 ans, du hameau des Ménils, fut atteinte à son retour de Diey (Yonne), où le choléra sévissait avec force. On prétendit qu'elle avait contracté la maladie en lavant le linge d'une femme morte de l'épidémie à Diey.

Trois autres cas furent observés dans le bourg de Montcorbon après le décès de la femme qui importa le choléra.

J'ai cité les principales observations du docteur Huette, parce qu'elles démontrent l'importation du choléra à une époque où elle était loin d'être acceptée en France.

Le fait de Châtillon est surtout intéressant. Tant que les habitants demeurent dans le faubourg du Puirault, la maladie y reste concentrée; dès qu'ils se dispersent, la maladie se dissémine avec eux dans Châtillon.

Le fait d'Oussoy a de l'importance comme exemple.

de la transmission par les effets à usage. La femme
Burette, qui habite l'extrémité du hameau, vient laver
le linge des femmes Sahan et Moret et est saisie du
choléra.

Je n'insiste pas, quant à présent, sur les conséquences à tirer des faits du docteur Huette, nous y reviendrons dans le chapitre suivant, et j'arrive à des
faits d'importation d'un autre ordre.

En 1854, le gros de l'armée française étant réuni à Varna, à
petite distance de l'armée anglaise, quelques dépôts étaient
restés à Gallipoli, point primitif du débarquement. Il y avait,
en outre, un petit corps d'occupation anglo-français au Pirée,
et des détachements à Constantinople, lieu de passage et base
des opérations futures.

Les armées se renforçaient chaque jour par de nouveaux
arrivages. L'état sanitaire était partout très-satisfaisant. Le
5 juillet arrive à Constantinople le paquebot l'*Alexandre,* parti
de Marseille le 26 juin avec 500 hommes du 5e régiment d'infanterie légère, venant de Montpellier, et ayant traversé Avignon,
où régnait le choléra.

Il s'était déclaré à bord, et trois hommes étaient morts durant
le trajet jusqu'aux Dardanelles. Quatre cholériques avaient été
débarqués au Pirée, où bientôt le choléra éclata et fit de grands
ravages. Les troupes embarquées avaient été mises à terre
à Gallipoli, où deux nouveaux cholériques avaient été envoyés
de suite à l'hôpital ; et le paquebot, n'ayant plus à bord que
quelques passagers, avait fait voile pour Constantinople, où
une quarantaine lui avait été imposée.

D'autre part, on apprenait que des paquebots antérieurement
partis de Marseille avaient déjà éprouvé des accidents, et que
l'un d'eux avait déposé un cholérique dans un hôpital militaire
de Constantinople.

Le 15 juillet, après de nouveaux arrivages cholériques, le
choléra se propage à Gallipoli. On observe dans l'hôpital militaire de Constantinople un foyer cholérique. M. Fauvel, frappé
du danger, propose et fait adopter par le conseil de santé
de Constantinople, une interruption momentanée des communications entre Gallipoli et Varna. Les mesures prescrites
ne sont pas exécutées, et, malgré l'insistance de M. Fauvel

auprès du maréchal Saint-Arnaud, plusieurs navires partis de Gallipoli ont passé le Bosphore et se sont rendus directement à Varna, où la libre pratique leur a été accordée.

Le choléra éclate alors dans l'armée parmi les soldats nouvellement débarqués et dans l'hôpital militaire. Le 5 août, l'épidémie est violente à Varna, surtout parmi les troupes envoyées dans la Dobrutscha. L'armée anglaise est envahie ; il y a un commencement d'épidémie à bord de la flotte.

L'importation à Constantinople, en 1865, mérite également d'être citée :

Constantinople était dans un état excellent de santé, quand, le 28 juin 1865, arriva d'Alexandrie, où régnait le choléra, la frégate *Moukbiri-Sourour*.

Elle avait accompli plus de cinq jours de traversée ; par conséquent, d'après le règlement que l'on suivait alors, elle fut admise en libre pratique, le médecin ayant déclaré qu'il n'y avait pas eu de maladie pendant la traversée. Cette déclaration était fausse. Dans la soirée du 28 juin, en effet, on débarquait de cette frégate 12 malades, dont un atteint de choléra, qui succomba dans la nuit, et 11 affectés de cholérine. On apprit, en outre, le lendemain, que depuis Alexandrie, des cas de diarrhée avaient été observés à bord, et que, dans le trajet des Dardanelles à Constantinople, deux cadavres cholériques avaient été jetés à la mer. Le 30 juin, neuf autres cholériques furent encore débarqués, et le navire fut envoyé purger quarantaine à l'embouchure de la mer Noire. Les malades furent transportés à l'hôpital de la marine, voisin de l'arsenal. Ici une circonstance particulière doit être notée : Le chemin qui va de l'embarcadère à l'hôpital étant encombré, on fut obligé de faire passer les malades par une caserne occupée par des ouvriers militaires de l'arsenal ; aussi les premiers cas indigènes de choléra eurent lieu parmi ces ouvriers et à bord d'une corvette amarrée tout près de leur caserne.

Le 3 juillet, un de ces ouvriers militaires est reçu à l'hôpital avec une diarrhée cholériforme, et le 5 il présente tous les symptômes du choléra.

Le même jour un nouveau cas est fourni par les ouvriers, et un autre par la corvette mentionnée plus haut. La caserne est alors évacuée et les ouvriers sont placés sous des tentes sur les hauteurs de l'Ok-Meidan. Néanmoins, le choléra continue de sévir parmi eux et à bord des navires amarrés devant l'arsenal. De plus, il atteint d'un côté les corps de garde de l'intérieur de cet établissement, et de l'autre les maçons qui travaillent à la bâtisse du ministère de la marine, situé tout près de la caserne des ouvriers militaires.

Le 8 juillet, deux cas suivis de mort furent constatés en dehors de l'arsenal sur un batelier et un pêcheur. Cependant dès le 10 juillet l'épidémie commençait à envahir le quartier de Kassim-Pacha, voisin de l'arsenal et habité par les ouvriers dont nous avons parlé. Elle se propagea bientôt à toute la ville.

Ce fait d'importation a été rapporté par M. Mühlig, dans la *Gazette médicale d'Orient*, en août 1865. Il est cité dans le rapport de la conférence de Constantinople, et M. le docteur Fauvel ne met pas en doute le rapport de cause à effet, entre la maladie importée et celle développée consécutivement dans l'endroit même où l'importation a eu lieu.

Je citerai encore un cas d'importation, l'importation à Altenbourg. Ce fait, relaté par Pettenkofer, a une grande importance ; il montre qu'un seul cas de choléra importé à très-grande distance par chemin de fer peut donner lieu à une épidémie :

Vers la fin du mois d'août 1865, le choléra éclata subitement à Altenbourg, en Saxe, au centre de l'Allemagne. Le premier cas fut constaté sur la dame E..., qui était partie d'Odessa le 16 août et était arrivée à Altenbourg le 24, sans s'être arrêtée sur aucun point. Cette femme voyageait avec un enfant de 21 mois, atteint de la diarrhée. Elle vint loger chez son frère et fit venir le docteur Geinitz, pour lui faire voir son enfant, dont la diarrhée était devenue très-intense. Cette femme, qui était très-bien portante, raconta qu'à son départ d'Odessa il n'y avait dans cette ville aucune maladie. Or, c'était une erreur ; car six cas de choléra importé de Constantinople se trouvaient déjà dans le lazaret ; et le lendemain du départ de la dame E..., le choléra paraissait à Odessa.

Elle racontait, en outre, que s'étant embarquée pour remonter

le Danube, tout le monde lui avait paru bien portant à bord,
quoique le bateau eût passé devant quelques localités où le
choléra sévissait. Quoi qu'il en soit, trois jours après son arrivée à Altenbourg, le 27 août, le jour même où le docteur Geinitz avait visité son enfant, la dame E... tombe malade, et le
lendemain le docteur constate tous les symptômes du choléra
asiatique. Elle meurt le 29. Ce même jour, dans la même maison, la belle-sœur de la dame E... est atteinte et succombe le
30 ; l'enfant mourut le 31. De cette maison, le choléra se répandit dans la ville et aux environs. La famille d'un ouvrier mort
le 13 septembre à Altenbourg importe la maladie à Werdau.
L'habitation occupée par cette famille fut le point de départ
d'une épidémie qui enleva deux pour cent de la population de
la ville.

Il ressort de cette observation que, quel que soit le
point de départ du choléra, il a été importé à Altenbourg, et que là, ce cas est devenu l'origine d'une
épidémie. On s'est demandé quelle était la cause de
l'importation : est-ce l'enfant atteint de diarrhée ? est-ce
la mère qui portait déjà en elle les germes du choléra ?
Cette question est très-difficile à résoudre et chacune
des deux hypothèses peut être également soutenue.

Ce que nous voulons démontrer ici simplement, c'est
le fait de l'importation. Or, il n'est pas douteux que la
dame E... et son fils, arrivant à Altenbourg dans un
pays indemne, venaient d'un pays où le choléra sévissait.

La conférence de Constantinople cite encore d'autres
faits : l'importation à Borchi, l'importation à Thoydon-
Bois en Angleterre. Nous ne les relaterons pas ici,
l'importation nous semblant suffisamment établie par
les faits que nous avons rapportés.

II

La transmissibilité du choléra se trouve confirmée par les résultats des mesures restrictives. Nous verrons, en effet, qu'une séquestration rigoureuse, l'interruption des communications par terre ou par mer ont réussi à préserver certains lieux ou certains pays.

Il résulte des rapports des docteurs Barry et Russell que la cour impériale de Russie, formant avec sa suite un ensemble de dix mille hommes, s'est enfermée à Peterhof et Tsarkoë-Selo. Toutes communications avec la ville de Saint-Pétersbourg et les pays voisins où sévissait la maladie ont été interrompues. Grâce à cette séquestration complète, aucun cas n'a été observé à Peterhof.

En relatant l'importation du choléra dans l'armée française en Crimée, nous avons dit qu'en même temps il avait été importé au Pirée. Jusqu'ici, la Grèce avait échappé à toutes les épidémies de choléra en appliquant à toutes les provenances du dehors une quarantaine rigoureuse. Cruellement ravagée cette fois par le fléau, la Grèce rétablit pour l'avenir un système rigoureux d'isolement et se préserva ainsi de l'épidémie de 1865.

En 1854, le choléra avait été importé à Messine comme au Pirée ; aussi, en 1865, la Sicile prit-elle les mesures les plus sévères et obtint ainsi une immunité complète. Elle exagéra même à ce point la prudence, que, en septembre 1867, passant par Messine, je pus

constater que, bien que l'épidémie fût presque partout
éteinte, la Sicile n'avait pas encore renoncé à tout système restrictif. Les lettres déposées à distance n'étaient
remises qu'après avoir été parfumées avec la boîte qui
les contenait. Les communications n'avaient lieu qu'à
travers des grilles et au moyen de pinces extrêmement
longues. D'ailleurs, Messine et toute la Sicile ont été
entièrement épargnées.

Il y a encore dans ce fait un argument puissant contre la transmission par l'air. Les bâtiments provenant
de pays infectés passaient journellement dans le détroit
de Messine. On sait combien ce passage est resserré.
Or, malgré ce mouvement continuel et grâce aux mesures préventives employées, Messine fut préservée.

Enfin, pendant l'épidémie de 1865 à Constantinople,
les élèves de l'école militaire, séquestrés, au nombre de
cinq cents, dans l'établissement, échappèrent au choléra qui sévit dans tout le voisinage.

III

Si nous considérons dans leur ensemble les épidémies, nous voyons le choléra, qu'il ait parcouru dans
sa marche les routes de terre, ou qu'il ait choisi la
voie maritime, suivre toujours la pente des courants
humains.

C'est en Orient, ou dans les pays qui confinent à l'Europe, que nous pouvons le mieux suivre le développement de cette loi qui régit les grandes épidémies. Là,
en effet, les routes sont peu nombreuses, les voies fré-

quentées toujours les mêmes, et la démonstration est plus saisissante.

Pour venir de Perse en Russie, en dehors de la grande route qui passe par Erzeroum, Tauris, Natchischevan, et qui n'est plus guère fréquentée, il n'y a que deux voies : la voie maritime à travers la mer Caspienne, et la route de terre qui suit le littoral occidental de la mer Caspienne. Ces routes passent par Recht, Astara, Lenkoran, et aboutissent toutes deux à Bakou. Aussi le choléra, dans les épidémies de 1823, 1830 et 1846, a-t-il toujours et invariablement passé par Recht, Astara, Lenkoran et Bakou.

Dans cette dernière ville la route de terre se bifurque ; au nord elle continue à suivre le bord occidental de la mer Caspienne, passe par Derbent et arrive à Astrakan exactement comme la voie maritime. Nous voyons encore le choléra, à chacune de ses apparitions (1823, 1830, 1846), parcourir ce même trajet, passant par Bakou, Derbent, Astrakan ; en 1823, il s'est éteint à Astrakan, tandis qu'en 1830 et 1846, Astrakan n'a été qu'une des étapes de sa marche envahissante.

La deuxième voie traverse le Caucase : elle part de Bakou, passe par Tiflis et relie la mer Caspienne à la mer Noire. Le point de départ sur la Caspienne était Bakou ; le point d'arrivée sur la mer Noire est Poti ou Trébizonde. Les épidémies de 1830 et 1846 se sont divisées en suivant chacune des deux voies qui leur étaient offertes : tandis que le choléra côtoyait le bord occidental de la Caspienne, un second courant a traversé le Caucase.

Cette marche toujours identique du choléra n'est-elle pas la démonstration frappante de cette loi que nous avons précédemment formulée? Le choléra suit les courants humains, s'attache aux pas du voyageur; c'est par l'homme qu'il est importé. Et si nous suivons l'évolution des épidémies maritimes, chacune de leurs étapes successives sera pour nous une démonstration nouvelle.

Nous avons vu que l'importation de 1854, en Crimée, avait été due à des bateaux partis de Marseille, qui portaient des troupes venant d'un pays infecté.

Eh bien, le choléra a paru successivement dans chacun des points où ces bateaux se sont arrêtés. Les bateaux touchaient à Messine, la Sicile a été envahie ; ils faisaient escale au Pirée, la Grèce a été infectée ; ils s'arrêtaient à Gallipoli, le choléra s'est manifesté à Gallipoli. De Gallipoli, des communications incessantes eurent lieu avec les Dardanelles, Constantinople, Varna : le choléra s'est montré aux Dardanelles, à Constantinople et à Varna.

Cette loi de propagation a reçu de la marche de l'épidémie de 1865 une éclatante confirmation. Le choléra fait explosion à la Mecque, il se dissémine avec les pèlerins, les suit à Djeddah et à Alexandrie, puis va infecter tous les ports qui ont des communications avec Alexandrie : Malte, Marseille, Ancône, Beyrouth, Smyrne, Constantinople. Dans toutes ces villes vont se former de nouveaux foyers qui, à leur tour, infecteront les ports qui sont en communication avec eux (1).

La rapidité des épidémies dans leur marche a toujours été en rapport avec la rapidité croissante des communications.

---

(1) Cette épidémie paraît être revenue sur ses pas ; d'après M. le Dr Van Geuns, elle aurait été réimportée à Samarang (Java) par des pèlerins persans.

Déjà, en 1847, on avait remarqué que le choléra, pour aller d'Astrakan à Kasan, avait fait 700 kilomètres par mois, tandis que sa marche avait été plus lente de Tiflis à Moscou ; là il n'avait eu une vitesse que de 500 kilomètres. On sait que les voies de communication par eau étaient plus rapides à ce moment que le transport par terre.

Cet argument devient encore plus concluant si l'on se reporte à la marche de deux épidémies différentes dans un même pays.

Que l'on compare, en effet, la lenteur de progression du choléra en 1830 et 1846 à la rapidité foudroyante de l'invasion de 1865, et la démonstration est saisissante. De la Mecque à Paris, il n'a mis que trois mois et demi, et il a fait en neuf mois le trajet de l'Inde en Amérique, c'est-à-dire la moitié de la circonférence de la terre. Si la marche du choléra a toujours été en raison de la rapidité des communications, jamais sa vitesse n'a excédé cette rapidité.

Il ressort de cet examen que le choléra a toujours suivi les courants humains, les fleuves navigables, les voies commerciales de terre et de mer ; qu'il s'est arrêté là où s'arrêtaient les voyageurs et qu'il a respecté les localités isolées. Le développement des épidémies est favorisé par les masses d'hommes mises en mouvement. On sait l'influence qu'ont eue sur la propagation du choléra la guerre de Pologne (1830-1831), la guerre de Crimée (1854).

Le choléra n'affecte pas dans sa marche une direction fatale de l'est à l'ouest, mais, au contraire, il a rayonné de l'Inde en tous sens, au sud comme au nord, à l'est comme à l'ouest, se propageant partout en rai-

son de la facilité et de la multiplicité des communications. Aussi, ceux qui ont cru le contraire, dit M. le
docteur Fauvel, n'ont pas étudié les faits et ils ont raisonné comme le feraient des Chinois, qui prétendraient
que le choléra marche toujours de l'ouest à l'est.

IV

Il nous reste maintenant à suivre l'évolution des
épidémies dans les localités atteintes.

Nous chercherons surtout nos exemples dans des
centres restreints, de petites villes ou bourgades. Là,
en effet, le développement de l'épidémie sera mieux
suivi; ses différentes phases seront mieux distinguées,
si les maisons sont isolées, sans communication fréquente avec les villages ou les hameaux voisins.

C'est ce que nous avons vu dans les observations du
docteur Huette ; je renvoie donc à ces faits qui nous
ont servi d'exemples très-évidents d'importation, et
qui nous seront également précieux pour démontrer
la propagation des épidémies dans les localités atteintes. L'étude est plus difficile à suivre dans les grandes
cités. Toutefois, M. le docteur Fauvel a montré que
cette progression avait pu être observée à Constantinople ; mais il remarque qu'on peut considérer cette
ville dans son ensemble comme une vaste agglomération de localités distinctes, séparées par des obstacles naturels. On verra par la relation de l'épidémie
de Constantinople que l'extension successive de la

maladie a pu être suivie jusqu'au moment de la diffusion générale.

A Constantinople le choléra se manifesta tout d'abord dans l'arsenal, là où il avait été importé par les malades débarqués le 28 juin du *Moukhiri-Sourour*. De l'arsenal il gagna le quartier attenant, Kassim-Pacha, puis quelques cas en petit nombre se manifestèrent dans diverses parties de la ville et pour la plupart sur des personnes qui avaient fui le quartier primitivement atteint.

Jusqu'au 16 juillet, le total des décès cholériques constatés pour la ville (moins ceux de l'hôpital de la marine) s'élevait à 130 ; lorsque tout à coup on apprit que la maladie venait d'éclater avec violence à Ieni-Keni, village situé sur le Bosphore, à 12 ou 15 kilomètres du quartier où sévissait l'épidémie. Il a été établi que le premier cas de choléra à Ieni-Keni eut lieu le 11 juillet dans un café turc, sur la personne d'un ouvrier provenant de Kassim-pacha ; que le lendemain plusieurs des individus qui fréquentaient ce café tombèrent malades et que parmi eux, deux moururent ; que les jours suivants la maladie se propagea dans le quartier jusqu'au 16, jour où, à la suite de plusieurs décès parmi des familles importantes, une panique extrême s'empara de toute la population du village, qui presque tout entière prit la fuite dans diverses directions : Musulmans, Grecs, Arméniens et Juifs allèrent se réfugier dans d'autres villages et dans des quartiers de la ville jusque-là indemnes, où ils portèrent la maladie. Les Juifs surtout, qui avaient été les plus éprouvés et qui, dans leur précipitation, emportèrent avec eux leurs effets souillés et leurs morts, devinrent les principaux agents propagateurs du mal à Koustoundjouc, à Has-Keni et à Balata; l'épidémie éclata aussitôt après l'arrivée de ces fuyards. De ce moment date la généralisation de l'épidémie.

Le développement des cas intérieurs dans les hôpitaux succédant à l'arrivée d'un cholérique est encore un argument en faveur de la transmissibilité.

Au début du choléra de 1853, 35 cholériques avaient été admis du 11 au 22 novembre dans les hôpitaux. L'Hôtel-Dieu en reçut 15, et, sur 23 cas, qui jusqu'au 22 novembre furent déclarés comme cas intérieurs, 16, c'est-à-dire près des deux tiers, appartiennent à l'Hôtel-Dieu.

Toutefois la proportion des cas internes dans les hôpitaux est d'autant plus faible, qu'on s'approche davantage de la plus grande intensité de l'épidémie. Elle est en raison inverse du nombre des cholériques amenés du dehors. M. Blondel qui fait cette remarque ajoute : « Comment admettre que les uns soient la conséquence des autres ? »

Cette objection est facile à réfuter. La diminution du nombre des cholériques peut s'expliquer de deux façons : ou bien par l'acclimatement des malades couchés dans les hôpitaux, ces malades ayant déjà subi l'accoutumance cholérique, ou bien parce que le fléau ne trouve plus d'aliments dans des établissements dont la frayeur a chassé la plus grande partie de la population.

Les relevés de M. Blondel nous apprennent, en effet, qu'en 1832 dès le dixième jour de l'épidémie, et malgré un nombre déjà considérable de cholériques, les hôpitaux avaient vu leur population diminuer dans une proportion telle, que sur 4,768 lits occupés au 1ᵉʳ mars, le nombre était réduit à 4,104. Avec le progrès du choléra, la panique ne fit qu'augmenter, de telle sorte que, au moment où il avait atteint la plus grande violence, il ne restait plus que 1,500 malades ordinaires. C'est ainsi que le 12 avril, jour où le chiffre des cholériques fut le plus élevé, on comptait plus de 1,000 lits vacants; et qu'après la création d'hôpitaux temporaires qui donnaient environ 2,000 lits supplémentaires, du 20 au 25 mai, on avait 2,500 disponibles.

Une terreur semblable dépeupla encore les hôpitaux en juin 1849. Sur les 6,000 lits des hôpitaux, il y eut de 400 à 1,000 lits vacants.

Nous n'irons pas plus loin dans nos exemples. La loi de la transmission nous paraît établie par les divers ordres d'arguments que nous avons successivement exposés.

On a invoqué contre cette doctrine les résultats quelquefois négatifs du système restrictif, mais, dans ces cas, les mesures ont été, ou tardivement employées, ou appliquées sans règles scientifiques, et d'une façon incohérente.

D'autres ont objecté l'immunité de pays qui ne s'étaient protégés par aucune mesure sanitaire. Mais parce que le choléra est une maladie capable de contagion, faut-il donc qu'il y ait partout une contagion forcée?

Enfin, quelle que puisse être la divergence d'opinions sur cette question, quels que puissent être les arguments invoqués de part et d'autre, la loi de la transmission reste absolument et incontestablement établie, parce qu'elle est établie par les faits, cette partie matérielle, immuable, indestructible de la vérité, qui est indépendante de nos interprétations et qui, aussitôt qu'elle a été, demeure éternellement.

CHAPITRE

———

Des divers modes de transmission du choléra.

Nous avons établi la loi générale qui régit la transmission du choléra. Nous avons considéré dans leur ensemble des faits qui nous ont paru gouvernés par un principe commun, se retrouvant dans la marche des grandes épidémies. Mais cette influence est-elle toujours aussi saisissable pour nous, et pouvons-nous ramener constamment à un principe identique des épidémies dont l'allure étrange, inégale, nous présente, dans l'état actuel de nos connaissances, plus d'un problème difficile à résoudre?

En vertu de quelle règle, de quelle loi, le choléra sévira-t-il ici avec une redoutable intensité, tandis que là, il s'arrêtera au début de ses ravages?

Pourquoi ne fera-t-il que traverser une contrée pour séjourner, s'enraciner pendant des années entières dans un pays voisin?

Il est de ces faits qui semblent échapper à la loi commune de transmission et s'en écarter trop complétement pour que nous puissions chercher à les renfermer dans des règles précises.

Les anticontagionnistes se sont emparés de ces faits exceptionnels, pour essayer de fonder une doctrine générale.

Nous ne discutons ici que l'interprétation donnée à ces faits ; nous sommes loin de contester et leur obscurité et la contradiction apparente qu'ils présentent avec les lois établies.

Une critique sévère a pour premier devoir de n'admettre que des faits démontrés ; mais, par cela seul qu'elle ne dégage que des points élucidés, il arrive souvent qu'elle éclaire d'un jour tout nouveau ceux qui restaient dans l'ombre.

L'étude de la transmission du choléra se résume en deux points principaux :

1° L'*agent cholérique* ;

2° Le *milieu*.

L'*agent cholérique* ou agent de transmission du choléra a l'Inde pour point de départ ; il a fait des pérégrinations nombreuses, des stations multiples ; il s'est étendu et reproduit à l'infini ; et de nombreux intermédiaires lui ont servi de véhicule pour le transporter dans le monde entier.

Mais cet agent cholérique eût été presque impuissant, s'il n'eût rencontré un ensemble de conditions favorables à son développement. Le *milieu* est donc le complément indispensable au pouvoir de l'agent cholérique ; ce milieu favorable est constitué par certaines conditions telluriques, par l'encombrement, etc. Nous voyons alors le fléau arriver à son apogée et produire les terribles ravages auxquels nous avons assisté.

Parmi les observations du docteur Huette, nous avons cité ce fait de l'importation du choléra dans une

petite maison isolée, située à la lisière d'un bois : les
habitants de cette maison sont victimes de la maladie ;
mais comme il n'existe aucune communication avec
les hameaux voisins, l'épidémie reste exclusivement
une épidémie de maison et s'y éteint pour n'avoir pas
trouvé les conditions nécessaires à son développement.

Au contraire, comment est enfantée l'épidémie
de 1865 ?

Des pèlerins qui partent de l'Inde vont séjourner à
la Mecque, ce milieu qui semble créé pour la propagation de la maladie ; et de la Mecque, le choléra va se
répandre dans le monde entier.

Nous avons donc moins à considérer le rôle de l'*a-
gent cholérique* que celui du *milieu* dans lequel cet
agent va apparaître.

Le Docteur Fauvel a exprimé cette vérité, en disant
« qu'un incendie n'est pas proportionné à l'étincelle
qui lui a donné naissance, mais à la combustibilité et à
l'agglomération des matières qu'il rencontre. » Ainsi, ce
sont quelques cas comme au Pirée, comme à Varna
en 1864, comme à Constantinople en 1865, quelquefois
un seul malade comme à Altenbourg qui ont suffi
à provoquer l'explosion d'une épidémie.

Nous allons d'abord considérer l'agent cholérique
en lui-même, et nous déterminerons ensuite quelles
sont les conditions qui constituent le milieu favorable à la propagation et à la dissémination de cet agent.

I

De l'agent cholérique, étudié au point de vue clinique. — Ses propriétés. — Son mode d'action.

1° *De la transmission par l'homme atteint de choléra. — Rôle des fosses d'aisances qui ont reçu des matières cholériques.*

On trouve toujours au point de départ d'une épidémie l'influence d'un homme arrivant d'un lieu infecté. L'homme est en effet l'agent le plus puissant de la transmission du choléra.

Ce sont les matières fécales de l'homme qui sont le véhicule du miasme spécifique ; cette proposition est démontrée par un grand nombre de faits. Nous verrons plus tard l'exemple d'individus contagionnés sans avoir été en rapport avec des malades. Des blanchisseuses ont pris la maladie en lavant des linges souillés par les évacuations. D'autres avaient seulement touché ces linges.

En 1830, Tilesius disait déjà que le choléra se transmet d'une manière certaine par les fosses d'aisances ; et en 1854, Acland, frappé de ce qu'il avait observé à Oxford, considérait les déjections comme un des agents de propagation.

Budd raconte qu'en 1854 un cholérique arriva dans une fabrique d'Angleterre : sur 645 habitants, 144 moururent du choléra dans l'espace de cinq semaines.

La maladie se développa exclusivement chez les
habitants de la maison se servant des fosses d'aisances,
où les évacuations cholériques avaient été déposées (1).

Ainsi, la propagation du choléra a lieu par les matières des cholériques qui, quelquefois, souillent les
linges, la literie, etc.; mais souvent aussi le miasme
se dégage du sol, des fosses d'aisances, des cloaques,
des égouts, où ces matières ont été déposées. Il se
répand alors dans les parties environnantes, dans les
maisons les plus voisines. La matière cholérique contenue dans les évacuations semble surtout se reproduire avec rapidité par le mélange avec d'autres matières fécales. Il semble alors que tout le contenu d'une
fosse d'aisances subisse une transformation particulière,
une véritable fermentation, par la présence d'excré-
ments cholériques.

L'importation par l'homme explique les premiers
cas, quant aux *foyers*, ils trouveraient leur interprétation par le mélange des matières cholériques avec
les matières des fosses d'aisances, et par la fermentation qui est l'effet de ce mélange (Pettenkofer).

C'est par le développement de ces foyers que nous
pouvons expliquer la plus grande violence du choléra
dans certains quartiers, et l'immunité que d'autres
points présentent. De nouveaux foyers apparaissent
et c'est ainsi que le choléra se généralise.

Dans la prison de Massachusetts (2), un prisonnier
complétement isolé tombe malade. D'autres, placés
dans les parties les plus différentes de la prison et
n'ayant aucun rapport avec lui, sont bientôt atteints

(1) Hirsch. *Schmidt's Jahrbücher*, Band 92, p. 255.
(2) Hirsch, *loc. cit.*, Band 88, p. 280.

au nombre de 205. La contagion par l'homme ne pouvant être acceptée ici, la transmission a eu lieu par les fosses d'aisances.

A Saint-Pétersbourg, Riga, Mittau, Dorpat, des familles demeurant dans certains quartiers, dont les habitants étaient morts récemment du choléra, ont été frappées (1).

Il semble même qu'un court séjour dans une habitation renfermant un de ces foyers d'infection puisse, dans quelques cas, donner lieu au développement de la maladie (2).

Dans la prison d'Ebrach (3) le choléra régna avec une grande force parmi les prisonniers; mais aucun des soldats veillant aux portes, aucun gardien ne furent atteints. Ces individus se servaient de fosses d'aisances différant de celles des prisonniers.

2° De la transmission par la diarrhée cholérique.

Nous venons de voir le choléra transmis par un cholérique et par des matières fécales provenant d'un cholérique ; la propagation peut-elle avoir lieu également par la *diarrhée cholérique?*

Un voyageur atteint de diarrhée cholérique passe la nuit dans une maison où il laisse le choléra avec le produit de ses évacuations. La maladie y éclate plusieurs jours après son départ.

Ce fait de transmission paraît presque identique au précédent. C'est encore par la matière des évacuations

(1) Schmidt, *loc. cit.*, p. 80.
(2) Wurt. *Correspondanz-Blatt*, 1855, n° 2.
(3) Pettenkofer. *Verbreitungsort*, etc., p. 126.

que la propagation s'est faite. La différence réside dans ce que, tout à l'heure il s'agissait d'évacuations provenant de cholériques, tandis que dans ce cas la matière provenait d'un individu affecté simplement de diarrhée cholérique.

Ces derniers faits sont maintenant en assez grand nombre. Il y a les faits positifs de Griesinger, et de Millinger, il y a le cas de Stuttgard (1), le cas de Diebuhr (2), les observations citées par Pettenkofer, Huvman, Kortum, Ackermann, etc.

Je citerai encore le cas de Budd (3).

Un malade atteint de diarrhée, arrive au milieu de toute une population saine (dans une houillère), il meurt. Les diarrhées deviennent alors générales, et dix-sept personnes contractent le choléra.

Le cas suivant (4) du docteur Alexandre, a aussi une grande importance.

Il n'y avait à Hamel, commune rurale à 25 kilomètres d'Amiens, aucun indice de choléra, lorsque, le 4 avril, arrive dans ce village, venant de Paris où régnait le choléra, un soldat nommé Guilbert, atteint de diarrhée. Il est reçu dans la maison paternelle où il reste alité pendant trois jours. Le quatrième, il se rend à l'Hôtel-Dieu d'Amiens; le même jour, André Guilbert, son frère, qui était venu plusieurs fois chaque jour voir le malade, est atteint de choléra foudroyant et meurt en douze heures.

Sa femme meurt trois jours après. Guilbert père qui, pendant le séjour de son fils, avait éprouvé déjà les symptômes d'une cholérine, est atteint de choléra le 11 et succombe le 15.

Un autre fils de cet homme, âgé de 17 ans, et un enfant de 4 ans, fils d'André, sont affectés de cholérine et guérissent. Le beau-père d'André, qui avait donné ses soins à son gendre et

____

(1) Köstlin. *Würtz med. Correspondanz Blatt*, 1855, n° 26.
(2) Göring. *Deutsche Clinik*, 1856, n° 10.
(3) Hirsch. *Schmid's Jahrbücher*, Band 92, p 256.
(4) *Gaz. méd.*, 1849.

à sa fille, est atteint de choléra confirmé et uérit. Un enfant de 11 ans, qui fréquentait la maison de Guilbert et dont les parents avaient soigné André et sa femme, est frappé de choléra le 14 et meurt le lendemain.

On voit donc que la puissance propagatrice de la cholérine et du choléra a été la même dans ces différents cas. La cholérine a engendré le choléra et réciproquement. Ce sont deux effets d'un même poison, d'une même graine qui a produit des symptômes plus ou moins intenses, suivant le terrain sur lequel elle a germé.

Nous retrouvons dans d'autres maladies des phénomènes identiques. Une variole très-grave peut donner lieu à une varioloïde extrémement bénigne, et cette même varioloïde, transportée sur un autre individu, peut engendrer une variole des plus sévères et même une variole noire ou une variole maligne.

Comme nous l'avons dit, le principe générateur du choléra existe dans la diarrhée cholérique aussi bien que dans le choléra, de même que le virus variolique se trouve dans la varioloïde aussi bien que dans la variole.

3° *Les cadavres cholériques peuvent-ils transmettre le choléra?*

Cette question est encore aujourd'hui très-discutée. Le transport des cadavres, qui ne peut étre un danger dans nos pays, est évidemment en Orient une des causes de renforcement des épidémies. Les Persans se rendent à leurs pèlerinages, transportant avec eux les cadavres de leurs parents dans des feutres qui laissent suinter des liquides organiques arrivés à tous les degrés de la putréfaction. D'après les documents parvenus à la conférence de Constantinople, les pèlerins avaient toujours le choléra parmi eux quand il est apparu à Bagdad.

4° *Le choléra peut-il être transmis par un individu sain ?*

Nous croyons que les faits qui ont été invoqués en faveur de cette opinion peuvent s'expliquer ainsi :

Ou les individus que l'on a crus complétement indemnes, étaient atteints de diarrhée cholérique ;

Ou ils transportaient des linges, des vêtements souillés de matière cholérique.

5° *Le choléra peut-il être importé par des animaux vivants?*

Les animaux sont susceptibles de contracter la maladie. Ce fait qui résulte des expériences de Thiersch et de Chalvet, n'est pas discuté. Mais l'animal non malade peut-il devenir par son enveloppe extérieure, par sa peau, par son poil, un agent de transmission ? Il n'existe pas un seul fait pouvant appuyer cette hypothèse.

6° *De la transmission du choléra par les linges, les hardes, les effets à usage.*

Après avoir passé en revue différents modes de transmission d'une valeur très-contestable, nous arrivons à une étude des plus importantes, celle de la propagation par les linges, les hardes, les effets à usage. Il faut savoir d'abord si les linges, les hardes, les effets à usage ont été contaminés ou non par les déjections des matières cholériques. Cette circonstance est capitale. Dans un cas la transmission est fréquente, dans l'autre il n'y a absolument aucun danger. Depuis longtemps déjà on avait remarqué que le choléra était surtout plus fréquent parmi les buandiers et les blanchisseuses.

Il est également important de savoir si les objets contaminés ont été séquestrés ou exposés à l'air. Un objet contaminé, exposé à l'air libre pendant un certain temps, perd sa faculté de transmission. La conférence de Constantinople a même pensé qu'un temps très-restreint suffit pour enlever tout danger. Toutefois ce temps, dit-elle, ne saurait être précisé, faute de données exactes. Quand, au contraire, il s'agit d'objets contaminés et enfermés à l'abri du contact de l'air, le danger existe et peut se prolonger plus ou moins longtemps, ainsi qu'il est démontré par un certain nombre de faits.

Les exemples seraient encore plus fréquents, si l'on n'avait éliminé les faits de transmission observés dans un foyer cholérique. La conférence de Constantinople a établi cette distinction ; mais malgré l'élimination légitime dont nous parlons, elle a pu rapporter un assez grand nombre de faits de transmission du choléra par les hardes, les linges et les effets à usage. Nous lui en emprunterons quelques-uns :

En 1853, à Cessantes, près de Vigo, le choléra fut transmis à deux blanchisseuses qui venaient de laver du linge provenant du lazaret où la maladie existait, et alors que leur village, la ville et toute la province étaient encore indemnes.

(Ce fait a été communiqué par M. Monleau.)

Le premier cas de choléra observé dans le village de Moor-Monkton, à six milles de la ville d'York, eut lieu le 28 décembre 1832. A ce moment la maladie n'existait pas dans le voisinage, ni même dans aucun endroit plus près que trente milles. Le nommé John Barnes, âgé de 39 ans, laboureur, souffrait depuis deux jours de diarrhée et de crampes, lorsque le 28 décembre, il fut pris de tous les symptômes du choléra avec état algide, et mourut le lendemain. Le malade avait été visité par deux médecins, dont l'un fit immédiatement des recherches pour arriver à la source probable de la maladie. Ses premières investigations furent vaines. Cependant la femme de John Barnes et deux autres personnes qui avaient visité le malade la veille venaient d'être prises elles-mêmes de choléra ; elles guérirent. En outre, John Foster, Anne Dunn et la veuve Breyke, qui avaient été tous en communication avec les susdits malades, furent tous atteints d'une indisposition prémonitoire sévère qui fut cependant arrêtée. Tandis que les médecins cherchaient en vain à découvrir l'origine de la maladie, le mystère se révéla d'une manière inattendue par l'arrivée d'un fils du défunt. Le jeune homme était apprenti cordonnier chez son oncle à la ville de Leeds. Il informa les médecins que sa tante était morte du choléra quinze jours auparavant, et que, comme elle n'avait pas d'enfants, ses effets avaient été envoyés à John Barnes par le roulage ordinaire et sans avoir été lavés. J. Barnes avait ouvert la caisse dans la soirée et le lendemain il était tombé malade (1).

Le docteur Simpson relate dans le même ouvrage un fait très-curieux qui tendrait à prouver qu'un objet contaminé et enfermé aurait, après dix mois, communiqué le choléra. Le fait fut observé à York, en 1833, par le docteur Brown :

Une femme âgée de 67 ans était morte de choléra au mois d'août 1832. Dix mois plus tard, aux fêtes de la Pentecôte, deux nièces de cette femme étant venues visiter leur oncle, celui-ci ouvrit pour la première fois un tiroir qui renfermait, outre quelques petits bijoux qu'il offrit à ses nièces, le bonnet que sa femme avait porté au moment de sa mort. Cet homme fut pris de choléra et mourut le lendemain.

Pettenkofer relate deux faits de ce genre assez curieux :

A Lustheim, près de Munich, les premiers cas de choléra eurent lieu dans une famille de journaliers, composée du père,

(1) J. Simpson, *Observations on asiatic cholera*, London, 1849.

de la mère, d'une fille et d'une parente. Une autre fille servait à Munich. Cette dernière envoya à ses parents de la viande et les vieux habits d'une famille dont quelques personnes venaient de succomber au choléra. La viande, déjà un peu altérée, fut consommée, les habits furent portés. Le troisième jour, 21 septembre 1854, le père et la mère furent atteints du choléra et moururent. Le 22, leur fille fut attaquée. Le 25, le fils qui servait ailleurs, vint à la maison pour assister aux funérailles. Il tomba malade dans l'après-midi et mourut en cinq heures. La fille qui servait à Munich et qui avait envoyé les effets susmentionnés, tomba malade le même jour et mourut aussi. Il ne survécut de cette famille que la fille attaquée le 22.

L'autre cas, rapporté par Pettenkofer, est ce fait très-intéressant de ce prisonnier qui, transféré de la salle de police de Munich, où plusieurs attaques de choléra avaient eu lieu, dans la prison d'Ebrac, encore indemne, y importa la maladie, bien qu'il n'eût à son arrivée que la diarrhée. Entré le 20 août, il fut pris de symptômes caractéristiques le 26 et guérit ; mais son geôlier, atteint le lendemain, mourut en quelques heures. Il s'ensuivit une épidémie. La maladie éclate, le 28, dans la partie de la prison réservée aux femmes et qui est complétement séparée de celle des hommes. Pettenkofer constata, par une enquête, que la première femme atteinte avait été employée, le 21, au blanchissage du linge sale quitté le 20 par le prisonnier dont il est question.

Il y a encore d'autres faits : ceux cités par Lebert (1856), et par Pappenheim, qui tous établissent la transmission du choléra par les linges, les hardes et les effets à usage.

7° Le choléra peut-il être transmis par les marchandises ?

Quoique jamais les marchandises importées de l'Inde, soit à Suez, soit directement en Europe, n'aient transmis le choléra, cette propagation n'est pas rigoureusement impossible, et il y a une certaine catégorie de marchandises, comme les chiffons, les peaux, les drilles qui, présentant dans leurs interstices un air véritablement confiné, peuvent conserver et transporter à une grande distance les matières contagieuses dont elles ont été imprégnées. Dans ces cas, ces marchandises d'une catégorie particulière pourraient, à la rigueur, devenir des véhicules du choléra.

Aussi, la commission de la conférence de Constantinople, tout en constatant, à l'unanimité, l'absence de preuves à l'appui de la transmission du choléra par les marchandises, a-t-elle admis (à la majorité de 16 voix contre 6) la possibilité du fait dans certaines conditions.

Nous avons cherché à démontrer comment se transmettait le choléra, et nous avons vu que toujours l'agent de transmission était la matière cholérique, qu'elle fût transmise par l'homme affecté du choléra, ou qu'elle vînt à souiller ses hardes, ses vêtements, ses effets à usage.

C'est dans cette matière cholérique que se trouve contenu le principe générateur du choléra. Ce principe ne nous est connu que par ses effets, et nous n'avons encore pu découvrir quelle est sa nature. Nous savons seulement que le principe contagieux se régénère dans l'homme par le fait de l'évolution morbide à laquelle il a donné lieu. Il se propage par des régénérations successives.

Nous essayerons de déterminer comment cette matière cholérique qui s'échappe du malade atteint de choléra, qui peut souiller ses vêtements, s'infiltrer dans la terre, va pouvoir contagionner un individu sain, et quel sera son véhicule ?

Le miasme cholérique paraît volatile ; il se mêle à l'air ambiant qui semble être son véhicule principal, et il conserve toute son action dans un air confiné. Le malade cholérique constitue un centre d'émission ; ses déjections, comme nous l'avons montré, sont le premier réceptacle de l'agent morbide. Dès lors les linges, les hardes souillés deviennent des foyers secondaires d'émission, d'où se dégagera, avec une force plus ou moindre, l'agent contagieux. Les fosses d'aisances, les égoûts, les eaux, un terrain poreux seront autant de foyers de rayonnement qui vont permettre à la maladie de se propager et de se disséminer. Toutefois, l'air n'a qu'une puissance très-restreinte de dissémination, et la contagion par l'air ne peut s'exercer que dans une sphère limitée. Griesinger a même essayé de formuler cette faculté de rayonnement en disant que la probabilité d'action diminue en raison directe de la distance du point d'émission. C'est évidemment une loi qui n'a de rapport avec les lois de la physique que sa formule.

D'une manière générale, le fait est vrai, mais il se

prête mal à une réglementation aussi absolue. Jamais la puissance d'un foyer cholérique ne pourra être précisée d'une façon mathématique, et ce serait vouloir compromettre la vérité que d'essayer de légiférer en pareille circonstance.

Cette question est d'une discussion intéressante au point de vue de l'établissement des lazarets. En effet, l'utilité des lazarets a été contestée sous ce prétexte, qu'ils pouvaient devenir des foyers cholériques pour les villes placées dans leur voisinage. Tous les faits qui ont été cités à l'appui de cette opinion sont passibles d'interprétation différente.

Toujours, dans ces cas, il y a eu des rapports, des communications, des compromissions entre les quarantenaires ou leurs gardiens d'un côté, et les habitants des villes de l'autre. Mais jamais on n'a vu le principe contagieux s'échapper du lazaret et, transporté par l'air à une certaine distance, aller infecter une ville voisine.

De même encore on a prétendu que des bateaux passant près d'un port infecté, et sans avoir eu aucune communication avec ce port, auraient pris la maladie. On a cité, entre autres, une escadre anglaise qui, en vue de Malte, où sévissait le choléra, en aurait eu quelques cas à bord. Mais nos renseignements sur cette escadre sont très-incomplets. On ne sait au juste où elle a touché ni quelles ont été ses communications.

Au contraire, un nombre considérable de faits attestent que des bateaux ont pu passer près des ports infectés sans jamais contracter la maladie, alors qu'il n'y a eu aucune communication avec les lieux infectés. J'ai déjà cité à ce propos l'exemple de Messine et de la Sicile qui, pendant l'épidémie de 1865, sont restées indemnes.

Du rôle de l'eau dans la transmission du choléra.

L'air n'est pas le seul véhicule du principe cholérique , l'eau est également un agent de propagation de la maladie. La matière cholérique qui existe dans les fosses d'aisances , les égouts, les terrains poreux, peut arriver à se mêler à l'eau et même à l'eau potable.

Les observations suivantes de J. Simon ont été faites en Angleterre. A Londres il mourut 13 pour mille des habitants dont les maisons étaient alimentées par l'eau du fleuve provenant du grand cloaque; puisée dans ce point, l'eau donnait 46 grains de résidu solide par gallon. Dans les autres maisons de la ville, qui d'ailleurs se trouvaient absolument dans les mêmes conditions hygiéniques, la mortalité ne fut que de 3, 7 sur mille. Mais, dans ce cas, l'eau dont on faisait usage avait été prise en amont de la ville, et elle ne donnait que 13 grains de résidu solide par gallon.

A Halle, Delbruck a remarqué en 1866 que, dans une prison où l'épidémie avait pris un grand développement, les puits communiquaient avec les fosses. A Erachstedt le fléau s'arrêta sitôt qu'on eut fermé un puits suspect.

Delbruck expliqua encore l'intensité moins grande de l'épidémie de 1867, comparée à celle de 1866, par cette considération, que la canalisation des eaux avait été modifiée ; l'eau arrivait presque pure en 1867, tandis que jusqu'à l'automne de 1866 les conduits puisaient l'eau de la Saale dans un endroit ou se déversait la totalité des immondices de la ville.

Ballot a également parlé de l'influence de l'eau corrompue sur la propagation du choléra en Hollande. Il cite le fait d'une maison habitée par 24 familles : 32 individus furent atteints et 23 succombèrent. On trouva que les tuyaux de la pompe qui alimentait cette maison étaient complétement pourris. On interdit l'usage de cette eau et aussitôt l'épidémie cessa.

Ballot rapporte aussi que dans les contrées où l'on ne boit que l'eau provenant des pluies, le choléra n'a eu que peu d'intensité. Beaucoup de commissions des villes de Hollande, Dortrecht, Rotterdam, etc., confirment l'opinon de Ballot. Dans une maison de Groningue s'alimentant à la même fontaine, il y eut 24 cas de choléra. Dans les 17 autres maisons de la même rue, il n'y en eut que 4. Le plus souvent, dans tous ces cas, on constata que l'eau avait été corrompue par son mélange avec les matières excrémentitielles.

Mais un des auteurs qui ont le plus insisté sur cette question est Snow. Il a réuni un grand nombre d'observations à l'appui de son opinion. Il va même jusqu'à regarder le mélange des évacuations aux eaux des fleuves et leur présence dans l'eau potable comme le mode principal de propagation du choléra.

Toutefois, si l'opinion de Snow est exagérée sur ce point, il est un autre côté de la question qu'il nous paraît avoir envisagé sous son véritable jour. On avait prétendu que, dans ces cas de mélange de la matière cholérique à l'eau, la propagation ne se faisait pas directement par l'absorption de l'eau corrompue, mais par des émanations provenant de la terre, imprégnée de matières putrides et altérée par le séjour, dans le sous-sol des bâtiments, d'une eau corrompue ; or, Snow a montré que dans ces cas les personnes atteintes n'étaient pas celles du voisinage, mais bien celles qui buvaient l'eau. Dans Broad-street, ce sont les individus faisant usage de l'eau d'un certain puits recevant les infiltrations d'un égout qui devenaient malades. Tout le voisinage échappait à la maladie ; mais un passant venait-il à boire de cette eau, il était immédiatement atteint par le choléra.

Snow a même cité des cas dans lesquels cette eau, transportée à une certaine distance, aurait communiqué le choléra à une personne qui en avait bu. D'autres auteurs ont mentionné des faits analogues. C'est ainsi que l'histoire des puits empoisonnés, que la crédulité populaire a tant exploitée, se trouve démontrée scientifiquement à un point de vue différent. Toutefois le rôle de ce mode de propagation a été exagéré, et s'il est quelquefois démontré par certains faits positifs, il a été fréquemment controversé.

Dressler, Fischer et Priztbam ont examiné les qualités physiques et chimiques des eaux potables de Prague du mois de décembre 1867 au mois de mars 1868. Voici les conclusions auxquelles ces savants sont arrivés : On ne peut démontrer, disent-ils, une relation entre les mauvaises qualités de l'eau potable et le choléra. Dans tels endroits, riches en excellente eau de citernes et de puits, le choléra avait sévi avec intensité. Ailleurs, malgré une eau détestable, l'épidémie avait été modérée. Enfin, là où il y a eu une eau mauvaise en même temps que de nombreux cas de choléra, on a pu constater d'autres causes adjuvantes, de telle sorte que, dans ces cas même, on ne saurait attribuer un rôle bien défini à l'influence de l'eau.

Ces conclusions ne sauraient altérer les faits démonstratifs que nous avons précédemment exposés. Nous croyons que le mode de propagation par l'eau potable est d'une réalité certaine, mais qu'il est trop peu fréquent pour constituer un mode général de propagation et qu'il ne forme qu'un des côtés particuliers de la question (1).

(1) Nous rapprocherons de ces faits de transmission du choléra par l'eau quelques faits de transmission de typhus et de fièvre typhoïde par le même procédé. La même loi régit tous ces faits.

Thorne raconte qu'à Winterton (Lincoln) sur 1,800 habitants, 200 tombèrent malades du typhus dans l'espace de 22 mois (1865-1867). Il fut démontré que les puits avaient été infiltrés par les matières excrémentitielles provenant des fosses voisines.

Buchanam rapporte que sur 9,000 habitants, 264 furent atteints de typhus en un mois à Guildford. Les familles riches souffrirent autant que les pauvres. Il fut établi que le même puits les alimentait; là encore se trouvait à dix pieds de distance un conduit pour les matières excrémentitielles; l'eau filtrait à travers ce conduit.

Mac Lagan. Enteric fever à Dundee et lieux voisins.

L'épidémie eut lieu en 1864, la majorité des cas venait du village de Lochee. Les recherches montrèrent que l'écoulement des eaux était insuffisant. L'eau potable était tirée de puits au voisinage desquels étaient des lieux d'aisances; pas d'égoûts pour porter au dehors les ordures qui viennent corrompre l'eau. A l'examen on a trouvé des matières en décomposition.

Enteric fever au village de Bog.

L'eau des puits est trouvée corrompue, on fait boucher les puits et l'épidémie cesse.

Murchison, dans son traité des fièvres continues de la Grande-Bretagne (p. 438 et suivantes), rapporte l'histoire de plusieurs épidémies.

Dans une école, un égout, passant derrière la maison et bouché depuis longtemps, fut ouvert. Deux jours après, 20 enfants sur 22 étaient atteints de fièvre typhoïde. Latham, Chambers et autres pensent que les émanations causèrent tout le mal.

En 1859, une épidémie analogue fut observée à Bedford; on trouva des matières animales en décomposition dans l'eau des puits.

En 1847, une épidémie semblable, paraissant se rapporter aux mêmes causes, prit naissance à Richmond terrex (Clifton).

II

De l'agent cholérique étudie au point de vue expérimental.

Jusqu'ici, nous avons considéré l'agent cholérique au point de vue clinique. Il nous reste à rechercher maintenant quelles lumières peut nous apporter sur cette question la méthode expérimentale. On a tenté en effet sur des animaux des expériences ayant pour but d'éclairer certains points restés dans l'ombre. C'est cette pathologie expérimentale, cette « choléraization » des animaux que nous allons exposer.

Les animaux peuvent être atteints d'accidents cholériques. En 1849 un cas de choléra avait été constaté sur un chat dans les salles de l'Hôtel-Dieu.

En 1865, deux moineaux élevés à ce même Hôtel-Dieu, dans la salle Sainte-Anne, furent atteints de diarrhée subite, de vomissements, de refroidissement, dès les premiers jours de l'épidémie; l'un d'eux périt.

Déjà, en 1839, M. Chevreul avait parfaitement posé les données du problème. Dans un rapport à l'Académie des sciences, il avait tracé la marche à suivre « pour la recherche des matières actives sur l'économie animale qui peuvent se trouver dans les produits morbides, l'atmosphère et les eaux, dans les cas d'épizootie, d'épidémie, de maladies contagieuses, etc... »

Les expériences que nous allons relater ont été faites

par Thiersch (1), Lindsay (2), Legros et Goujon (3), Baudrimont (4). Elles ont été appréciées par le professeur Robin dans un rapport fait à l'Académie des sciences pour le prix Bréant. Guttmann et Baginsky (5) se sont livrés à des recherches du même ordre ; leurs résultats, quoique évidents, ont été moins complets que ceux de Legros et Goujon.

Les expériences faites avec des matières provenant de sujets cholériques doivent être distinguées suivant :

1° Le mode d'introduction de la matière ;

2° L'origine de cette matière ;

3° L'âge de la matière cholérique employée. On a tenté en outre des expériences comparatives avec des matières excrémentitielles, ne provenant pas de cholériques.

Occupons-nous des expériences de la première série.

1° *Modes divers d'introduction de la matière cholérique.*

A. — *Introduction par la peau.*

Legros et Goujon ont inoculé des déjections ou du sérum du sang d'un cholérique. Il se produisit des phénomènes d'ir-

(1) Carl Thiersch. *Infections versuche an Thieren mit dem Inhalte des choleradarmes*, München, 1856, in-8°, p. 1-118, et sur les principes toxiques qui peuvent exister dans les déjections cholériques (*Comptes rendus des séances de l'Académie des sciences*, Paris, 1866, t. LXIII, p. 992).

(2) L. Lindsay, médecin de l'hôpital des cholériques d'Edimbourg. Transmission du choléra aux animaux (*Gaz. hebd. de méd.*, Paris, 1854, in-4°, 939 et 1044).

(3) Legros et Goujon. *Recherches expérimentales sur le choléra*, Paris, 1869.

(4) A. Baudrimont. *Recherches expérimentales et observations sur le choléra épidémique*, in-8°, Paris, 1866.

(5) Guttmann et Baginsky. Recherches expérimentales sur le choléra (*Centralblatt*, n° 44 et *Gaz. hebd.* du 22 novembre 1866).

ritation locale, une poche plus ou moins considérable, mais pas de manifestations cholériques. En injectant une certaine quantité de ces liquides sous la peau, on constata des phénomènes identiques à ceux observés à la suite de l'injection dans les veines.

B. — *Injection dans les veines.*

Legros et Goujon injectèrent dans les veines une substance filtrée provenant de déjections cholériques. Vingt minutes après l'injection, on observe tous les symptômes du choléra. Les vomissements se montrent, puis on voit survenir les selles caractéristiques avec débris d'épithélium ; refroidissement des extrémités, anxiété de la respiration ; suppression de l'urine (au moment du mélange du liquide de l'injection au sang, série d'efforts de déglutition).

Si l'animal est de petite taille ou de mauvaise santé, il succombe ; mais si le chien est vigoureux ou si l'on diminue la quantité du liquide injecté, l'animal résiste. Il se réchauffait peu à peu, présentait une réaction assez vive, puis le retour à la santé s'opérait rapidement ; les premières urines qui apparaissaient étaient presque toujours albumineuses.

La quantité de liquide nécessaire pour produire des accidents graves chez un chien de moyenne taille était de 30 à 35 grammes.

C. — *Injection dans la trachée.*

Dans les injections dans la trachée les symptômes sont semblables à ceux que présentent les injections dans les veines, ils sont tout aussi rapides. Seulement il faut employer une quantité de liquide un peu plus considérable, car l'animal en rejette parfois une portion. Les injections de liquide infectieux dans la trachée causent des accidents immédiats inquiétants lorsqu'ils sont déjà un peu décomposés et qu'ils ont une odeur un peu forte.

D. — *Ingestion.*

Thiersch a mêlé à la nourriture d'un certain nombre de souris de petits morceaux de papier à filtre d'un pouce carré. Ils avaient été trempés dans le liquide intestinal des cholériques, puis on les avait desséchés.

Cette imbibition a été pratiquée avec trois sortes de liquide :

1° Un liquide frais ;

2° Un liquide rejeté depuis six jours et conservé à la température de 10 degrés ;

3° Enfin un liquide plus ancien.

Cent quatre souris ont avalé ces fragments ; celles qui ont été soumises au traitement des déjections fraîches n'ont offert aucun symptôme morbide ; mais sur 34 qui ont avalé du papier trempé dans des déjections de 3 à 9 jours, 30 devinrent malades et 12 moururent : les symptômes qu'elles présentèrent consistèrent en selles aqueuses, disparition de l'odeur de l'urine, puis suppression de celle-ci.

Enfin quelques-unes offrirent, avant de succomber, une roideur tétanique. Il n'y eut jamais de vomissements.

A l'autopsie on constata la congestion des intestins, le dépouillement de leur épithélium, la dégénérescence graisseuse des reins et la vacuité de la vessie.

Les papiers imbibés de déjections plus anciennes ne produisirent aucun effet.

Ces expériences, répétées par Legros et Goujon, n'ont donné aucun résultat. Ces auteurs ont cependant obtenu quelques faits positifs par l'ingestion de matières cholériques, mais en opérant avec des doses énormes. Ils ont été obligés de donner à des chiens de 250 à 300 grammes de liquide cholérique, au lieu de 30 à 35 pour l'injection dans les veines.

Si l'on se borne à faire prendre au chien un demi-verre de liquide provenant des déjections, il n'éprouve rien. Le suc gastrique paraît neutraliser l'action de la substance introduite, la modifier, la digérer, tandis que, en forçant la dose, une portion du liquide peut être absorbée sans altération.

F.

Lindsay a fait d'intéressantes expériences qui paraissent démontrer la transmission du choléra par les émanations provenant de déjections cholériques ou de vêtements portés par des cholériques. Ces exhalations auraient donné le choléra à des chiens ou à des chats, lorsque ces animaux étaient soumis à certaines conditions d'affaiblissement, qu'ils étaient placés dans un espace confiné et humide. Lindsay a décrit avec soin les symptômes et les altérations observés sur les animaux qui servaient à ses expériences.

2° *Origine et nature de la matière cholérique employée.*

A. — *Matière des déjections.*

Les expériences de Legros et Goujon ont été faites avec des déjections récentes, incolores, inodores, filtrées. La quantité pour obtenir des accidents graves était de 30 à 35 grammes.

B. — *Sérum du sang.*

Ce sang était retiré par la saignée. Quand on employait le sérum, l'intensité des symptômes a été très-variable.

Lorsqu'on prenait du sang de cholérique au début de l'affection, les accidents étaient très-marqués, le sérum possédait alors ses propriétés les plus nocives.

Le sang recueilli plus tard, pendant la période algide, provoque également des symptômes cholériques, mais d'une intensité moindre. Enfin, si le sang provenait d'un malade en réaction, les accidents étaient d'autant moins intenses qu'on s'éloignait davantage de l'époque du début.

Il eût été intéressant de pratiquer des expériences avec le liquide provenant de la sueur et le liquide baignant les séreuses, et nous regrettons que Legros et Goujon, qui ont fait les observations précédentes, n'aient pas comblé cette lacune.

C. — *Expérience faite avec de la vapeur d'eau con-
densée provenant d'une atmosphère dans laquelle
étaient placés des cholériques.*

Legros et Goujon ont imaginé l'expérience suivante :
ils ont placé, dans une salle de cholériques, un ballon
en verre rempli de glace et de sel, pour déterminer la
condensation de l'eau qui était en suspension dans l'atmosphère de la salle. Le liquide recueilli a été injecté
dans les veines et la trachée de plusieurs chiens, et
a produit des accidents analogues à ceux du choléra ;
mais ces expériences faites dans de mauvaises conditions, à la fin d'une épidémie, ne sont pas suffisamment
concluantes. Les ballons à condensation avaient été
placés dans les cabinets d'aisances contigus aux salles
de cholériques. Les injections faites avec ces liquides
condensés sur ces nouveaux ballons ne donnèrent lieu
à aucun résultat, il est vrai qu'on répandait sur le sol
une grande quantité de chlorure de chaux. Ce sont
donc encore là des expériences à recommencer.

3° *Age de la matière cholérique employée.*

C'est en employant des déjections *récentes*, incolores
et sans odeur, ou du sérum retiré par la saignée, durant la période algide, que Legros et Goujon ont obtenu
des manifestations cholériques évidentes.

Quand le liquide était ancien, coloré, des accidents
d'infection putride pouvaient se joindre aux affections
cholériques et même les remplacer. On se rappelle que
Thiersch était arrivé à des résultats opposés.

Il avait même conclu de ses expériences qu'il se dé-
veloppait dans les déjections cholériques un principe

fixe, dans l'intervalle compris entre le troisième et le neuvième jour après leur émission. Cet agent ou principe toxique, introduit dans l'organisme des animaux sur lesquels il a été expérimenté, a produit un mal souvent mortel, et présentait des lésions intestinales et rénales semblables à celles que l'on rencontre dans le choléra.

On voit par la dissidence qui existe entre ces divers expérimentateurs, que l'opinion n'est pas encore faite sur les résultats différents obtenus par l'injection de la matière cholérique et sur la variation de ces accidents, suivant l'âge de la matière employée.

Arrivons à des expériences d'un autre ordre, à des expériences faites avec des liquides non cholériques :

Expériences faites avec des liquides non cholériques.

Legros et Goujon ont injecté dans les veines de plusieurs chiens des substances putrides d'origine diverse, des liquides recueillis par la filtration de selles non cholériques, des déjections cholériques anciennes et exposées dans un vase simplement recouvert d'une feuille de papier depuis un ou deux mois, etc.

Le plus souvent ils ont observé, il est vrai, un peu de diarrhée et quelques vomissements, mais en regard de ces points communs, comparés aux résultats des expériences précédentes, combien de différences !

Les substances putrides mêlées au sang suivent la même voie d'élimination que les matières cholériques, mais elles n'ont que ce point de ressemblance. Il y a le plus souvent des accidents immédiats (grande faiblesse et même syncope, vomissements de matières alimentaires). Quelquefois tout se borne à ces accidents immédiats, et à un frisson survenant dix minutes après ;

d'autres fois, après un temps variable mais toujours assez long, il survient de la diarrhée et un ou deux vomissements ; dans ce cas la mort peut arriver à la suite de phénomènes fébriles qui durent plusieurs jours. S'il y a guérison, la convalescence n'est pas rapide, la sécrétion de l'urine n'est pas supprimée, elle est, au contraire, exagérée.

On ne retrouve pas ce refroidissement des extrémités qui envahit l'animal dès le début des accidents cholériques. Enfin, à l'autopsie, on constate des abcès métastatiques, des épanchements sanguins dans les organes, du pus dans les séreuses ; le sang n'est pas poisseux.

On voit donc que dans ce cas, on a les accidents de l'infection purulente ou de l'infection putride, mais nullement ceux du choléra.

Il ressort des détails dans lesquels nous sommes entrés, que le choléra se communique par l'ingestion ou l'injection des déjections cholériformes ou du sérum du sang des cholériques. Ce fait est démontré par les observations que je viens de relater. J'ai assisté à des expériences faites par mon ami le docteur Chalvet (1865) et je l'ai vu injecter de la matière cholérique dans les veines de rats blancs. Ces injections ont été suivies de l'apparition des accidents cholériques.

Mais on ne s'est pas contenté des résultats que nous venons d'exposer ; on a voulu y trouver la base d'une théorie ; on a essayé de rechercher à quel corps pouvait être assimilée la matière cholérique, connaître la cause des effets qu'elle produisait, en un mot pénétrer sa nature intime.

C'est dans le but de résoudre cette question que Legros et Goujon ont institué la série d'expériences suivantes : ils ont injecté de 30 à 35 grammes de salive filtrée dans le sang des animaux, mais sans résultat. Ils ont alors employé la diastase végétale (1), tantôt pure et desséchée, tantôt mêlée à d'autres principes, et telle qu'on l'obtient de l'orge germée, broyée et traitée par son poids d'eau tiède. Les résultats furent alors aussi nets que possible : les animaux ont été pris d'accidents cholériques une demi-heure après l'injection de la diastase fraîche ; en se servant de 0,50 de diastase sèche et purifiée, il fallut attendre une heure.

Les symptômes observés étaient exactement pareils à ceux qu'ils avaient notés dans les injections du liquide cholérique, les lésions que l'on trouvait après la mort étaient semblables. Enfin ils ont répété minutieusement avec la diastase tout ce qu'ils avaient fait avec les déjections.

Les injections faites dans les veines, la trachée et l'estomac ont présenté les mêmes particularités.

S'étayant de ces résultats, Legros et Goujon ont cru pouvoir établir que les accidents cholériques sont dus à la présence de la diastase dans le sang et fonder, sur ce principe, leur théorie du choléra nostras, qu'ils appellent sporadique.

L'automne est l'époque ordinaire de la manifestation de cette affection : c'est l'époque où l'on mange le plus de fruits ; ils prétendent alors que les malades af-

---

(1) Les analyses de M. Baudrimont parraissent établir que le sang et les matières des déjections cholériques contiennent une substance albuminoïde qui jouit des propriétés saccharifiantes et fermentescibles de la diastase, substance provenant d'une modification chimique des principes coagulables du sang.

fectés de choléra nostras ont fait abus de ces fruits, ou bien, ont bu du vin nouveau ou des bières mal fabriquées.

Pour le choléra nostras leur théorie est absolue, mais ils éprouvent, disent-ils, « quelque difficulté à expliquer d'une façon irrécusable le mode d'invasion du choléra indien. » Cette difficulté n'a pour nous rien de surprenant : la diastase, en effet, existe partout, a existé de tout temps, on en fait un usage constant; et le choléra asiatique s'est montré en Europe depuis peu d'années.

Il suffit d'opposer ces deux faits pour juger cet essai de systématisation.

Il est impossible de dire que la cause du choléra soit la diastase, animale ou végétale. De ce que le principe du choléra agit à la manière d'un ferment comme la diastase, cela ne veut pas dire que ce principe soit la diastase.

L'agent cholérique a pour origine l'Inde, il est spécifique, cela est incontestable, sur ce point il ne peut y avoir de discussion; la théorie ne doit commencer que pour expliquer le mode d'action de cet agent.

Nous pouvons conclure des développements qui précèdent, que les matières cholériques renferment un ferment qui dédouble la glycose, absolument comme la levure de bière. La diastase, comme la levure de bière injectée dans les veines, détermine des accidents fort analogues à ceux du choléra. Il paraît probable, d'après toutes ces données expérimentales, que le choléra est transmis par un agent constitué, comme paraissent l'être tous les ferments, par des germes microscopiques, susceptibles de proliférer avec une grande rapidité dès qu'ils se trouvent dans un milieu favorable (1).

Mais la levure de bière est un ferment gigantesque dont les éléments histologiques sont très-nettement visibles au microscope, tandis que le ferment cholérique, s'il existe, est encore inaccessible à nos moyens d'exploration. Nous ne pouvons donc le connaître que par ses effets et nous sommes obligés, comme il arrive souvent en justice, de nous en tenir aux preuves indirectes de la culpabilité.

Nous avons étudié l'agent cholérique au point de vue *clinique et expérimental*. Nous possédons donc maintenant tous les éléments nécessaires pour élucider la question de la transmission du choléra.

L'agent cholérique a pour véhicule l'air ou l'eau. Transporté par l'air, il peut être absorbé par les voies respiratoires ; et c'est ainsi que nous voyons un individu prendre le germe du choléra, soit en vivant dans l'atmosphère d'un cholérique, soit en examinant de trop près les matières cholériques, comme cela est arrivé à certains médecins (2), ou bien encore, en s'exposant aux émanations provenant de ces matières ou de linges, d'effets, de hardes souillés par les déjections. Dans le cas où l'agent cholérique est mêlé à l'eau potable, la transmission a lieu par le tube digestif. En Perse, l'eau potable est prise dans des conduits à ciel ouvert ; ces mêmes conduits servent à laver toutes sortes de linges : c'est ainsi que peut se montrer en Perse, ce mode de transmission cholérique qui n'est

(1) Expériences de Davaine sur les bactéries.
(2) Communication faite par Crocq, de Bruxelles, au congrès international de Paris, 1867.

observable chez nous que s'il y a filtration de fosses d'aisances, d'égouts, etc.

La transmission par l'eau est beaucoup moins fréquente que la transmission par l'air ; je laisse de côté la transmission par le contact, qui ne paraît appuyée par aucun fait sérieux.

L'agent cholérique abandonné à l'air libre perd bientôt sa propriété contagieuse, il s'y détruit rapidement ; son activité n'est qu'éphémère, et l'épidémie cesserait bientôt si le germe n'était reproduit par des régénérations successives.

D'autres fois, il est conservé, entretenu par la séquestration ; nous avons vu en effet que des objets contaminés enfermés à l'abri de l'air pouvaient conserver longtemps la faculté de transmettre le principe contagieux qu'ils renferment.

Enfin, malgré l'activité éphémère de l'agent contagieux, on le voit s'enraciner dans un pays, y reparaître périodiquement, sans que cette persistance soit explicable par les caractères mêmes de l'agent spécifique.

<h2 style="text-align:center">III</h2>

Influence du milieu. — Les causes adjuvantes, cosmiques ou somatiques. — Rôle de l'altitude. — De la nature du terrain. — Théorie de Pettenkofer. — Conditions atmosphériques. — Influence des moyens de communication. — Caravanes. — Chemins de fer. — Navires. — Rôle des lazarets. — Loi de l'accoutumance cholérique. — Influence des armées, foires, pèlerinages. — Loi de la conférence. — De l'immunité.

Nous avons examiné l'agent cholérique en lui-même ; nous considérerons maintenant le *milieu* dans lequel cet agent apparaîtra, quelles circonstances accidentelles ou secondaires viendront favoriser son développement et jouer le rôle de causes adjuvantes.

Ces causes sont *cosmiques* ou *somatiques*. Elles dépendent tantôt du sol, du climat, de l'air, quelquefois de l'homme lui-même. Occupons-nous d'abord des *conditions telluriques*.

On considère, en général, que la profonde différence qui se montre dans les épidémies de choléra provient en grande partie de la différence des contrées où elles apparaissent ; que le choléra, s'attaquant primitivement aux localités basses, humides, ne s'étend que rarement aux points plus élevés, aux pays montagneux ; souvent même il les épargne complétement.

Les villages placés au pied de l'Elbourz ayant été atteints à trois reprises par le choléra, le roi de Perse, durant chacune de ces épidémies, a transporté son camp, composé de 10,000 personnes, à 7,500 pieds dans la vallée de l'Aar, au bas du pic volcanique du Démawend. Malgré d'incessantes communications avec les villages infectés, le camp fut entièrement épargné.

Farr (1) a même voulu démontrer que la mortalité du choléra était en raison inverse de l'élévation du sol. Il semble difficile d'ériger ces faits en doctrine ; d'ailleurs la moins grande fréquence du choléra sur les pics les plus élevés pourrait bien avoir aussi cette raison, que les points inaccessibles sont peu habités.

A Mexico et au Caucase on a vu le choléra régner à une hauteur de 7 à 8,000 pieds, ainsi que sur le plateau qui sépare Chiraz d'Ispahan (7,000 pieds).

Griesinger pense que l'influence de l'altitude devient

(1) Farr, *Registrer general's Report on the mortality of cholera in England*, London, 1852.

plus sensible dans un cercle limité. Des exemples établissent alors l'immunité relative des localités élevées. Déjà, dans quelques épidémies de l'Inde, on avait remarqué que le choléra pouvait séjourner pendant des mois dans les parties les plus basses, tandis qu'il épargnait presque complétement celles qui se trouvaient à un niveau supérieur.

Cette opinion a été justifiée, en France, par Fourcault; en Angleterre, par Farr, et à Munich, par Pettenkofer.

Fourcault a déduit de ses recherches que dans les villes situées en amphithéâtre on pouvait distinguer trois zones. La zone inférieure, siége principal de la maladie; la zone moyenne, peu affectée; enfin la zone supérieure, presque toujours indemne. A Londres, les 19 districts de la zone inférieure subirent une mortalité trois fois plus considérable que les 19 districts de la zone supérieure. Enfin à Munich, en 1854, Pettenkofer, qui a observé cette progression et cette décroissance, remarque qu'elles résultent moins de l'action directe de l'élévation et de l'abaissement, qu'elles ne sont le fait de l'humidité du sol, humidité qui s'accroît sur les terrains déclives et s'accompagne de la décomposition des matières organiques.

L'humidité est, en effet, avec l'existence des eaux souterraines, une cause adjuvante des plus importantes. La crue considérable de ces eaux précéda les deux épimies de Munich de 1836 et 1854 ; le développement de ces épidémies parut coïncider avec l'époque de leur retrait ; le miasme cholérique dont le sol est imprégné se dégage alors plus facilement ; c'est là la cause mobile qui peut expliquer la variation des épidémies.

Hirsch (1) est arrivé à une conclusion identique. Dans presque toutes les contrées, dit-il, où le choléra s'est montré à l'état épidémique, sa violence fut beaucoup plus grande dans les points bas et humides, tandis que très-fréquemment les localités élevées furent épargnées ; l'humidité n'est cependant pas la seule cause à invoquer ; ce dont il faut surtout tenir compte, c'est de l'humidité compliquée de produits de décomposition des matières animales et surtout des matières excrémentitielles.

On a considéré un terrain disposé en entonnoir comme favorisant l'intensité et la diffusion du choléra. Le fait a été bien constaté par Kreuzer en 1855 pour l'un des faubourgs de Vienne. Pettenkofer, à Munich, a fait la même remarque ; mais il a surtout insisté sur l'importance de la nature tellurique comme cause adjuvante de la maladie. Il est parti de ce point de vue pour fonder sa théorie devenue célèbre. Déjà, en 1849, Fourcault (2) avait essayé de déterminer l'influence de la composition géologique sur la propagation du choléra. Il arriva à cette conclusion que son développement était favorisé par les terrains d'alluvion, le calcaire grossier, l'argile, le sol carbonifère et la pierre de chaux magnésienne des Anglais, alors que les roches des terrains primitifs et de transition, les couches épaisses de sable, les agglomérations de silice et de craie devaient arrêter sa propagation. On voit que Fourcault s'attache plus particulièrement à l'influence répulsive d'un sol granitique, considérant, toutefois, un sol humide comme un élément essentiel de transmission.

(1) Hirsch, *loc. cit.* (1867)
(2) Fourcault, *Gaz. méd.* (1849).

Boubée (1), en 1854, et Vial (2), en 1862, émirent des idées semblables.

Ce qui caractérise au contraire les recherches de Pettenkofer, c'est que, laissant à peu près de côté la composition *chimique* du terrain, il s'attache surtout à ses caractères *physiques* : sa densité, sa porosité, etc.; l'état du sous-sol des localités et des maisons joue dans la propagation du choléra un rôle essentiel, et, de cette cause particulière, dépend pour lui le développement d'une épidémie après une importation du dehors; s'occupant presque exclusivement de l'état physique d'agrégation, de l'état compacte ou poreux du sous-sol des maisons, il considère que non-seulement les calcaires primitifs et de transition, mais encore les formations secondaires (calcaires jurassiques) donnent l'immunité lorsqu'elles sont exposées à l'air à l'état de roches. Au contraire, tout sol poreux, susceptible d'imbibition, pouvant s'imprégner facilement de liquide et de gaz, les terres végétales aussi bien que les terrains de sables et de silice, beaucoup de sols argileux, gras, toujours humides et entretenant sans cesse l'humidité autour d'eux, favorisent, dit-il, la diffusion des germes cholériques. Là où le sol se compose d'une roche calcaire compacte, le choléra ne devient jamais épidémique, et les quelques cas que l'on peut y observer à la suite d'importations restent stériles.

Il y a dans la théorie de Pettenkofer deux points à distinguer :

1° la nature du terrain. Le terrain doit être poreux,

(1) Boubée, *Comptes rendus de l'Académie des sciences* (23 octobre 1854).

(2) Vial. *Gaz. hebd., Documents statistiques de Paris,* 1872.

perméable et se laissant facilement imprégner par les liquides et les gaz ; cet élément est permanent.

2° Le niveau des eaux souterraines. Ce niveau étant mobile, l'effet est variable ; lorsque les eaux souterraines sont arrivées à leur maximum d'élévation, il n'y a pas décomposition des matières organiques, et pas de dégagement de miasmes par conséquent ; que les eaux se retirent, que le niveau s'abaisse, la putréfaction aura lieu, le dégagement miasmatique deviendra intense, c'est à ce moment que l'épidémie atteindra son plus grand développement. Cette seconde partie de la théorie, qui est une explication ingénieuse de certains cas, semble beaucoup plus hypothétique que la première, c'est-à-dire la question de la porosité du terrain.

Cependant, il y a sur le bord occidental de la mer Caspienne, dans le point où l'Araxe et la Khoura réunis viennent se jeter dans cette mer, un terrain poreux, facilement perméable aux liquides et aux gaz, et dans lequel le niveau des eaux souterraines se modifie à diverses époques de l'année. Quelquefois, en effet, ce sol est complétement baigné par l'eau, les habitants établissent des barrages afin que l'eau débordant vienne inonder les parties voisines, et laisse en se retirant un limon fertilisateur.

Or ces régions voisines de la Perse, qui ont des communications incessantes avec elle, qui ont été la voie suivie par plusieurs grandes épidémies cholériques n'ont pas cependant conservé la maladie. Le miasme, qui semblerait devoir se perpétuer dans ce sol qui lui est si propice, y provoquer des explosions, des efflorescences annuelles, ne s'est jamais fixé sur ces terrains.

En explorant ces pays, le fait m'a été confirmé par tous les médecins et les chefs de village que j'ai interrogés avec soin, et dont la réponse n'a laissé dans mon esprit aucun doute à cet égard.

Toutefois, si la théorie de Pettenkofer n'a pas un caractère d'évidence absolue, quelques cas semblent la justifier, et Pettenkofer a réfuté d'une manière victorieuse un certain nombre de faits qui lui ont été opposés. Il rapporte, entre autres, l'histoire d'une localité qui semblait être bâtie sur un terrain rocheux, mais qui reposait en réalité sur une couche de limon. L'humidité circulait dans le sous-sol, à travers les fissures du rocher.

Berlin est bâti sur un terrain sablonneux ; de 1831 à 1835, il eut 10 épidémies, avec une mortalité de 12,582 cholériques (Griesinger).

Amiens se trouve dans des conditions telluriques qui expliquent la durée de la terrible épidémie qui a sévi dans cette ville.

Dans l'épidémie de Prague en 1866, Prizbam et Robitschek ont remarqué que l'intensité et la décroissance de la maladie avaient été en rapport avec l'abaissement et l'élévation de la Moldau (rivière qui traverse Prague).

Dans le cours de l'épidémie de Halle, de 1866 à 1868, Delbrüch a observé que la maladie avait épargné les quartiers exempts d'humidité et dans lesquels l'écoulement des eaux était facile.

Hirsch confirme également l'opinion de Pettenkofer. « Il est hors de constestation, dit-il, qu'une extension épidémique du choléra n'est possible que sur un terrain poreux, perméable ; qu'au contraire, un terrain pierreux, solide, ne pouvant être pénétré par l'eau, ou bien un terrain poreux, permettant l'écoulement facile de l'eau qui le pénètre, exclut l'apparition épidémique du choléra. »

Jameson, au Bengale, Joung, pour les montagnes de Nilgherri, Lormier, Gregor, constatent ce fait dans l'Inde.

Beaucoup d'autres exemples, en Amérique et en Europe, viennent à l'appui de l'opinion de Pettenkofer.

Le choléra aurait même eu une intensité plus grande le long des courants d'eau que le long des routes. Pettenkofer ajoute que cette remarque a été faite pour le Gange, l'Indus, le Don, le Volga, la Vistule (1).

En résumé, sans laisser à la théorie de Pettenkofer la valeur absolue qui lui a été attribuée par son auteur et ses compatriotes, il n'est pas douteux que les terrains poreux, perméables et humides ne soient des conditions des plus favorables à la propagation du choléra (2).

(1) Dans un travail tout récent (*Verbreitungsart der Cholera in Indien, Ergebnisse der neuesten œtiologischen untersuchungen in Indien*), Pettenkofer a cherché à expliquer par sa théorie le mode de propagation du choléra dans l'Inde. Réfutant l'opinion de Bryden, qui faisait jouer un rôle important à l'humidité de l'atmosphère, il insiste surtout sur l'humidité du sol.

(2) Nous pouvons rapprocher de ces faits plusieurs relations d'épidémies de typhus. D'après Pfeiffer, qui a observé une épidémie de typhus à Thuringen, la maladie règne sur les terrains poreux, et s'exagère lorsqu'après une élévation plus considérable des eaux, survient un abaissement plus marqué.

Pfeiffer, a fait la même remarque pour d'autres épidémies qui ont existé dans la caserne de Weimar de 1866-1867. La caserne est située sur un plateau élevé, les conditions hygiéniques paraissent favorables. De temps en temps, une épidémie de fièvre typhoïde s'y déclare, le terrain est poreux, facilement perméable, l'eau y est assujettie à des

Les *conditions atmosphériques* n'ont qu'un rôle moins important. L'influence des *saisons* est cependant manifeste ; l'été se distingue ordinairement par la violence des épidémies ; l'hiver, au contraire, paraît offrir une immunité relative. L'humidité de l'air, l'état du baromètre et la direction des vents ne jouent un rôle qu'autant qu'ils modifient les conditions telluriques.

Toutefois les *orages* ont quelquefois la propriété de donner une aggravation considérable à l'épidémie. Il semble que, sous l'influence d'un temps chaud et humide, les germes cholériques prolifèrent avec une très-grande abondance. En 1866, nous avons pu constater, à Paris, cet accroissement de la mortalité, à la suite d'un orage violent.

En 1865, à Solliès-Pont, à quelques kilomètres de Toulon, un orage a produit une aggravation sérieuse dans l'épidémie.

A Amiens, le chiffre des décès s'était considérablement abaissé, il était tombé à 13 par jour ; un orage survient et il remonte à 30, proportion énorme sur une population réduite à 30,000 habitants.

Les proportions plus ou moins importantes d'ozone n'ont pas d'action sur la marche de l'épidémie.

Arrivons aux *conditions somatiques*. Les différences de race, de nationalité sont sans influence aucune sur le développement du choléra. Il n'y a d'autre prédisposition que celle de l'homme : la misère, la fatigue, le

oscillations de niveau considérables. Tantôt elle disparaît dans les citernes, tantôt des sources nouvelles viennent se montrer à la surface du terrain. En février 1867, au moment où l'on manquait d'eau, l'épidémie éclate, elle s'éteint à mesure que le niveau de l'eau monte ; le sol semble devoir être imprégné par les matières excrémentitielles venues des fosses situées sur un point plus élevé du plateau.

refroidissement, les impressions morales dépressives, sont les seules causes qui, en lui enlevant toute résistance, le rendent plus apte à subir l'influence de l'épidémie.

La collection d'individus, l'*agglomération* joue dans la propagation des épidémies un rôle considérable sur lequel nous reviendrons.

Nous considérerons maintenant l'importance des *modes de communication* et leur degré d'influence sur la transmission du choléra. Les communications par terre ne sont pas les plus dangereuses, et la vapeur n'y a pas eu le rôle pernicieux qu'elle a offert sur les voies maritimes.

Les *chemins de fer* ne sont pas, en effet, le théâtre de ces encombrements excessifs que l'on constate sur les navires d'Orient. Toutefois, il n'est pas impossible qu'ils ne deviennent des intermédiaires de propagation.

On se rappelle le cas de l'importation d'Altenbourg, et on sait également que l'épidémie qui a sévi à Paris, en 1865, a été causée par une femme qui, partie de Marseille avec la diarrhée cholérique, a été prise de choléra à son arrivée à Paris. C'est, en effet, par la diarrhée cholérique que ce transport est surtout possible.

Le transport par *caravane* n'offre absolument aucun danger, quand l'espace à parcourir est étendu. Un grand désert, en effet, est le meilleur de tous les obstacles à la propagation du choléra. Un espace aussi considérable n'est jamais franchi par la maladie.

Les caravanes qui ont quitté la Mecque en emportant le choléra, et se sont rendues à Damas, n'y ont jamais transporté la maladie. La mortalité est assez considérable les premiers jours du voyage, elle va successivement en décroissant. Les individus qui font partie de cette caravane, s'acclimatant chaque jour au miasme cholérique, finissent par perdre toute faculté de réceptivité morbide, et, au bout de quinze ou vingt jours, la maladie a totalement disparu.

L'administration sanitaire ottomane, qui possède sur toutes ces questions des renseignements importants, a également appris à la conférence de Constantinople que la caravane qui, de la Mecque, retourne en Égypte par Suez, n'a jamais importé le choléra en Égypte.

Si, en 1831, remarque M. Fauvel, le choléra fut importé en Égypte par les pèlerins revenant de la Mecque, il le fut par des pèlerins qui revinrent sur des navires et non par la cavarane qui n'arriva que plus tard. Il en est de même pour les déserts qui séparent Bagdad de Damas et de la Mecque, et lorsqu'en 1823 et plus tard, en 1847, le choléra, venant de la Perse, s'avança jusqu'au nord de la Syrie, ce futen remontant le Tigre et l'Euphrate, et non à travers le désert.

Les *navires* sont loin de présenter la même sécurité.

Là, en effet, se trouvent le plus souvent réunies les conditions d'encombrement et de confinement qui doivent faciliter la propagation de l'agent cholérique. Ces éléments n'auront pas une action redoutable, si tout l'équipage, provenant d'un même lieu contaminé, a acquis l'*acclimatement* dans un foyer cholérique.

Mais si le navire a subi un renouvellement partiel, si des hommes *neufs* sont venus se réunir aux passagers acclimatés, le germe cholérique trouvera dans ces hommes *nouveaux* un milieu très-favorable à son éclosion, et, aidé de certaines circonstances adjuvantes, le navire deviendra le siége d'une épidémie intense.

Le rapporteur de la conférence de Constantinople a donné un certain nombre d'exemples semblables; il a démontré que les observations, paraissant contradictoires, avaient été l'objet d'une fausse interprétation. Sur 33 paquebots à vapeur et 112 navires à voile arrivés en coutumance de choléra, en 1865, aux Dardanelles, dans l'espace d'un mois et demi, et venant pour la plupart d'Alexandrie, il n'y eut à bord, pendant la traversée, que 5 cas de mort et environ 16 hommes atteints du choléra, qui furent transportés au lazaret. Sur ces bateaux, il y avait un total de 5,326 hommes; on voit donc combien le chiffre des cholériques y est restreint, c'est que les passagers étaient *acclimatés*.

Cette observation, faite aux Dardanelles, a pu être renouvelée dans tous les autres ports de l'empire ottoman.

Le rapport de M. Bartoletti sur la marche du choléra, en 1865, donne le même résultat.

Le savant rapporteur de la conférence de Constantinople ajoute que ce fait s'est présenté partout où sont arrivées des provenances d'Alexandrie.

Quelques cas isolés seulement de choléra se sont montrés à bord des navires qui amenaient à Marseille un nombre si considérable de fuyards.

Au contraire l'histoire de l'épidémie de choléra qui sévit à bord de la flotte française dans la mer Noire, en 1854, est un exemple saisissant de l'accroissement rapide de la maladie au milieu d'un équipage vierge d'influence cholérique. Cette relation a été donnée par M. le docteur Marroin.

Le choléra s'est montré sur la mer Noire les 13 et 14 juillet, en même temps que le *Primauguet* et le *Magellan*, partis de Gallipoli.

L'importation eut lieu d'abord à Varna, d'où la maladie s'étendit à l'armée de terre.

Jusqu'au 22 juillet, en dehors de ces deux navires, la flotte, en rande partie mouillée à Baltchik, resta indemne ; mais, à dater de ce jour, des cholérines et quelques rares attaques de choléra se manifestèrent sur plusieurs vaisseaux, jusqu'au 7 août, jour où la division Bosquet, en proie au choléra, vint camper à Baltchik ; des communications fréquentes s'établirent entre elle et l'escadre. Deux jours après, le choléra éclatait avec une violence extrême sur les vaisseaux.

A dater du 9 août, l'épidémie prit des proportions considérables ; en trois jours, elle avait atteint son maximum d'intensité, et après dix jours, elle était terminée.

Durant cet espace de temps, les cinq vaisseaux les plus maltraités avaient perdu ensemble 456 hommes du choléra, et, en huit jours, la flotte entière, sur un effectif de 13,000 marins, comptait 800 morts.

A partir de ce moment jusqu'à la fin de la guerre, il n'y eut plus à bord de la flotte française que des cas isolés de choléra et de petites recrudescences passagères, remarquées principalement sur les navires qui transportaient des troupes non encore acclimatées.

On voit combien la différence est sensible dans les deux cas.

Mais si la mortalité est moins considérable dans le premier cas, cela ne veut pas dire que tout danger d'importation soit éloigné.

En effet, la plupart des navires partis d'Alexandrie n'ont eu, comme nous l'avons vu, que très-peu de cholériques à bord ; mais ce petit nombre de malades a propagé le choléra ; ces cas isolés ont été le point de départ de l'épidémie de 1865. « Ils l'ont propagé, dit M. Fauvel, par la raison *décisive* que le choléra ne s'est manifesté que *là* où ils ont abordé. »

Cette immunité, résultat de l'*accoutumance*, se retrouve également chez les quarantenaires dans les *lazarets*. Cette observation a été très-remarquable pendant l'épidémie de 1865. Un très-grand nombre de personnes, en effet, fuyaient l'épidémie; ne pouvant débarquer à cause des mesures prescrites par le gouvernement ottoman, elles étaient placées dans les lazarets, et il y avait là un encombrement considérable. Malgré cet encombrement, malgré des conditions hygiéniques contestables, il y a eu très-peu de cas de choléra et la mortalité a été très-légère, parce que ces individus, fuyant des foyers cholériques, avaient déjà subi l'influence cholérique. Ils étaient acclimatés. Dans plusieurs lazarets, à Salonique, aux Dardanelles, à Trébizonde, à Beyrouth, l'encombrement a été porté à un très-haut degré. A ce moment, onze lazarets ont reçu 25,819 quarantenaires. Sur ce chiffre énorme, on n'a compté que 480 attaques de choléra et seulement 238 décès. Ajoutons même que, parmi ces attaques, un assez grand nombre ne s'est pas développé au lazaret, et que quelques individus ont été débarqués, subissant déjà les atteintes du choléra.

Le tableau suivant, dû à M. Bartoletti, précise avec plus de détails la proposition que nous venons d'émettre.

Tableau indiquant le nombre des quarantenaires admis dans les principaux lazarets ottomans pendant l'épidémie de 1865, avec le nombre des cas de choléra et celui des décès qui y ont été observés :

Lazarets.	Nombre des quaran-tenaires.	Attaques dévelop-pées avant l'entrée au lazaret.	Attaques dévelop-pées dans les laza-rets.	Nombre total des attaques.	Nombre des décès dans les lazarets.
Dardanelles.........	2268	16	6	22	15
Smyrne............	1701		14	14	9
Salonique.........	4257	?	?	265	122
Volo	2265	5	57	62	23
Beyrouth	3200	?	?	30	15
Chypre	1199	19	3	22	7
Crête.......	778	3	11	14	10
Benghazi	812	0	1	1	1
Trébizonde	5073	1	20	21	19
Samsoun	3170	18	6	24	12
Bourgas...........	1096	5	0	5	5
Totaux.....	25819	67	118	480	238

Quelquefois, contrevenant aux règlements, un individu atteint de choléra ou portant en lui le germe de la maladie viendra à communiquer avec la population voisine. Il apportera, dans cette population vierge de toute influence cholérique, la maladie dont il a pris le principe. Ces cas ne seront que la vérification de la loi de l'accoutumance cholérique. Ces individus qui, mêlés aux quarantenaires, n'ont produit entre eux presque aucun accident, peuvent, par la communication avec la ville voisine, y faire éclater une épidémie d'autant plus redoutable, que les habitants n'ont nullement subi l'accoutumance cholérique.

Nous trouvons dans le rapport du docteur Bartoletti un fait qui confirme parfaitement cette manière de voir ; il s'est passé aux Dardanelles.

Depuis le commencement de juillet, il y avait eu plusieurs cas de choléra admis ou développés dans le lazaret, lorsque le 12, un soldat de garde à la porte de l'établissement est atteint de la maladie. Il est transporté à l'hôpital voisin, où il succombe rapidement.

Le lendemain, 8 cas de choléra sont constatés, savoir : 2 parmi les soldats de garde à la porte du lazaret ; 3 parmi la garnison du fort touchant à l'établissement ; 1 dans la ville, distante d'une heure de marche par terre, mais beaucoup plus rapprochée par mer, sur la personne d'un garde de santé, sorti depuis deux jours du lazaret ; 1 dans un autre quartier de la ville, sur un individu qui allait chaque jour au lazaret y vendre des gâteaux, et enfin, 1 sur la personne d'un batelier de l'office de santé.

Tel fut le point de départ de l'épidémie, qui, sur une population de 6,000 âmes, causa, du 12 juillet au 2 septembre, 344 décès cholériques, non compris 25 morts parmi la garnison des forts.

Sur ce point, il n'y a pas de doute possible ; il est évident qu'un lazaret peut être, dans les conditions que je viens d'indiquer, une cause de propagation de la maladie pour la ville voisine (1).

Nous retrouvons encore la confirmation de cette *loi de l'accoutumance* dans ce qui se passe dans les *ar-*

(1) On a prétendu que le lazaret était un danger permanent, le miasme pouvant être transporté par l'air, du lazaret à la ville. M. Fauvel, qui a fait l'examen détaillé des cas où le choléra s'est propagé du lazaret à la ville voisine, comme à Smyrne, à Chypre, à Beyrouth, à Trébizonde, à Kustendjé, à Sulina, a montré que presque toujours il y avait eu communication, ou bien encore que des malades, affectés de diarrhée, avaient été débarqués avant qu'on eût prescrit les mesures quarantenaires. (Voir, pour plus de détails, le rapport du docteur Fauvel, p. 62.)

mées, les *foires*, les *pèlerinages*. Lorsque le choléra est importé dans ces grandes *agglomérations*, si ces masses n'ont pas subi l'accoutumance cholérique, l'explosion y est rapide, la mortalité considérable, mais cet éclat ne dure que quelques jours et la maladie cesse bientôt.

La guerre d'Orient nous a fourni un exemple de la rapidité du développement et de l'intensité de la maladie au milieu de navires vierges de toute influence cholérique. Nous y trouverons encore un argument identique à propos de l'invasion de l'épidémie dans les troupes de terre :

Au commencement d'avril 1855, arrivèrent de France à Constantinople, 15,000 à 20,000 hommes de troupes, composées en partie de garde impériale.

Ces troupes n'avaient pas eu, pendant leur traversée, un seul cas de choléra. Elles furent campées sur les hauteurs de Masslak, dans une situation extrêmement salubre. A ce moment on ne constatait plus dans la ville de Constantinople que des atteintes très-rares de choléra. Les relevés des hôpitaux militaires français ne donnaient que 53 cas pour le mois de mars. Le relevé du 11 avril n'en signalait aucun.

En Crimée les attaques étaient alors également peu fréquentes. Les troupes furent à peine installées à Masslak, que, dans la nuit du 14 au 15 avril, le choléra éclata parmi elles. Il s'ensuivit une épidémie assez grave.

Les armées, comme les foires et les pèlerinages, ont une double action : ce sont des foyers de renforcement, comme nous l'avons dit, mais en même temps, des causes de dissémination. Les armées en marche transportent avec elles le choléra : la guerre de Pologne, en 1831, fut la grande cause de la dissémination du choléra en Europe.

La conférence de Constantinople a formulé par des lois l'influence des *agglomérations*. Voici ces lois :

« Toute agglomération d'hommes, dans laquelle s'introduit le choléra, est une condition favorable à l'extension rapide de la maladie et, si cette agglomération se trouve dans de mauvaises conditions hygiéniques, à la violence de l'épidémie parmi elle ;

« En pareil cas la rapidité de l'extension est proportionnée à la concentration de la masse agglomérée, tandis que la violence de l'épidémie est, toutes choses égales d'ailleurs, d'autant plus prononcée que les individus composant l'agglomération ont moins subi déjà l'influence cholérique, ou en sont restés vierges, c'est-à-dire, en d'autres termes, que les individus qui ont déjà subi l'influence d'un foyer cholérique jouissent d'une sorte d'immunité relative et temporaire qui contrebalance les fâcheux effets de l'agglomération ;

« Enfin, dans une masse agglomérée, plus l'extension est rapide, plus aussi la cessation de l'épidémie est prompte, à moins que de nouveaux arrivages sains ne viennent fournir un nouvel aliment à la maladie et ainsi l'entretenir. »

Nous venons de passer en revue les conditions cosmiques ou somatiques qui favorisent le développement et la propagation de l'agent cholérique. Nous avons vu qu'un sol humide, un terrain poreux, étaient les plus aptes à s'imprégner du miasme, à produire de nouvelles efflorescences épidémiques. C'est pourquoi on a observé, dans certaines parties de la Russie, de l'Allemagne et de la Hongrie, de ces retours périodiques du choléra. Le terrain humide sur lequel est bâti Amiens explique aussi pourquoi le choléra a eu dans cette ville une durée aussi persistante.

Nous avons vu également comment les populations

misérables, n'observant en rien les lois de l'hygiène, minées par les excès de tout genre, offraient peu de résistance à la maladie et subissaient les plus redoutables atteintes du fléau.

Enfin, nous avons remarqué que le choléra sévissait surtout sur des populations vierges de toute influence cholérique, et que c'était sur ces masses non encore accoutumées que l'explosion était la plus rapide et la plus violente.

Que ces conditions soient inverses et l'on verra l'explication de ces *immunités* permanentes ou temporaires qui, aux yeux de certains esprits, infirment la doctrine de la contagion. Que le sol, en effet, soit granitique, que le terrain soit sec, composé de roches denses et serrées, que les infiltrations y soient impossibles, et il y aura pour ces pays une immunité complète ou partielle. C'est ainsi qu'on s'explique pourquoi certaines régions de la Suisse, les parties alpestres, ont été préservées du choléra, et que lorsqu'il y a été importé, il n'ait pu s'y maintenir.

Enfin, une dernière source d'immunité se trouve dans l'accoutumance qui, à elle seule, comme nous l'avons vu, contrebalance les conditions funestes d'hygiène et d'encombrement.

Cependant, certains faits présentent quelques points obscurs et d'une interprétation difficile :

La ville de Lyon a montré une grande résistance au choléra. En 1832, elle échappa complétement à l'épidémie qui ravagea la France. En 1835, elle résista également à l'épidémie qui remonta le Rhône. En 1849, une caserne fut envahie et quelques cas de choléra se manifestèrent dans les quartiers environnants. Mais après trois semaines tout avait disparu. En 1853, pendant l'automne, le choléra sévissait dans le département de la Drôme. La maladie apparut à Lyon, y détermina 400 attaques, 196 décès, puis s'éteignit. En 1865, il n'y a eu que quelques cas de choléra. L'importation y a donc été manifeste, mais l'agent cholérique n'a pas trouvé un milieu convenable pour y produire tous ses effets.

Cependant la population y est nombreuse, une partie est ouvrière, misérable; on y retrouve donc les conditions *somatiques* qui devraient favoriser la propagation de la maladie.

Il est vrai que Lyon est bâti sur un sol dense, rocheux; mais toutes les parties du sol n'ont point, à Lyon, une composition identique. Lyon est situé au confluent de deux fleuves et certaines parties du terrain sont plus poreuses que dures et plus humides que sèches.

Il y a donc là un fait qui paraît contradictoire aux données généralement acceptées. Il existe une inconnue; mais ces faits exceptionnels ne doivent point infirmer la vérité que nous avons posée et qui est étayée sur des preuves nombreuses.

CHAPITRE VI

De l'incubation. — Sa durée. — Pendant combien de temps un individu atteint de la diarrhée cholérique est-il apte à transmettre le choléra ?

L'étude du choléra présente trois points d'une importance pratique indiscutable :

1° Prouver que le choléra peut être importé ;

2° Préciser comment il peut être importé ;

3° Fixer la durée de l'incubation.

C'est en effet sur la connaissance approfondie de ces trois données que doit être édifié le régime sanitaire du choléra. Nous avons déjà essayé de résoudre les deux premières questions, nous allons maintenant nous occuper de la troisième.

La durée de l'incubation du choléra a donné lieu de la part de la conférence de Constantinople à beaucoup de recherches et de discussions. Possédant dans son sein des médecins de tous les pays, ayant communication des précieux documents de l'intendance sanitaire ottomane, elle réunissait tous les matériaux et toute la compétence nécessaires pour décider cette question.

Il ressort de ses travaux, que dans l'immense majorité des cas, quelques jours suffisent à l'incubation, et que parfois cette période n'est que de quelques heures.

Il est facile d'observer ce fait, si l'on assiste à l'importation et au début de la maladie dans une ville ou sur un navire.

Mais la précision absolue est souvent impossible. Il faudrait en effet connaître le moment auquel le malade a eu une première communication compromettante avec un cholérique confirmé ; avoir la certitude qu'il n'ait point manipulé précédemment des linges souillés par des matières cholériques ; enfin il faudrait ne pas avoir à tenir compte de la diarrhée cholérique, qui peut si facilement passer inaperçue et qui cependant est apte à transmettre la maladie. On voit combien toutes ces données, nécessaires pour arriver à une solution absolue, sont complexes.

La conférence de Constantinople a formulé ainsi sa conclusion : Dans presque tous les cas, dit-elle, la période d'incubation ne dépasse pas quelques jours. Tous les faits cités d'une incubation plus longue se rapportent à des cas qui ne sont pas concluants, ou bien parce que la diarrhée prémonitoire a été comprise dans la période d'incubation, ou bien parce que la contamination a pu avoir lieu après le départ du lieu infecté.

Voici quelques-uns de ces faits ; leur lecture et leur examen justifient la conclusion de la conférence ; ils ont été pris à bord de navires :

En 1848, un navire chargé d'émigrants partit du Havre le 9 novembre, le choléra ne se manifesta à bord que le seizième jour de la traversée. Quand ces émigrants, au nombre de 346, Allemands pour la plupart, s'embarquèrent, le choléra ne régnait pas encore au Havre, mais plusieurs de ces individus arrivaient d'Allemagne, où la maladie existait; il y eut parmi eux 17 attaques et 7 morts. Il est à noter qu'ils transmirent le choléra à 13 personnes de l'île Staten, ou se trouvait placée la quarantaine.

A la même époque (3 novembre 1848), sur un autre navire, *Swanton*, également parti du Havre avec 280 émigrants pour la Nouvelle-Orléans, le choléra n'éclata à bord que le 25 novembre, c'est-à-dire le 23e jour de la traversée, et y occasionna 13 morts. Un certain nombre de ces émigrants venaient, comme ceux de l'autre navire, de points de l'Allemagne ou régnait le choléra (1).

Les derniers faits se rapportent à l'épidémie de Gibraltar :

Le 21 août 1865, alors que le choléra régnait dans la ville, une partie du 1er bataillon du 9e régiment, qui s'était jusque-là maintenu en bonne santé, reçut l'ordre de partir pour le Cap et fut embarqué sur le *Renown*, grand bâtiment neuf, bien aéré. Le lendemain, 22 août, un cas de choléra rapidement mortel eut lieu à bord. Le navire fut remorqué dans le courant, et comme aucun autre cas ne s'y était déclaré, il prit la mer au bout de 30 heures. Tout alla bien jusqu'au 5 septembre, mais à ce moment, après 13 jours de mer, le choléra éclata à bord et, dans l'espace de 14 jours, enleva 9 hommes, 1 femme, plusieurs enfants, ainsi que le chirurgien du navire(2).

Une telle durée d'incubation, contraire à la grande majorité des faits, ne saurait être acceptée ; les observations que nous venons de relater sont susceptibles de deux interprétations : ou bien, les passagers avaient avec eux des hardes souillées de matières cholériques,

(1) Baly, *Report on cholera*, 1854.
(2) Confér. de Constantinople. Rapport extrait d'une communication officielle de M. Rutherford, inspecteur général de l'armée à Gibraltar

placées dans un air confiné, pouvant par conséquent transmettre le choléra ; ou bien encore, quelques-uns des individus embarqués étaient atteints, dès leur départ, de la diarrhée dite prémonitoire, diarrhée qui, méconnue au début, aura transmis plus tard le choléra.

Mais il est une dernière question qui a, pour la durée de la contumace, une importance presque égale à celle de la durée de l'incubation : pendant combien de temps un individu atteint de diarrhée cholérique conserve-t-il le pouvoir de transmettre le choléra ?

Cette question, très-discutée à la conférence, est d'autant plus difficile à résoudre que la diarrhée cholérique se sépare peu cliniquement de la diarrhée commune. Toutefois, on a considéré que la diarrhée dite prémonitoire ne dure guère généralement plus de trois jours, et que lorsqu'elle dépasse cette limite, il est bien rare qu'elle se prolonge au delà d'une semaine ; que par conséquent, l'individu isolé de toute cause de contamination, et dont la diarrhée se serait prolongée plus de huit jours après son isolement, sans avoir présenté aucun signe caractéristique de choléra confirmé, pouvait être tenu comme non cholérique.

Mais cette opinion générale n'a pas été unanime : parmi les opposants s'est trouvé M. Mühlig ; et l'on sait que Griesinger admet pour la durée d'incubation une période beaucoup plus longue.

CHAPITRE VII

Conséquences à déduire de nos connaissances sur le choléra asiatique, et obligations qu'elles imposent aux gouvernements — Prophylaxie.

I

Impossibilité d'éteindre actuellement le choléra dans son foyer. — Moyen de combattre les causes adjuvantes. — Mesures sanitaires contre les pèlerinages. — Le Native Passenger Act. — Ordonnance du gouvernement hollandais.

Les conditions générales qui président à la naissance et au développement du choléra dans l'Inde nous sont encore aujourd'hui à peu près inconnues. Nous ignorons en effet si le choléra, endémique dans l'Inde, ne s'y transmet que de l'homme à l'homme; si, au contraire, certains terrains ont la propriété d'engendrer le miasme, de le conserver à l'état latent; enfin, si ce miasme, se dégageant à certaines époques, reprend, sous l'influence de l'agglomération, des pèlerinages, sa propriété fermentescible, sa puissance d'éclosion.

Nous connaissons aussi imparfaitement la nature

des terrains sur lesquels le choléra se montre à l'état endémique.

Avec des données aussi incomplètes, vouloir éteindre aujourd'hui le choléra dans son berceau nous paraît encore presque une utopie. Mais si la prophylaxie du choléra ne peut avoir dans d'Inde qu'une action limitée, si la maladie doit trouver dans ce pays un développement presque forcé, l'Europe, du moins, doit être absolument préservée, et c'est vers les frontières de l'Europe que doivent être reportées toutes les forces, toute la vigilance de l'administration sanitaire.

La putréfaction des cadavres, la dispersion des eaux du Gange, la destruction des anciens travaux de canalisation ont été invoqués tour à tour pour expliquer la génération de l'élément spécifique.

Ce sont là, nous l'avons dit, autant d'hypothèses qui ne peuvent élucider la question, et la cause spécifique nous est encore cachée. Pour essayer d'arrêter la propagation du choléra dans l'Inde, nous ne pouvons que combattre les causes adjuvantes.

Lé docteur Montgomery a suivi cette indication et déjà, en 1864, il a institué à Conjéveran des mesures d'hygiène applicables aux pèlerinages. Ces mesures comprenaient : l'établissement de latrines temporaires, l'organisation d'un service de nettoyage et d'arrosement de la ville avec enlèvement des immondices, l'éloignement des bestiaux pendant les fêtes, l'approvisionnement de bonne eau potable. Grâce à ces moyens, il n'y a pas eu de choléra à Conjéveran en 1864 et 1865.

Il résulte du rapport du docteur Leith, président

de la commission sanitaire de Bombay (10 mars 1866), que la même tentative a eu le même succès à Bombay. Des mesures semblables avaient été appliquées : désinfection des matières cholériques, soit par la solution de permanganate de potasse, de chlorite de zinc, d'acide carbolique, soit par de la chaux vive.

Le retour des pèlerins était aussi l'objet de précautions extrêmement sages : « Campement, interdiction pour les pèlerins d'entrer dans une ville ou station militaire s'ils n'ont pas fourni la preuve qu'ils sont exempts d'infection cholérique ; ils doivent établir qu'il n'y a parmi eux ni diarrhée, ni aucun autre indice de choléra, et que quarante-huit heures au moins se sont écoulées depuis qu'ils ont eu communication avec une personne malade de diarrhée ou de choléra. »

Sans doute, cette quarantaine de deux jours est tout à fait insuffisante, mais ces mesures ressortent d'un principe sanitaire extrêmement sage. A la suite de leur application dans la présidence de Bombay, il fut constaté qu'en 1865, sur quatre-vingt-quatorze lieux de pèlerinage, où s'étaient réunis de 2,000 à 50,000 pèlerins, le choléra se manifesta seulement dans deux points, et sans y occasionner de grands ravages.

La conférence de Constantinople a insisté sur l'amélioration qui pourrait être introduite dans ces moyens, et elle s'est surtout attachée à démontrer que les mesures sanitaires dans l'Inde doivent porter également sur toutes les classes de la population.

Le gouvernement anglais, qui pendant longtemps ne s'était préoccupé que de l'hygiène de ses troupes, a compris cette nécessité et commencé des travaux d'assainissement dans plusieurs villes de l'Inde (1).

Ainsi donc, il est nécessaire : 1° de restreindre les pèlerinages dans l'Inde, en forçant les pèlerins à établir qu'il n'existe parmi eux aucun germe de maladies contagieuses; 2° de faire appliquer dans les lieux de pèlerinage les mesures hygiéniques indispensables : désinfection des matières, nettoyage des villes, etc...; 3° enfin, d'empêcher la dissémination des pèlerins, à moins que l'absence de tout accident cholérique n'ait été absolument prouvée.

Ces réglementations diverses ne doivent être que le complément de la loi fondamentale; il s'agit de la prudence qui doit régir le départ. Il faut ici la surveillance la plus rigoureuse : interdiction formelle de transporter aucun malade; certificat attestant que chaque pèlerin subvient à ses frais de voyage; l'encombrement sur les bateaux sévèrement défendu ; enfin les compagnies seront responsables de toute atteinte portée aux règlements.

Le *Native Passenger Act* (2), promulgué par le gouvernement de l'Inde en 1858, a formulé une partie de ces lois. Mais le *Native Passenger Act* n'est applicable qu'aux navires portant pavillon anglais; de plus les navires anglais partant d'un port étranger n'y sont pas assujettis. Il n'est rien dit de l'état sanitaire des individus à embarquer. Les mesures que peuvent nécessiter les conditions sanitaires du navire à son arrivée ne sont même pas mentionnées.

(1) Voir l'annexe A, communiquée par M. Goodeve. (Conférence de Constantinople.)

(2) Voir annexe B. (Conf. Constantinople.)

M. Fauvel, qui signale ces lacunes importantes, ajoute que le *Native Passenger Act.* ne s'applique qu'aux conditions d'hygiène et de navigabilité des navires, et qu'il ne saurait exempter chaque navire partant de l'Inde, comme de tout autre pays, d'être muni d'une patente de santé, constatant l'état sanitaire du point de départ et le nombre des personnes embarquées, patente qui serait visée dans les ports de relâche conformément aux règles adoptées en Europe.

Quoi qu'il en soit, le *Native Passenger Act* est un document de valeur qui, amélioré, rendra les plus grands services.

Le gouvernement hollandais, cherchant à réduire le nombre toujours croissant des pèlerins qui de ses possessions se rendent à la Mecque, a également établi un règlement dont les résultats pourront être très-précieux dans l'avenir (1).

II.

Le choléra quitte l'Inde par deux voies. — Route de terre. — Voie maritime. — Points à défendre.

1° *Afghanistan. — Hérat. — Turkestan. — Conquête russe. — Son influence dans l'avenir.*

Nous avons vu le choléra, à son départ de l'Inde, suivre tour à tour la route de terre et la voie maritime. Nous avons insisté déjà sur cette idée si éminemment pratique de placer les postes sanitaires aussi près que

(1) Voir Annexe C. (Conférence de Constantinople.)

possible du point de départ. Nous avons invoqué à l'appui de notre opinion et l'efficacité des quarantaines, lorsqu'elles ont été placées dans un point déterminé, sur une route stratégique, et les résultats déplorables de 1830-1832, alors que les cordons sanitaires ont été institués au milieu de populations denses et au centre de l'Europe.

Les points à défendre, ceux qui doivent être en quelque sorte fortifiés contre la maladie, sont les points limitrophes de l'Inde d'un côté, de l'Asie et l'Europe de l'autre.

Occupons-nous d'abord de la voie de terre :

L'Inde communique avec la Perse à l'ouest, et le Turkestan au nord-ouest, par des routes qui toutes traversent l'Afghanistan ; le pays du Béloutchistan, qui est plus au sud, n'étant constitué que par de vastes déserts.

Ces routes, peu fréquentées, semées d'accidents de terrain, passent par Caboul et aboutissent à la célèbre ville d'Hérat.

Tel est l'itinéraire qui a toujours été suivi par le choléra. Cependant les obstacles naturels qui s'y trouvent le rendent d'une défense aisée. Mais, dans ces pays sauvages, l'initiative d'un système sanitaire ne pourrait appartenir qu'au gouvernement anglais dans le Pendjab.

C'est d'Hérat que le choléra va se répandre dans toute la Perse ; il gagne d'abord Mesched, lieu saint qui, envahi par la foule des pèlerins persans, va devenir un foyer de renforcement et de dissémination de la maladie.

De Mesched, le choléra peut gagner la Perse, peut

s'étendre aux provinces du nord. Nous l'avons vu en 1829 envahissant le Turkestan, traverser les régions immenses qui s'étendent à l'est de la mer Caspienne, parvenir jusqu'à Orenbourg et ne s'éteindre ainsi qu'aux portes de l'Europe.

Ces steppes immenses, en effet, qui s'étendent, sous le nom de Turkestan, dans la partie correspondant à l'ancienne Bactriane, entre la Chine à l'est, la mer Caspienne à l'ouest, le cours du Syr-Daria, celui du Tschou et les monts Tiang-Shan au nord, la vallée de l'Etrek, celle du Nari et la chaîne de l'Indou-Kouh au midi, d'où sont parties jadis les colonies aryennes pour aller peupler, les unes l'Europe, les autres la péninsule de l'Inde, sont habitées par des populations sauvages, presque féroces, que quelques voyageurs intrépides ont seuls pu visiter (1).

Des hordes sauvages, nomades, le plus souvent pillardes, continuellement en guerre entre elles, parcourent, plutôt qu'elles n'habitent, ces plaines désertes, dans lesquelles s'élèvent au printemps des herbes gigantesques.

Mais cette contrée, couverte à l'ouest en grande partie de sables (Kûm) qui la transforment en déserts et en steppes là où les eaux ne peuvent féconder la terre, change d'aspect à partir de la rive droite de l'Oxus (Amou-Daria).

Le terrain s'élève, la verdure apparaît avec les eaux, aux collines succèdent les montagnes; celles-ci, atteignant bientôt les hauteurs des neiges éternelles,

(1) Voir, pour ce pays, *Voyage d'un faux derviche à travers l'Asie centrale*, par Arminius Vambéry ; les récits des Anglais Burne et Wood. V. aussi le *Voyage dans l'Asie centrale*, par Basile Vereschaguine.

forment enfin cet immense plateau de Bolor, dit le Toit du Monde, qui sépare le Turkestan chinois du Turkestan indépendant. De ces montagnes coulent une quantité de fleuves et de rivières : le Syr-Daria (Jaxartes) et l'Amou-Daria (Oxus) portent leurs eaux à la mer d'Aral. Grâce aux eaux de ces fleuves, les pentes des montagnes, comme le fond des vallées, sont couvertes d'une végétation luxuriante. C'est dans cette région fertile qu'existent les villes de Boukhara, Samarkand et Khiva.

Les caravanes qui se rendent de Boukhara à Orenbourg mettent deux mois à franchir ces routes désertes, au milieu desquelles elles abandonnent leurs compagnons atteints d'affection contagieuse.

Nous n'avons donc eu que peu à redouter jusqu'ici la transmission des épidémies par les Turcomans.

Mais la conquête russe va bientôt imprimer à ces contrées une transformation absolue.

Déjà le khanat du Kokand, Samarkand, sont la possession des Russes. Boukhara est tenu en respect par les troupes russes massées à Taschkend et à Khodjend. Khiva ne pourra résister à l'attaque des colonnes russes expédiées d'Alexandrowsk ou de Krasnowodsk, ces forts russes sur la Caspienne, ou bien encore de Perowski, cet autre fort sur le Syr-Daria.

Dans ces pays, c'est la résistance de la nature seule qui compte, celle des hommes étant considérée comme presque nulle. Des troupes, ou plutôt des hordes de dizaines de milliers d'hommes prennent la fuite devant deux canons.

Ce n'est plus maintenant la possession du bas Oxus

qui est en question pour les Russes, mais celle de son cours supérieur.

La Russie deviendrait alors maîtresse de Balk, dont la situation entre l'Afghanistan et le khanat de Boukhara fait l'entrepôt du commerce des deux pays. Sa possession et celle de Koundouz et de Badaschan placeraient la Russie aux portes de l'empire britannique et du bassin de l'Indus.

Elle commanderait la meilleure route peut-être qui puisse la conduire sur l'Indus, celle qui d'Asterabad se dirige sur Mesched, Hérat, Caboul et Peschavour ; toutes les voies de communication qui conduisent de la Sibérie en Perse et dans l'Afghanistan seraient entre ses mains, et, grâce à sa flotte, elle dominerait la mer Caspienne.

Les Russes tendent évidemment à faire de l'Oxus ce que les Anglais ont fait de l'Indus, et ces deux grandes voies de communication, ces deux grands canaux par lesquels la civilisation, à la suite des relations commerciales, reviendra aux points où elle a déjà régné, seront sans doute avant longtemps reliés l'un avec l'autre, et avec la Caspienne et la mer Noire.

Le gouvernement russe devra alors instituer des mesures sanitaires sérieuses, et de nombreux postes devront être établis, comme dans le Caucase, pour protéger l'Europe contre cette voie nouvelle ouverte à l'invasion épidémique.

2° *Perse.*

La Perse, comme nous l'avons vu, peut être envahie et par la voie de terre (Mesched et Hérat), et au sud par le golfe Persique. Ce pays joue dans l'histoire du choléra un rôle si important que nous devons entrer dans quelques développements.

« L'esprit des Persans, depuis mille ans jusqu'aujourd'hui, est coulé dans le même moule... Leur médecine, leur hygiène est la même qu'on enseignait en Europe il y a 300 ans. Comment s'étonner que la Perse se montre si réfractaire aux connaissances et aux principes scientifiques nouveaux (1)? »

Telle est l'opinion émise sur la Perse par un homme qu'on n'a jamais accusé de partialité contre le gouvernement persan.

En effet, l'habitude d'universelle obéissance a laissé, dans la Perse comme dans tout l'Orient, une civilisation immuable. Les vêtements, dit Montesquieu, y sont tels qu'il y a mille ans, « les mœurs n'y sont pas plus changeantes », et la superstition, aujourd'hui encore, y est telle, que le shah, voulût-il même tenter quelque réforme fondée sur un principe scientifique, s'exposerait à échouer contre les préjugés religieux des mollahs.

Dans toutes les grandes choses qui constituent la vie des peuples, le génie oriental est resté en arrière des besoins et des destinées du genre humain.

L'homme n'est compté pour rien en Orient.

La religion lui conseille surtout le mépris de lui-même ; la politique lui impose la servitude et prodigue sa vie ; l'art même ne lui donne point de place et lui fait jouer un rôle inférieur dans ses productions.

La Perse n'avait aucune industrie particulière, et

____

(1) Tholozan. Rapport au roi de Perse.

quant à la science médicale, nous ne voyons autour des rois de Perse que des médecins étrangers.

Vingt-deux ouvrages de médecine, les uns persans, les autres, en plus grand nombre, arabes, existent en Perse. On y trouve quelques chapitres consacrés à l'hygiène.

Le premier en date et le plus important de ces ouvrages est le *Canon* d'Avicenne. Il a servi de guide aux écrivains persans venus après Cheik al Reiss (1).

Certains usages, certains préceptes populaires, qui sont en rapport avec le climat et les mœurs du pays, subsistent en Perse : ainsi, cet usage invétéré de l'émigration annuelle vers les montagnes aux approches de la saison chaude ; le soin ingénieux que les Persans mettent à pourvoir à la conservation et au bon marché de la glace.

Mais à côté de ces quelques pratiques heureuses, que de funestes coutumes, et quelles lacunes dans l'hygiène !

Les eaux ont en Perse une double origine : les unes sont le résultat des pluies équinoxiales (l'absence de ces pluies depuis plusieurs années a causé la sécheresse et la disette qui règnent en ce moment dans le pays) ; les autres proviennent des montagnes, elles circulent à grande distance dans des conduits à ciel ouvert. Il n'existe guère d'eau potable distincte de cette eau, et c'est dans ces mêmes canaux que les habitants

(1) D'autres ouvrages, n'ayant aucun caractère didactique, sont présentés sous la forme de conseils. Parmi ces ouvrages populaires les plus intéressants sont : *Jad-al-mossaferine* (la provision du voyageur) et *Rassalch-Zahabièh* (le livre d'or). — Ce dernier ouvrage est attribué à l'iman Rèza et aurait été écrit il y a environ 1,050 ans. (Tholozan.)

viennent laver leur linge, leurs hardes, etc.; ces condi
tions sont semblables pour toute la population.

Une boue noire, composée d'argile et de matières
organiques en décomposition, se rencontre au fond des
rares réservoirs d'eau potable.

Il existe bien en Perse un certain nombre de
bassins dont les bordures en marbre offrent une
grande élégance, dont l'eau d'une transparence limpide se renouvelle sans cesse; mais ces réservoirs,
placés au milieu de jardins délicieux, sont le privilége
exclusif des palais du shah.

Abordons maintenant la question des sépultures, des
transports de cadavres, des pèlerinages.

Les sépultures sont permanentes ou temporaires;
dans le cas de sépulture permanente même, on ne
creuse pas de fosse et les corps sont placés superfi-
ciellement.

En 1869, alors qu'une épidémie de choléra était à
peine éteinte à Téhéran, j'ai vu, aux environs de cette
ville, de légères saillies de terre recouvrant imparfaitement des corps qui avaient été déposés là depuis
plusieurs jours. Les lieux consacrés, non pas à la sépulture mais au dépôt temporaire des cadavres, se
nomment *amonets*. Là le corps en décomposition
répand dans l'atmosphère des miasmes putrides. On
peut voir de ces amonets à Iman-Jadeh-Zeid et à
Iman-Jadeh-Ismael, et un plus grand nombre encore à
Chah-Abdoluzim, non loin de la ville.

Les restes des défunts sont enfin transportés par
leurs parents, dans leurs pèlerinages, pour recevoir la
sepulture définitive près des tombeaux des grands
imans venérés des Schiites, à Kerbellah, entre autres.

On comprend le double danger qui se produit pendant la durée de cette sépulture, soit au moment de l'exhumation, soit au moment de la translation des corps (1), lorsque ces cadavres, récemment exhumés, enveloppés dans des feutres d'où suinte la matière organique, exhalent des miasmes infects au milieu des pèlerins (2); et chaque fois qu'un pèlerin succombe durant ce trajet, son corps est ajouté à ceux de ses compagnons.

C'est ainsi que la caravane, en outre mal nourrie, se trouve dans les plus terribles conditions de réceptivité morbide.

Pendant le mois de moharem, les Persans affluent quelquefois au nombre de 60,000 auprès de Bagdad, à Kerbellah, lieu vénéré des Schiites. La plupart des caravanes viennent converger à Kirmanschah, ville située à petite distance de la frontière ottomane.

L'énumération des coutumes persanes montre assez quelles profondes réformes devraient être introduites dans ce pays.

Le système sanitaire devrait, comme l'a proposé la conférence de Constantinople, être institué sur le modèle de celui de l'empire ottoman : être composé comme lui d'une administration centrale appuyée par un conseil de santé mi-partie européen, et ayant sous sa direction des offices sanitaires disséminés sur les points importants du pays.

---

(1) Tholozan demande avec raison qu'un agent sanitaire préside à ces formalités et qu'un droit assez élevé soit prélevé sur ces translations.

(2) Les cadavres ne pourraient être transportés sans péril que par les procédés modernes, qui les rendent imputrescibles, renfermés dans des cylindres de terre cuite, vitrifiés à l'intérieur et scellés hermétiquement.

Ces points importants à défendre sont surtout : Mesched, Kirmanschah et Tauris ; Mesched, lieu de pèlerinage si dangereux, dont l'invasion compromet la Perse entière ; Kirmanschah, point où convergent les caravanes qui se rendent à Kerbellah ; Tauris, enfin, centre commercial si considérable, et d'où partent deux grandes voies qui se dirigent, l'une vers les provinces russes transcaucasiennes, l'autre vers Trébizonde.

Si l'état de dénûment du trésor persan ne permettait pas l'établissement de ces offices sanitaires, l'Europe, en instituant dans ces postes des médecins de chaque pays, rendrait un service immense à l'hygiène internationale.

La Perse, si admirablement située sur le plateau de l'Iran, deviendrait, grâce à cette organisation sanitaire, aussi salubre qu'elle l'était à son origine.

M. Tholozan, qui n'est pas un partisan ardent des quarantaines, conseille lui-même l'interruption complète des communications avec Jezd, province formant une espèce d'oasis entourée de déserts de tous côtés : il dit qu'en 1860 et 1861 le choléra vint de cette province ; il conseille également l'interruption complète des communications avec l'Afghanistan et surtout la suppression des pèlerinages en cas d'épidémie cholérique dans ce pays (on sait que l'épidémie redoutable de 1845-1846 vint de l'Afghanistan).

Toutefois il remarque que, sur la frontière orientale de la Perse, il y a beaucoup de nomades : les Hézarches et d'autres tribus ; populations qui se prêteraient mal aux mesures restrictives et pourraient rester un intermédiaire de diffusion du choléra. Quant aux ports du

golfe Persique, M. Tholozan conseille, si le choléra se
montrait à Bassorah ou à Maskat, de prescrire une quarantaine de quinze jours au moins, à tous les navires
arrivant des ports de l'Inde, qui sont presque tous des
sources ou des foyers d'émission cholérique (1).

Ces conseils ne devraient pas rester à l'état virtuel.
Il faudrait les faire prescrire et surtout les faire exécuter.

En résumé, la Perse doit être défendue, à l'est, du
côté de Hérat et de Mesched, et au sud, du côté du
golfe Persique. Il serait utile d'installer sur le littoral
de ce golfe, notamment à Bender-Abas, en s'entendant
avec l'iman de Maskat, à Bender-Bouchir, et à Mo-
hammerah un service sanitaire.

3° *Frontière russo-persane. — Mer Caspienne.*

Le choléra est en Perse ; il faut défendre les frontières qui sont limitrophes de la Perse, c'est-à-dire
la Russie, la Turquie, la Boukharie.

Le premier de ces pays est de beaucoup le plus important.

Plusieurs routes font communiquer la Russie et la
Perse : l'une suit le littoral de la Caspienne; une autre
va de Tauris dans les provinces caucasiennes, par Natchichevan. Jamais le choléra n'a été de Perse en Russie
par cette route ; une fois, en 1847, il l'a suivie pour re-
passer d'Érivan en Perse. Mais la route de beaucoup
la plus intéressante est celle qui suit le littoral de la

(1) La conférence de Constantinople avait déjà précédemment formulé toutes ces indications.

Caspienne. C'est par elle qu'en 1823 , en 1830 , en 1847, le choléra est allé de Perse jusqu'à Astrakan, et en 1830 et 1847 a donné lieu aux épidémies redoutables que l'on connaît.

La protection de la Russie contre le choléra venant de Perse doit être examinée successivement du côté de la terre et du côté de la mer (1). Occupons-nous d'abord de la défense par terre.

La frontière qui sépare la Russie de la Perse présente successivement de l'ouest à l'est : 1° une série de montagnes baignées par l'Araxe, qui sert de frontière; 2° un terrain assez plat, mais le territoire persan est encore séparé du territoire russe par l'Araxe ; 3° plus loin, ce sont les mêmes steppes, mais l'Araxe a continué son trajet vers le nord, et la frontière est tout à fait artificielle, ce sont les steppes du Mougan, parcourues continuellement par des nomades persans qui (ils ont ce droit d'après les traités) viennent camper l'hiver sur le territoire russe ; 4° une dernière partie, allant du nord-ouest au sud-ouest, est constituée par des montagnes très-élevées qui, depuis Belasouvorx jusqu'à la frontière, vers Astara, vont en se rapprochant de la mer. L'espace qui existe entre ces montagnes et la mer est au niveau de Lenkoran et d'Astara de 12 à 15 verstes.

La première partie est facile à défendre, et les Russes ont établi des quarantaines à Scharourx, Djoulfa, Natchischevan (sur la grande route qui va de Tébris à Tiflis), à Ordobat, à Djebraïl. Ces points sont bien

<hr>

(1) Ces détails sont extraits presque textuellement du rapport que j'ai adressé à M. le ministre de commerce, au retour de la mission sanitaire (en Russie et en Perse) qui m'avait été confiée. Voir le *Journal officiel*, 10 juillet 1870, 1re partie, § 5.

choisis; mais il est bien entendu que l'on doit avoir là
des quarantaines réelles.

La seconde partie est d'une observation plus difficile; toutefois, le cours de l'Araxe peut être encore
utilisé, les difficultés sérieuses n'existent que pour
les steppes du Mougan; mais comme l'espace à défendre n'est pas bien étendu (40 à 50 verstes environ),
comme les Russes ont sur toute cette frontière des
postes de Cosaques, la défense est loin d'être impra-
ticable. Remarquons encore que les incursions des
nomades ne se font que pendant l'hiver, moment où
le choléra est assoupi en Perse. Enfin, ajoutons que
les assurances les plus formelles nous ont été données
sur l'arrêt de ces incursions, si les régions voisines
étaient le siége de manifestations cholériques.

Dans la dernière partie, ai-je dit, de Belasouvorx
à Astara, il y a une couronne de montagnes qui vont
successivement en s'abaissant jusqu'à la mer, en laissant entre les dernières collines et la mer un espace
peu étendu. Ces collines sont boisées; en se relevant,
elles restent des forêts, et ce n'est qu'à une très-grande
hauteur que le bois disparaît et qu'elles sont tout à fait
dénudées. L'espace entre ces forêts et la mer est d'autant plus facile à surveiller, qu'il y a seulement deux
routes : une de Lenkoran à Salian, et une de Lenkoran à Belasouvorx (d'Astara à Lenkoran, il n'y a
qu'une route). J'ai décrit ailleurs (1) ce pays; j'ai insisté sur les marais qu'il présente. Les montagnes
sont d'un accès difficile ; une caravane ne pourrait
guère les franchir; elles ne sont praticables que pour
quelques contrebandiers, qu'il serait, il est vrai, très-

____

(1) Voir le rapport sur ma mission en Russie et en Perse, 1re partie, § 1.

difficile d'empêcher de circuler. Pour toutes ces raisons, Belasouvorx doit être attentivement surveillé; les Russes y ont établi une quarantaine; il en est de même d'Astara, sur lequel je vais revenir.

Abordons maintenant la question maritime. Toute la navigation qui a pour origine le littoral persan, qu'elle vienne de la côte d'Asterabad, de l'île d'Aschouradey, de la ville de Sari, de Recht par Enselli, toute cette navigation, dis-je, a pour objectif possible et même à peu près forcé la côte occidentale de la Caspienne, c'est-à-dire Astara, Lenkoran, Bakou, Derbent, Petrowskaja et enfin Astrakan. Dans tous ces ports donc, on doit établir une quarantaine. Aucun ne doit faire exception, puisque partout on peut débarquer; mais il est entendu que les établissements quarantenaires ne doivent pas être mis tous sur le même plan, ni avoir partout la même importance. Dans cette appréciation, on doit tenir compte de l'importance de la navigation, du caractère de ville frontière, mais surtout des conditions de salubrité que présente la ville et des sûretés qu'offre le port.

Sans doute Astara, qui est la frontière de la Russie et de la Perse, qui est l'aboutissant d'une partie de la voie maritime et de plusieurs routes de terre, devrait avoir à cet égard la première place. Mais il est deux circonstances qui empêchent de faire d'Astara un établissement quarantenaire de premier ordre : ce sont d'abord les mauvaises conditions hygiéniques, l'humidité permanente et une nature de terrain bien propre à perpétuer les infections cholériques; en second lieu, Astara n'a pas un port sûr. On ne doit donc y établir qu'un établissement secondaire pour arrêter le choléra par terre, et pour certaines provenances maritimes exceptionnelles. Les mêmes observations d'insuffisance de port et de mauvaises conditions telluriques s'appliquent à Lenkoran.

C'est au contraire avec raison que le gouvernement russe a choisi Bakou pour le grand établissement quarantenaire de la mer Caspienne : excellent terrain, port commode, dans lequel on peut mouiller et débarquer par tous les temps, installation facile d'une quarantaine à une certaine distance de la ville ; telles sont les raisons qui doivent faire préférer Bakou à tout autre port de la mer Caspienne.

Ainsi donc, qu'une épidémie éclate sur le littoral persan de la mer Caspienne, que les bâtiments qui ont cette provenance soient infectés ou seulement suspects, Astara et Lenkoran doivent être mis en interdit, le bâtiment doit passer outre et aller purger à Bakou sa quarantaine. Mais il est nécessaire, pour que ces précautions soient observées, que des postes de surveillance soient établis le long du littoral, de façon à pouvoir empêcher au besoin le débarquement des bâtiments qui seraient tentés d'enfreindre les prescriptions réglementaires. Cette organisation serait d'autant plus exécutable qu'il n'y a, sur la Caspienne, que des bâtiments russes.

Il est bien entendu que, malgré cet établissement général de Bakou, on devrait avoir dans tous les autres ports russes des quarantaines, même de peu d'importance, pour les navires qui, par des raisons variées, n'auraient pas fait à Bakou la quarantaine nécessaire. Ainsi, outre Astara qui, par sa position de ville frontière, mérite, comme je l'ai déjà dit, un établissement d'observation, des quarantaines secondaires devraient être établies à Lenkoran, Derbent, Petrowskaja. Il faudrait que, dans ces divers ports, des médecins créés *ad hoc* ne permissent le débarquement qu'après avoir apprécié le *visa* de la patente. Cet examen devra se faire toujours, qu'il y ait ou qu'il n'y ait pas menace d'épidémie.

Reste Astrakan, que je n'ai pas voulu confondre avec les autres ports, parce qu'il ressort du gouvernement de Saint-Pétersbourg, et pour insister sur la nécessité qu'il y a à fonder dans cette ville, ou plutôt dans son voisinage, un établissement quarantenaire. Astrakan, ai-je dit, est l'aboutissant d'une grande partie de la navigation de la mer Caspienne; de plus, beaucoup de bâtiments peuvent se rendre à Astrakan sans passer par les différents ports intermédiaires. Il est donc de la dernière importance d'y instituer une quarantaine. Il faut aussi, dans tous les cas, y organiser un service sanitaire, quand même il n'aurait pour fonction que de vérifier si le bâtiment qui arrive a suivi les prescriptions réglementaires et peut entrer en libre pratique.

Cette question d'organisation sanitaire, que je n'ai pas encore touchée, doit maintenant m'occuper. Jusqu'à présent, en effet, j'ai parlé des établissements sanitaires, j'ai cherché à préciser les points où ils seraient le plus convenablement placés; mais je n'ai rien dit de la façon dont le système sanitaire doit fonctionner.

Occupons-nous d'abord de l'organisation actuelle. Je ne parle, bien entendu, que des ports ressortant du gouvernement caucasien, puisque, lorsque je suis passé à Astrakan (1869), il n'y avait ni établissement ni organisation sanitaire.

Cette organisation existe dans le Caucase ; mais elle me paraît offrir certains côtés défectueux. Voici en effet comment les choses se passent. Il faut distinguer avec soin l'état de santé et l'état d'épidémie. La menace de l'épidémie est annoncée par le consul russe d'Asterabad ou de Recht. Aussitôt la dépêche parvenue, les petits ports doivent être fermés et la quarantaine doit se faire dans les ports principaux. A cet effet, des tentes provisoires doivent être élevées, en attendant que l'établissement quarantenaire définitif soit construit. Or, cette façon d'agir soulève plusieurs objections : le consul peut être prévenu trop tard ; il ne reçoit les renseignements que de seconde main ; il ne peut juger par lui-même du caractère de l'affection, comme le médecin le ferait. Le choléra, d'une manière générale, n'est pas difficile à diagnostiquer ; cependant il peut se présenter des cas qui exigent un jugement plus délicat. A-t-on affaire au choléra asiatique, ou ne s'agit-il que d'affections cholériformes ? Comment reconnaîtra-t-on le caractère spécifique de la diarrhée cholérique, etc., etc. ?

De toutes ces difficultés, il résultera que le consul peut ne prévenir et ne faire prendre des mesures que lorsque déjà un navire aura apporté la maladie.

Je pense, qu'à ces dépêches des consuls, devraient être substituées des dépêches de médecins sanitaires que l'on installerait dans les quelques villes persanes qui sont sur le littoral méridional de la mer Caspienne. Ces médecins sanitaires seraient en relation constante avec les médecins dits de la quarantaine qui existent déjà dans les ports russes, mais dont les fonctions en ce moment paraissent intermittentes. Ces deux ordres de médecins viseraient la patente de santé au point de départ et au point d'arrivée. Pour que la patente et l'arraisonnement fonctionnassent d'une façon régulière, il ne faudrait pas attendre que le choléra fût annoncé sur la côte persane.

En ce moment, en effet, il n'y a ni patente, ni arraisonnement, au moins pendant l'état de santé. Lorsqu'un bâtiment arrive dans un port, on voit partir de ce port, sur une barque, et pénétrer sur le bâtiment, un agent des douanes et des quarantaines; mais cet agent s'occupe uniquement de venir prendre les passeports des passagers et demander des renseignements sur la quantité des marchandises qui sont à bord : c'est une mesure de police et de douane; mais d'agent sanitaire, il n'en est pas question, et d'interrogatoire sanitaire, il n'en est pas fait.

Il est bien entendu que l'organisation que je conseille doit être appliquée non-seulement dans les villes dépendant du gouvernement caucasien, mais aussi à Astrakan, dont l'importance à ce point de vue est considérable. Enfin, pour que cette organisation fonctionnât convenablement et que l'exécution ne créât pas d'obstacles de détails, il serait important qu'il y eût une seule et même administration sanitaire pour tous les établissements de la Caspienne, aussi bien pour Astrakan que pour Bakou, aussi bien pour les villes qui obéissent au gouvernement de Saint-Pétersbourg que pour celles qui sont régies par le gouvernement dont le siége est à Tiflis.

4° *Frontière turco-persane. — Boukharie.*

La ligne à défendre part de Bayazid au nord (1), au point de jonction des territoires russe, persan et turc et va jusqu'au fond du golfe Persique.

Elle se divise en trois parties (2).

La première partie commence à Bayazid, au pied du mont Ararat, dans le prolongement que le territoire ottoman projette à la mànière d'un bastion du côté de la Perse. Là, passe la grande route qui de Tauris mène à Trébizonde. Cette route laisse Bayazid à quatre heures de marche sur la droite et s'engage dans un passage peu distant de la frontière à Kizil-Diza, où existe un grand lazaret. Plus au sud, et sur une route qui vient aussi de Tauris, se trouve l'office sanitaire de Kotur ; le danger n'est pas très-grand de ce côté, le choléra n'ayant jamais suivi cette marche. La plus importante à défendre de ces trois portions est la partie méridionale qui de Khaneguine s'étend au golfe Persique : c'est par là que les pèlerins passent pour se rendre à Bagdad et au célèbre pèlerinage de Kerbellah. Toutefois la marche de la maladie de ce côté se trouve entravée par des obstacles naturels, c'est-à-dire par le désert qui sépare Bagdad de la Syrie et par la difficulté des communications en remontant le Tigre et l'Euphrate.

Les postes les plus importants de cette région sont Khaneguine et Mendeli. Ils sont placés sur les routes

---

(1) En cas d'envahissement des provinces du Caucase, la ligne devrait partir de Batoum.

(2) C'est à M. Fauvel que nous empruntons ces détails (Fauvel, Rapport sur l'organisation des quarantaines en Turquie). Voir aussi les cartes annexées à ce rapport.

que suivent la plupart des pèlerins persans. Cependant le choléra a été très-souvent importé de Perse à Bagdad. Ces importations multiples résultent surtout de l'étendue de la ligne à défendre, de l'insuffisance des moyens sanitaires due souvent au mauvais vouloir des gouverneurs de province. Aussi, quand le choléra existera de nouveau en Perse, le pèlerinage devra être suspendu, ou du moins un nombre restreint de pèlerins seulement, dont l'état sanitaire ne laissera aucune inquiétude, sera autorisé à franchir la frontière.

Quant à la portion intermédiaire, celle qui de Kotur s'étend à Khaneguine, elle correspond à une région montagneuse du Kurdistan et ne présente pas de grands dangers. Ces contrées sont habitées par des pasteurs à peu près indépendants qui respectent peu les limites territoriales et passent sans aucun scrupule d'un pays à l'autre ; dans ces conditions, la surveillance serait difficile.

La Turquie n'est protégée du côté du golfe Persique que par un poste sanitaire établi à Bassorah. La conférence a proposé de reprendre l'ancien projet de défense, consistant à protéger Bagdad du côté du sud par des postes sanitaires appuyés sur la barrière que forment, avant leur réunion à Korna, le Tigre et l'Euphrate. Elle a déclaré en outre que les provenances maritimes du golfe Persique devraient être l'objet d'une surveillance constante à Fao et à Bassorah ; que tous les navires fréquentant ces parages devraient être munis d'une patente de santé. Il faudrait, dit la conférence, que la Porte s'entendît sur ce point avec la Perse, et surtout avec l'iman de Maskat dont le pavillon couvre presque toute la navigation du golfe.

Je ne reviendrai pas ici sur les mesures nécessaires du côté de la Boukharie. Je les ai discutées à propos de l'invasion de Hérat et de Mesched ; j'ai dit alors que cette question était en voie de transformation et que cette protection allait bientôt incomber complétement au gouvernement russe.

Ici s'arrêtent les mesures générales constituant le système de défense de l'Europe : car, lorsque le bassin de la mer Noire est envahi, lorsque la Russie, l'Allemagne sont le siége d'épidémies cholériques, les mesures restrictives employées partiellement deviennent d'une application plus difficile et d'une efficacité moins absolue.

III

Obstacles à opposer à la marche du choléra par la voie maritime. — La mer Rouge, première ligne de défense. — Établissement d'un système sanitaire sur le littoral de la mer Rouge. — L'épidémie se déclare à la Mecque, quelles sont les mesures à prendre ? — Enfin le choléra a gagné l'Égypte, que reste-t-il à faire ?

Les épidémies de 1823, 1830 et 1847 nous avaient accoutumés à la marche lente, aux étapes successives du choléra suivant la route de terre.

En 1865, nous vîmes le choléra, envahissant pour la première fois l'Europe par la voie maritime, fondre brusquement sur nous, tandis que nous parvenait à peine la nouvelle de sa présence à la Mecque.

L'Europe fut terrifiée ; c'est alors que naquit de la part du gouvernement français l'initiative de la conférence de Constantinople. Les savants et les diplomates de tous les pays, réunis dans cette conférence, s'attachèrent surtout à prescrire les moyens de protéger l'Europe contre l'arrivée du choléra, s'il venait à se manifester de nouveau à la Mecque (1).

Le choléra est exporté de l'Inde, particulièrement des points de la côte de Malabar et notamment de Bombay, où il est endémique, vers l'ouest et le nord-ouest.

Il gagne le littoral du golfe Persique et il peut pénétrer en Perse par le Chat-el-Arab, arriver à Bassorah, puis envahir la province de Bagdad.

Le port de Bender-Abbas serait un point de protection des plus importants pour le golfe Persique. La côte arabique est également menacée par le choléra : Maskat, et plus à l'ouest, sur le littoral de l'Hadramouth, le port de Mokhalla, y sont particulièrement exposés.

Mokhalla, point de relâche pour les navires qui transportent des pèlerins venant de l'Inde, a même été regardé comme un foyer secondaire de l'épidémie qui a éclaté en 1865.

La mer Rouge devient ainsi l'aboutissant commun de toutes ces provenances cholériques, qu'elles soient venues directement de la côte de Malabar, qu'elles aient formé dans leur trajet un foyer secondaire comme à Mokhalla, ou qu'enfin, ayant suivi une direction opposée, le courant d'exportation cholérique soit redescendu d'abord vers le sud-est.

Singapoor, à l'extrémité de la presqu'île malaise, est le rendez-vous d'un nombre considérable de pèlerins

____

(1) Le rapport de M. Fauvel nous fait connaître les travaux complets de la conférence ; nous en donnons un résumé.

musulmans qui viennent de la Malaisie et de tout l'archipel Indien s'y embarquer pour se rendre à la Mecque. Foyer d'importation par rapport aux ports de l'Inde, Singapoor devient en outre, de cette façon, un foyer puissant d'exportation maritime du choléra vers la mer Rouge.

Si les pèlerins débarquaient en route, à Maskat par exemple, et arrivaient par terre à la Mecque, les caravanes se purgeraient durant le trajet et le danger serait éteint à leur arrivée. Tout le péril est donc concentré sur la voie maritime.

C'est exclusivement sur le trajet maritime du littoral de l'Hadramout que doit être reportée la vigilance de l'administration sanitaire. La mer Rouge, étant le point convergent de tous les arrivages, doit être aussi le point où s'exercera la plus rigoureuse surveillance (1).

Ces mesures varient dans les trois circonstances suivantes :

1° On veut intercepter l'entrée de la mer Rouge par des obstacles destinés à arrêter les navires portant des pèlerins venant de l'Inde et affectés d'accidents cholériques: la mer Rouge constitue donc là une première ligne de défense; subsidiairement, si, dans l'état actuel de l'Europe, il est difficile d'établir une telle barrière, ou si cette barrière a été franchie, il faudra reporter plus loin les moyens de protection, en plaçant sur les bords de la mer Rouge un service sanitaire qui aura pour but de parer aux accidents du pèlerinage de la Mecque, de vérifier les patentes et d'exa-

(1) Le transport du choléra par les navires chargés de pèlerins es le seul mode de transmission observé dans ces régions. Les paquebo:s qui font le service de l'Inde à Suez n'y ont jamais transmis le choléra.

miner les navires à destination du Hedjaz, de fixer
les points où les navires infectés doivent faire quarantaine ;

2° Si, en dépit des mesures préventives, une épidémie de choléra s'est développée parmi les pèlerins de
la Mecque ;

3° Enfin, si le choléra est parvenu à gagner l'É-
gypte.

Nous allons successivement considérer les mesures
à prendre dans ces différents cas, en examinant d'a-
bord la ligne de défense à établir à l'entrée de la mer
Rouge.

La disposition du détroit par lequel on pénètre dans
la mer Rouge se prête admirablement à l'organisation
d'un système de surveillance maritime.

Un canal étroit commandé par l'île de Périm ; de
chaque côté de l'île existe une passe de largeur inégale
pour les navires : tel est le détroit de Bab-el-Mandeb,
entre la pointe de l'Arabie et la côte d'Afrique. La
grande passe entre l'île et la côte africaine mesure
14 milles, la petite passe a seulement 4 milles 1/2.

L'île de Périm a 4 milles 1/2 de long sur 2 de large.
Elle s'élève à 230 pieds anglais au-dessus du niveau
de la mer.

C'est un rocher tout à fait nu et entièrement dépourvu d'eau douce. Dans la partie sud-ouest de l'île,
du côté qui regarde la grande passe, est un port dont la
faible capacité se trouve compensée par l'existence de
bons mouillages, à petite distance de l'île ; il y a donc
là toutes les conditions voulues pour soumettre à une
exacte surveillance tous les arrivages de l'Inde, c'est
le point par excellence où pourrait être installé le ser-

vice nécessaire à l'arraisonnement des navires. Mais ce rocher ne saurait servir de lazaret ni de lieu de quarantaine.

Un tel établissement serait aisé à instituer à peu de distance de Périm, en dehors du détroit, un peu au sud-est du cap de Bab-el-Mandeb. Là, sur la terre ferme, se trouve une plage d'un abord facile et pourvue de très-bonne eau (1).

La conférence, en signalant ces points, a désigné une commission spéciale chargée de les explorer et de déterminer d'une façon plus précise les lieux de quarantaine et de lazaret. Cette commission est arrivée au même résultat que la conférence (2).

La conférence a pensé que la surveillance de ce lazaret, comme l'institution elle-même, devraient avoir un caractère international, que les différentes puissances devraient y coopérer, et que ces postes sanitaires devraient relever d'un conseil mixte, où siégerait un délégué de chacune de ces puissances.

Le conseil sanitaire acquerrait ainsi une autorité indiscutable dans ses décisions. Ce projet, dont la réali-

(1) Toute la côte méridionale de l'Arabie offre invariablement le même aspect. C'est une plaine basse, aride, sablonneuse, comprise entre le rivage qui est hérissé, à des distances variables, de montagnes volcaniques, formant des groupes isolés et une ligne de montagnes qui courent parallèlement à la mer, à une distance d'environ trente milles dans l'intérieur. Ces montagnes, vues de loin, offrent une masse confuse, sans stratification régulière, affectant des formes pittoresques et hardies. Ce sont des amas de roches appartenant aux terrains primitifs et formant les contre-forts de la grande chaîne qui traverse l'Yemen de l'ouest a l'est. De ces montagnes descendent les torrents et cours d'eau qui, après avoir fertilisé les plateaux supérieurs, viennent s'enfouir et se perdre dans les sables de la plaine.

(2) Voir le rapport du docteur Castaldi. Voir aussi le rapport d'une commission ottomane. (Dr Arif. Watrin. 1870.)

sation eût rendu des services précieux, n'a pas encore été exécuté (1).

Quant à la défense du littoral de la mer Rouge, ce service comprendrait des postes d'observation et des localités spécialement affectées aux mesures quarantenaires.

Les postes d'observation seraient placés sur la côte africaine, du sud au nord, à Massawah, Souakin et Koseir, dans lesquels débarquent fréquemment les pèlerins, et sur la côte arabique, à Djeddah et à Yambo. Ce sont les principales échelles des pèlerinages. Un médecin serait chargé de surveiller l'état sanitaire des pèlerins et d'assurer l'exécution des mesures prescrites.

Djeddah serait surtout un point de surveillance important, en raison de l'affluence des pèlerins. Mais la conférence fait remarquer qu'on ne pourrait y assujettir à des mesures d'isolement rigoureux les pèlerins impatients de se rendre dans les lieux saints. Djeddah doit avoir un office sanitaire ayant la direction de toutes les mesures à prendre dans le Hedjaz.

(1) La nécessité d'une organisation sanitaire à l'entrée et le long du littoral de la mer Rouge est rendue plus grande encore par l'ouverture du canal de Suez. On sait l'importance qu'a prise l'émigration des coolis. Tous les ans, des milliers d'individus, Chinois, Javanais, Indiens, sont transportés en masse en Australie et en Amérique. Ces navires jusqu'ici ont suivi, d'après leur destination, la mer du Sud et le cap de Bonne-Espérance; ils sont, à leur arrivée, et malgré la longueur de la traversée, soumis à une quarantaine dont la rigueur démontre suffisamment le danger qu'implique leur cargaison.

Or, des navires construits dans ce but spécial doivent prochainement inaugurer la nouvelle voie ouverte, en transportant plusieurs milliers de coolis à la fois, à la destination de la Havane et des Antilles. Il est superflu de démontrer le danger qu'il y aurait à laisser pénétrer dans la mer Rouge et toucher à toutes les échelles de l'Europe de semblables navires sans les soumettre au préalable à de rigoureuses mesures préventives.

Les localités spécialement affectées aux mesures de quarantaine seraient El Ouedj et Tor.

El Ouedj réunit toutes les conditions désirables pour servir d'établissement quarantenaire aux pèlerins à destination de l'Égypte. C'est un port vaste et sûr, accessible aux grands navires. L'eau douce y est en abondance et d'excellente qualité, et l'on peut s'y procurer facilement des vivres frais. Il serait facile d'installer chaque année comme lazaret une sorte de campement composé de tentes et de baraques. El Ouedj est à cinq journées de marche au nord de Iambo.

Quant à Tor, qui est situé à l'entrée du golfe de Suez au pied du mont Sinaï, le lazaret qui y sera placé sera destiné aux navires infectés ou suspects de choléra, mais non chargés de pèlerins ou de passagers analogues.

Aucun lazaret ou établissement sanitaire ne doit être placé près de Suez, tout assemblage de pèlerins dans cette ville deviendrait infailliblement une source d'infection pour l'Égypte. Suez ne doit donc être que le siége de la direction sanitaire générale.

Dans le cas où le choléra viendrait à éclater parmi les pèlerins réunis à la Mecque, la conférence avait proposé primitivement que toute communication avec l'Égypte et tout embarquement de pèlerins fussent interdits. Le choléra se serait ainsi éteint dans son foyer. Toutefois, par condescendance pour le gouvernement ottoman, elle a modifié ses résolutions et a décidé que l'embarquement pourrait avoir lieu, prescrivant alors une quarantaine à El Ouedj. C'est là une mesure exclusivement politique prise en faveur des musulmans.

Quoi qu'il en soit, si le choléra vient à éclater à la

Mecque, il faut à tout prix (1) empêcher la propagation de la maladie en Égypte et pour cela il ne faut autoriser que le départ par caravanes, qui n'offre aucun danger, et veiller à la rigoureuse exécution des mesures.

Sans doute, deux fois seulement à 34 ans de distance, le choléra, qui s'est manifesté si souvent à la Mecque, a été importé en Égypte par les pèlerins venant par mer; mais le transport des pèlerins, de Djeddah à Suez par des bateaux à vapeur, ne remonte qu'à 1858. Nous le répétons, l'interdiction de tout embarquement des pèlerins serait la garantie de sécurité la plus absolue (2).

Dans le cas extrême où le choléra, ayant franchi toutes les barrières qui lui sont opposées, viendrait à éclater en Égypte, menaçant de faire de ce pays comme en 1865 un foyer général d'émission, la conférence a proposé de suspendre momentanément toute communication avec l'Égypte. Il y a là une mesure très-grave puisqu'il s'agit d'arrêter toute communication entre l'Europe et l'extrême Orient. Nous ne dirons pas cepen-

(1) On lira avec intérêt le détail des mesures recommandées par la conférence sur ce sujet. (V. Fauvel, loc. cit., p. 540-551.)

(2) En 1868, une extension considérable a été donnée au service sanitaire sur le littoral arabique de la mer Rouge. Indépendamment de Djeddah, principale échelle du pèlerinage et centre administratif, des préposés sanitaires ont été institués à Moka, Lohcia, Gonfouda, Lith, Iambo, Rabouk. Le service sanitaire de Djeddah a été complété, des mesures d'hygiène importantes ont été mises à exécution.

A la Mecque, à la vallée de Mina, les améliorations ont été également accomplies. Aussi les divers pèlerinages qui ont eu lieu depuis 1865 se sont passés dans des conditions très-satisfaisantes; il résulte de renseignements dus au docteur Pasqua, qu'au dernier pèlerinage, celui de 1872, aucun cas de choléra n'a été constaté à bord des navires amenant des pèlerins, et qu'aucune trace de cette maladie n'a été observée pendant les fêtes, quoique le nombre des pèlerins réunis à l'Arafat ait été estimé à 110.000 environ.

dant avec M. Girette (1) que c'est suspendre la circulation du sujet qu'on veut guérir du choléra.

Toutefois l'influence de cet arrêt momentané nous paraît moins désastreuse que les redoutables conséquences d'une épidémie comme celle de 1865. En outre, grâce à la température élevée de l'Égypte, l'évolution des épidémies cholériques est beaucoup plus rapide, et si l'explosion est quelquefois foudroyante, le foyer s'éteint beaucoup plus vite. Il ne paraît pas improbable de dire qu'en Égypte l'épidémie aurait terminé son cycle dans l'espace de deux mois.

L'interruption d'ailleurs ne serait pas radicale ; quelques tempéraments pourraient etre introduits.

La gravité de ces moyens doit rendre l'exécution des premières mesures plus rigoureuse encore; la défense sérieuse de la première barrière préviendra certainement l'invasion de l'Égypte.

IV

Durée de la quarantaine contre le choléra. — Reunion de la conférence de 1851. — Résolutions de la conférence de Constantinople. — General board of health. — Influence relative des mesures hygiéniques. — Mesures sanitaires.

Jusqu'à ces dernières années, le système quarantenaire n'avait pas été établi d'après une base scientifique. La durée de l'incubation, la valeur de la diarrhée cholérique comme agent de transmission, étaient complétement méconnues. On mettait même en doute la transmissibilité de la maladie.

(1) Jules Girette, *la Civilisation et le Choléra*. (1865)

M. l'inspecteur général Mélier écrivait encore au moment de la réunion de la conférence sanitaire de Paris (1851) les lignes suivantes : « Le fléau marche dans ses invasions à la façon des épidémies en général, tombe comme un orage sur les pays qu'il atteint. Il y arrive on ne sait comment, sans avoir parcouru les pays intermédiaires, et nullement de proche en proche comme on paraît le croire et comme il faudrait que cela fût pour que l'emploi des quarantaines pût être rationnellement indiqué. Il semble d'ailleurs s'être acclimaté en Europe et se répandre à peu près partout. On en conclut que les quarantaines ne peuvent rien contre le choléra et que, tandis qu'on les emploie, la maladie passant par-dessus toutes les barrières qu'on lui oppose arrive ou naît dans le pays, si même elle ne s'y trouvait déjà.

« A quoi bon dès lors imposer au commerce, imposer aux relations en général des gênes et des restrictions sans utilité ? A quoi bon prendre des précautions qui ne préservent de rien et qui occasionnent en pure perte des sacrifices considérables ? On va plus loin : on soutient que les quarantaines, au lieu d'être, comme on le suppose, utiles et efficaces contre le choléra, tendent à accroître les chances de l'avoir, et qu'elles en favorisent l'invasion en retenant les passagers dans les bâtiments ou lazarets et en les y entassant, quand il faudrait au contraire s'appliquer par tous les moyens possibles à les disperser. »

Ces lignes sont extraites d'un rapport présenté par la commission appelée à préparer la solution des questions soumises à la conférence de Paris (1851).

Avec de pareilles prémices, la conclusion n'était pas

douteuse. Aussi, à la majorité de quatre voix contre
trois, la commission disait « qu'il n'y aura pas de quarantaines contre le choléra et que l'on ne pourra pas,
pour cette maladie, mettre en interdit les provenances
d'un pays. »

La conférence de 1852 accepta une transaction entre
les deux parties, c'est-à-dire ceux qui acceptaient la
contagion et ceux qui la rejetaient. Elle prescrivit une
quarantaine de trois à cinq jours ; ce n'était, comme on
le voit, ni une quarantaine sérieuse, ni la libre pratique pure et simple.

La conférence de Constantinople tint compte, pour
la fixation de la durée de la quarantaine, de la durée de
la période d'incubation et de l'existence possible de la
diarrhée cholérique, et elle décida que la quarantaine
de rigueur, applicable aux personnes venant d'un lieu
contaminé, serait fixée, en règle générale, à *dix jours
pleins*.

Cette quarantaine devait compter du moment de
l'entrée au lazaret.

Si, pendant le cours de la quarantaine, il se produit
parmi ces personnes des cas de choléra ou de diarrhée
cholérique, les personnes saines, après avoir été séparées des malades, doivent recommencer la quarantaine
de dix jours pleins.

Lorsqu'il n'y a à bord ni choléra, ni diarrhée cholérique, et qu'il y a sur le bâtiment un médecin commis-
sionné affirmant ces faits, lorsque le bâtiment n'a touché aucune localité infectée, on peut compter, dans les
jours de quarantaine, les jours de traversée. Mais toujours, au moins, il doit y avoir 24 heures d'observation.

Une dernière question se présente. Comment distinguer les cas où on doit appliquer la quarantaine de rigueur ou la quarantaine d'observation ? Nous trouvons ici une divergence entre la manière de voir de M. Fauvel et l'opinion de la conférence.

Selon la conférence, la quarantaine d'observation ne serait applicable qu'à des navires munis d'une patente nette, mais rendue suspecte, soit par des soupçons sur l'état sanitaire du point de départ ou par des communications compromettantes, soit par les conditions hygiéniques et sanitaires du port.

La quarantaine d'observation aurait alors pour but de donner le temps de contrôler les déclarations faites par le capitaine, afin de décider, en connaissance de cause, si l'on doit appliquer aux navires la quarantaine de rigueur ou l'admettre en libre pratique. Pour tous les navires porteurs d'une patente brute, dans quelque condition sanitaire qu'ils soient d'ailleurs, la quarantaine de rigueur serait de droit.

Ainsi, pour la conférence, ce qui entraine le choix de la nature de la quarantaine, c'est la nature de la patente. Si la patente est nette, quarantaine d'observation; si la patente est brute, quarantaine de rigueur.

Pour M. Fauvel, au contraire, la nature de la quarantaine est déterminée par les conditions sanitaires du navire. Dans ce système la patente de santé, qui en fait n'est qu'un certificat indiquant l'état sanitaire du point de départ et des points de relâche, n'est plus le criterium du régime quarantenaire.

Voici d'ailleurs ce que proposait M. Fauvel :

« La quarantaine d'observation est applicable, en temps de choléra, à tout navire dont la condition sanitaire est seulement suspecte, quelle que soit la teneur de sa patente, pourvu qu'il ne se soit manifesté à bord aucun indice de choléra, et que la cargaison ne soit pas compromettante.

« En cas de quarantaine d'observation, les passagers peuvent rester à bord si le navire n'est pas encombré et s'il est dans de bonnes conditions hygiéniques. La désinfection des hardes et de tous les objets compromettants, ainsi que des parties suspectes du navire, a lieu sans déchargement préalable.

« La quarantaine de rigueur, c'est-à-dire avec débarquement obligatoire au lazaret des passagers, des marchandises, et la désinfection générale du navire est applicable en temps de choléra à tout navire, quelle que soit sa patente de santé, qui a eu des accidents cholériques à bord, ou dont la cargaison est de nature compromettante, ou dont les conditions hygiéniques sont jugées dangereuses. »

Ce système, dit M. Fauvel, répond à des nécessités impérieuses de service. Dans les grands ports, il aurait pour résultat d'éviter l'encombrement des lazarets et par suite la compromission des individus sains. Il faciliterait la surveillance, diminuerait les frais, et tout en offrant plus de garanties à la santé publique, il épargnerait au commerce des charges inutiles. Ce système fut rejeté, mais la conférence y revint plus tard, en exigeant le débarquement, et la désinfection seulement pour les navires ayant eu des cholériques à bord, ou se trouvant dans de mauvaises conditions hygiéniques.

Tel est le système qui doit être mis en pratique, soit sur terre, soit sur mer, dans les points que j'ai précédemment indiqués. Dans ces points, qui doivent devenir de véritables positions stratégiques contre le choléra, ces mesures devront avoir une application rigoureuse; mais quand le choléra a franchi les barrières de l'Europe, la préservation par la route de terre devient à peu près impossible : la voie maritime seule peut être encore utilement défendue.

C'est en effet à de sages mesures prises dans nos ports de l'Océan contre les arrivages de Hambourg que nous avons dû notre immunité alors que Hambourg était infecté (1872). L'action de ces mesures partielles est surtout efficace contre de petites épidémies ou des retours d'épidémies qui peuvent être limitées dans leur foyer.

Les mesures hygiéniques sont le complément indispensable des mesures quarantenaires : mesures de salubrité, d'aération et de ventilation, etc., sur lesquelles le *General board of health* a insisté avec tant de sagesse.

Le reproche qu'on a adressé aux partisans des mesures restrictives était immérité. S'ils ont insisté sur ces mesures, ils n'ont jamais prohibé les mesures hygiéniques. Loin de se proscrire réciproquement, comme on a cherché à l'établir, ces mesures s'étayent les unes sur les autres.

Enfin, lorsque le choléra menace d'envahir un pays, l'autorité doit prescrire des mesures préventives applicables aux localités et aux agglomérations d'individus; elle doit interdire les foires, les grands mouvements de troupes, ordonner l'isolement dans les hôpitaux, surveiller surtout la provenance des eaux affectées aux usages domestiques. Elle doit enfin s'occuper des mesures individuelles, employer et faire employer les meilleurs agents de désinfection. Je n'entre pas dans les détails de ces mesures, et je renvoie, pour les développements, aux instructions si pratiques du *Comité consultatif d'hygiène publique de France* (1).

(1) *V*. Instruction générale concernant les mesures préventives à prendre contre le choléra, rédigée par une commission composée de MM. Tardieu, Michel Lévy, Reynaud, Blondel, Dumoustier de Frédilly, Lhéritier et Fauvel, rapporteur (25 septembre 1871).

APPENDICE

DE LA PESTE BOVINE

La *peste bovine* présente, avec la peste à bubons, avec la fièvre jaune et le choléra asiatique, de très-grandes analogies au point de vue de son importation, de sa transmissibilité, et on pourrait ajouter qu'elle réclame des mesures protectrices semblables (1), si la tâche de la pathologie vétérinaire n'était rendue beaucoup plus aisée par les procédés sommaires (2) auxquels elle peut facilement se livrer (3).

(1) La conférence internationale réunie à Vienne a arrêté, à l'unanimité de ses membres, moins les délégués de l'Allemagne, que les bestiaux de Russie, importés en Autriche, subiraient une quarantaine aux frontières : ce système quarantenaire devrait être organisé dans toutes les stations d'importation. (Question XV.) Rapport sur la conférence sanitaire internat. tenue à Vienne (Autriche) 1872, concernant la peste bovine, par M. Henri Bouley. (*Recueil des travaux du comité consultatif*, t. II.)

(2) Dès que la peste bovine se montre, on met à mort immédiatement, et les animaux actuellement infectés, et ceux qui ont pu recevoir les germes de l'infection.

(3) La plupart des détails dans lesquels nous allons entrer sont empruntés, presque textuellement, à une communication faite en 1872,

I

La peste bovine est désignée dans les vieilles chroniques sous le nom de *lues bovina*.

C'est aussi ce nom que lui donnent les médecins du xviiie siècle, Lancisi, Ramazzini, etc. Les Allemands l'appellent *Rinder-Pest*, les Anglais *Cattle Plague*. En France, elle a été souvent désignée sous le nom de *typhus contagieux des bêtes à cornes*.

II

La peste bovine s'est répandue à plusieurs reprises dans l'Europe et y a produit de grands désastres. Les détails manquent dans les documents de l'histoire et de la littérature sur ses plus anciennes invasions. Mais à quelques traits qui la signalent dans les chroniques et les poëmes, il est possible, dit M. Bouley, de la reconnaître, et l'on peut facilement éclairer l'histoire du passé à l'aide des notions que nous possédons aujourd'hui sur cette maladie.

C'est la peste bovine dont parle Végèce dans l'année 370 de notre ère ; maladie tellement contagieuse que « les malades infectaient les fontaines où ils s'a-

à l'Institut de France, par M. Bouley, inspecteur général. Nous eussions renvoyé à son travail même, si nous n'avions cru intéressant de rapprocher les considérations du savant académicien, sur le typhus contagieux des bêtes à cornes, des descriptions de la peste à bubons, de la fièvre jaune et du choléra.

(V. aussi l'ouvrage récent de Reynal sur la police sanitaire des animaux domestiques.)

breuvaient, les herbages où ils étaient en pâture, les étables où ils séjournaient, et que les animaux sains périssaient pour avoir respiré le souffle des malades. »

On a peu de documents sur les épizooties qui ont régné dans les ve, vi^e, viie et viiie siècles. Mais au ixe, quelques lueurs éclairent cette histoire.

C'est bien la peste qui est signalée dans les chroniques, à la suite de la guerre de Charlemagne contre les Danois (809), qui se répand ensuite dans tous les États de l'empire, envahit la Hongrie en 820, et gagne la France où elle cause une effroyable mortalité parmi les bestiaux.

En 850, elle se montre encore. « Peu s'en fallut qu'elle ne dépeuplât la France de son bétail. »

En 870, elle cause un dommage presque irréparable par la perte des troupeaux de bœufs, disent les annales de Fulde.

La peste est encore cette épizootie cruelle qui, au xe siècle, d'après les chroniques de Herman et de Froissard, fait périr presque tous les bœufs en Allemagne, en Italie et en France.

En Angleterre en 1041, en Allemagne en 1149, elle détermine une affreuse mortalité. D'après tous ces chroniqueurs, c'est toujours de l'Orient que viennent ces maladies désastreuses.

Avec le xviiie siècle, la lumière se fait sur cette épizootie, grâce aux travaux de Ramazzini et de Lancisi sur la peste bovine qui fit invasion en Italie en 1710, après s'être répandue sur la Pologne, la Bessarabie, la Hongrie, les principautés moldaves, la Croatie et la Dalmatie, d'où elle pénètre dans la haute Italie et ensuite

en France, pendant que de la Hongrie elle irradiait
sur le sud de l'Allemagne et en Suisse ; que de la Pologne elle se répandait dans la Silésie et jusqu'aux
rivages de la Baltique ; qu'enfin, en Russie, elle faisait
de grands ravages dans les provinces de Nowgorod,
de Pleskow et de Pétersbourg. En 1714, l'épizootie
envahit l'Angleterre et se répandit dans plusieurs com-
tés. Paulet n'évalue pas à moins de 1,500,000 têtes
le chiffre de la mortalité causée par la peste bovine
pendant les trois premières années qui ont suivi son
invasion en 1711.

De 1735 à 1770, elle n'a pas cessé de sévir sur l'Europe occidentale, et l'on estime à 3 millions de têtes
les pertes qu'elle a causées.

La Hollande seule a perdu 300,000 bestiaux dans
l'espace d'une année ; la France, 500,000 ; le Danemark, 180,000 en quatre ans.

Que cette marche de la peste bovine en Europe offre
de points de ressemblance avec la marche de la peste
du moyen âge ! Combien cette mortalité épouvantable
rappelle la dépopulation de l'Europe au moyen âge
par la peste noire ! Cette analogie va devenir plus saisissante, quand nous verrons que la peste bovine,
comme la peste à bubons et la fièvre jaune, comme le
choléra, est d'origine exotique, et a son foyer d'origine
à l'extrémité de l'Europe et en Asie.

III

L'origine exotique de la peste bovine n'est pas contestée ; toutefois on n'a pas toujours circonscrit son

berceau de la même manière. On a cru longtemps qu'elle pouvait naître dans toutes ces immenses plaines qui s'étendent des monts Karpathes aux monts Ourals, et par delà les monts Ourals sur le territoire asiatique. Les vétérinaires russes tendent à exonérer les steppes européennes de toute influence nocive (1). C'est au delà des monts Ourals, suivant eux, que serait le foyer primitif d'où la peste irradierait dans tous les sens, aussi bien vers la Chine que vers l'Europe, absolument comme le choléra peut s'échapper de son berceau indien, vers l'occident du côté de la Mecque, comme vers l'orient, vers la Malaisie et Singapoor.

Le développement de la peste bovine dans cette région limitée paraît être le résultat de circonstances telluriques, produisant sur l'organisation animale certaines modifications se traduisant par les grands troubles qui constituent les symptômes de la maladie.

On voit donc que la peste bovine n'est pas une maladie inhérente à une race et se développant en elle spontanément, en vertu de conditions organiques qui lui seraient propres. Il y a une race, la race des steppes, qui joue un rôle important dans la propagation de la peste bovine, qui sert de véhicule à la maladie ; mais son organisme, d'après M. Bouley, ne la crée pas de toutes pièces sous un climat quelconque, et lorsque ce

(1) La maladie n'est probablement pas endémique dans les provinces occidentales et méridionales de l'empire russe. Si le gouvernement russe parvenait à établir, sur les limites de son territoire asiatique, un système de surveillance sanitaire assez rigoureux pour ne livrer passage qu'à des troupeaux sains, les puissances limitrophes de la Russie pourraient être moins sévères sur les mesures qu'elles auraient à prescrire. Mais l'établissement d'un tel système de police sanitaire est-il possible ?

bétail est sorti de ses steppes, il est aussi peu dangereux, au point de vue de la peste, que n'importe laquelle de nos races indigènes.

Toutefois, cette race de bœufs qui est caractérisée
de la manière la plus frappante par la couleur grise de
son pelage, et surtout par l'étonnante envergure de
ses cornes, cette race, dite *race des steppes*, du nom
des vastes plaines où elle s'élève, joue, au point de
vue de la propagation et de la dissémination de la
peste bovine, un rôle très-important, c'est elle qui sert
pour ainsi dire de récipient à la peste. Elle est son véhicule exclusif (1).

IV

C'est par transmission que la peste bovine se propage d'abord dans l'immense étendue des steppes, où
elle trouve des aliments nombreux dans ces troupeaux
immenses qui les habitent ; et ensuite, en dehors des
steppes, par les bestiaux qui en sont exportés, alors
qu'ils ont en eux le germe de la maladie. La puisance
de cette contagion est prodigieuse, dit M. Bouley. De
toutes les maladies, dans toutes les espèces, la peste bovine est celle dont la transmission est la plus énergique,
la plus sûre. Et, chose singulière, qui explique l'étendue des calamités qu'elle inflige à nos pays lorsqu'elle
y pénètre, ses effets sont d'autant plus meurtriers

(1) La conférence de Vienne a proposé, pour obvier au danger de
la contrebande, de substituer à la race grise des provinces frontières
autrichiennes une autre race différente par sa robe et par tous ses
attributs, de telle sorte qu'un bœuf des steppes, introduit par contrebande, devînt immédiatement reconnaissable. (Question XVIII.)

qu'elle s'éloigne davantage de ses steppes originaires ;
non pas que son action propre s'accroisse à mesure
qu'elle avance, mais parce qu'elle s'attaque à des races
plus perfectionnées, s'éloignant davantage des conditions naturelles et ayant par conséquent en elles moins
de conditions de résistance aux atteintes des influences nuisibles. C'est ainsi que, tandis que dans les steppes la peste revêt souvent un caractère bénin et ne
donne lieu, même lorsqu'elle est grave, qu'à une mortalité peu nombreuse, dans l'Europe occidentale cette
mortalité peut s'élever à 80, 90 et 95 p. 100.

C'est donc par contagion et par le moyen de la race
dite des steppes que la peste bovine est introduite en
Europe. Dans sa marche, elle a toujours suivi les routes, les grandes migrations, et toujours elle a été
importée soit par le commerce, soit par les armées.

V

Avant notre époque, le transport de la peste par
le commerce a toujours été extrêmement rare. Les
bestiaux des steppes n'étaient l'objet d'aucune transaction commerciale. Les droits imposés à l'importation des bestiaux étrangers étaient tellement élevés
dans tous les pays, qu'ils étaient prohibitifs. Chaque
pays vivait sur les ressources de son agriculture.

Il y a cependant quelques exemples d'importation de
la peste bovine par le commerce. Ainsi, d'après Paulet,
les villes de Venise et Padoue, qui, de temps immémorial, tiraient leurs bœufs de la Hongrie et de la Dal-

matie, ont été si souvent exposées aux dangers qui ré-
sultaient d'un pareil commerce, qu'elles ont été obligées
d'y renoncer entièrement.

De nos jours, la part du commerce dans l'importation de la peste bovine a été beaucoup plus considérable. En 1841 et 1864, l'importation en Égypte de
bestiaux achetés dans les provinces danubiennes y a
introduit la peste bovine, qui a trouvé dans ce pays les
conditions les plus favorables à son expansion. Car le
fatalisme musulman n'a rien su faire pour la combattre
et l'incendie ne s'est éteint que lorsqu'il n'a plus trouvé
d'aliments.

En 1862, c'est encore par le commerce de la mer
Adriatique que la peste a été importée, comme autrefois, à Venise, de la Dalmatie dans le royaume de Naples et dans la Sicile.

Enfin, c'est encore par le commerce qu'en 1865 a
été importé en Angleterre le germe de la célèbre épizootie qui a dévasté ce pays pendant deux années. Cette
importation a eu lieu par un troupeau de bœufs, de
la race des steppes, embarqués à Revel, port de l'Esthonie, sur la Baltique.

VI

Mais c'est surtout à la guerre qu'il faut imputer,
presque exclusivement, toutes les calamités causées
par la peste bovine. Tous les mouvements des armées ne peuvent en effet s'opérer sans qu'elles traî-
nent à leur suite des bestiaux qui assurent leur existence, et c'est nécessairement dans les steppes, si

fécondes en animaux de l'espèce bovine, que les pourvoyeurs des armées vont chercher les bestiaux nécessaires pour subvenir à leurs besoins, lorsque ce sont les puissances, ou du Nord, ou de l'Orient, ou du centre de l'Europe, qui entrent en lutte, soit entre elles, soit contre les peuples de l'Occident.

Pour M. Bouley, il est infiniment probable que, lorsque les Cimbres et les Teutons, ces avant-coureurs des invasions barbares, opérèrent leurs premières migrations, les troupeaux qui les suivaient, ont dû disséminer la peste à travers les pays qu'ils ont parcourus.

En éclairant les faits du passé par les enseignements de l'histoire moderne, on peut affirmer avec certitude que, toutes les fois que les mouvements des armées se sont opérés de l'Orient, ces conflits de la guerre ont toujours et fatalement eu pour conséquence la dissémination de la peste des bestiaux.

Ainsi elle se déchaine, au ixe siècle, à la suite de la guerre de Charlemagne contre les Danois.

Au xiiie siècle, l'épizootie de peste qui a exercé ses ravages dans la Hongrie, l'Allemagne, l'Italie et la France, avait son point de départ dans les mouvements des hordes mongoles, qui, sous la conduite de Gengis-Khan, s'emparèrent de la Russie méridionale.

Les documents historiques manquent pour démontrer que, dans le moyen âge et même dans les xvie et xviie siècles, toujours les guerres, à l'Orient et au centre de l'Europe, ont entraîné les mêmes conséquences désastreuses.

Mais les documents abondent dans le xviiie siècle et dans le nôtre.

La grande invasion de 1710, coïncide avec la guerre de Charles XII contre la Russie ; celle de 1740 avec la conquête de la Silésie par Frédéric. Pendant la guerre de Sept Ans et dans les années qui la suivent, la peste frappe l'Europe occidentale à coups réitérés.

Dans cette longue période de guerres qui s'étend de 1792 à 1815, la peste se montre toujours la compagne des armées belligérantes. L'envahissement de notre territoire par les armées étrangères eut pour conséquence l'importation de la peste bovine par les troupeaux qui les suivaient, et l'infection de toutes nos provinces envahies par cette contagion redoutable.

En 1827, la Russie déclare la guerre à la Turquie, et aussitôt que ses armées entrent en campagne, la peste bovine marche de concert avec elles. Transportée par les bestiaux d'approvisionnement, elle envahit d'abord la Bessarabie, la Moldavie et la Valachie, auxquelles elle fit subir de grandes pertes, puis, remontant en Podolie, en Volhynie, elle se répand dans la Pologne, la Prusse, la Saxe, la Hongrie, et enfin dans les États héréditaires de l'Autriche.

En 1831, le mouvement des armées russes envoyées contre la Pologne donne lieu à une nouvelle explosion de la peste qui se répandit dans la Prusse orientale et jusque dans les provinces baltiques de la Russie.

En 1848, l'armée russe qui vint au secours de l'Autriche, dans la guerre contre la Hongrie, importe avec elle la peste bovine, qui envahit la Hongrie, le Banat, la basse Autriche et la Marche.

Enfin, dans la dernière guerre franco-prussienne, l'armée ennemie, maîtresse de notre territoire, nous a apporté par les bestiaux destinés à son approvisionnement la peste bovine, et pendant plus de dix-huit mois notre agriculture a perdu plus de 100,000 têtes.

Ainsi donc, l'histoire militaire de l'Europe nous apprend que, dans le présent comme dans le passé, les invasions de la peste bovine se sont produites à la suite des mouvements des armées.

VII

Nous avons vu la peste être importée à la suite des armées. Nous l'avons vue, dans certaines circonstances plus rares, être le résultat de l'importation par le commerce. Ce dernier mode, exceptionnel autrefois, tend, par suite des relations nouvelles qui existent entre les peuples, à avoir aujourd'hui un rôle plus considérable. Mais nous connaissons maintenant les moyens d'arrêter le mal à son origine ; la peste bovine étant une maladie exotique, transmissible chez nous par importation, la conduite imposée aux gouvernements est facile à déduire.

Il faut être toujours prêt à étouffer une invasion dès qu'elle se montre (1), en mettant immédiatement à mort et les animaux actuellement infectés et ceux qui ont pu recevoir les germes de la contagion, en détruisant en même temps ces germes partout où ils sont déposés.

La *conférence sanitaire de Vienne* (1872) a déclaré

____

(1) Un vétérinaire français, M. Zundel, de Mulhouse, a proposé la dénonciation, par voie du télégraphe, de l'existence de la peste, faite par l'État dans lequel elle s'est manifestée, aux États limitrophes et à tous ceux qui en feraient la demande.

à l'unanimité qu'il n'y avait pas lieu de mettre en interdit, au point de vue commercial, un pays où la peste aurait fait invasion, lorsqu'on aurait la certitude que les mesures, ratifiées par la conférence, y seraient appliquées dans toute leur teneur et avec toute la rigueur nécessaire.

Tous les pays de l'empire d'Allemagne sont liés aujourd'hui par une convention basée sur les principes arrêtés à Vienne, et un accident de peste, dans l'un ou dans l'autre, ne donne lieu à aucune interruption de relations commerciales, parce que dans ces pays la police sanitaire est uniforme et, partout, universellement appliquée. Chez nous, ces idées ont cours depuis longtemps, et les travaux de Renault, de MM. Bouley et Reynal ont mis ces résultats hors de doute.

Malgré les deux immenses foyers de contagion allumés en Angleterre et en Hollande (1865-66), la peste eut à peine prise sur nous. L'Angleterre et la Hollande se sont converties à ces idées après les malheurs qu'elles ont eu à subir dans ces deux épidémies.

En Angleterre, les autorités publiques se croyaient désarmées et ne se reconnaissaient pas le droit d'interrompre les relations commerciales. Il fallut un arrêt du Parlement ; une loi fut rendue contre le fléau, et quand cette loi fut mise rigoureusement à exécution, le fléau disparut « ainsi qu'il avait été ordonné. »

En Hollande, même imprévoyance du gouvernement, grands désastres ; le parlement intervient, et cette fois encore, « sur son commandement exprès, » la peste fut éteinte dans tous ses foyers.

Tous les gouvernements donc partagent aujourd'hui ces idées, et il serait utile qu'une conférence internationale se réunit pour formuler des résolutions qui, d'avance, sont acceptées par l'opinion.

Ainsi donc, la peste bovine, comme la peste à bubons, comme la fièvre jaune, comme le choléra asiatique, a une origine exotique. Elle est transmise chez nous par importation.

Elle se propage comme ces maladies, en suivant les voies commerciales, les grands courants d'hommes, les armées ; elle offre, dans certaines circonstances, un degré de contagion beaucoup plus redoutable, mais, malgré cela, elle peut être éteinte plus facilement.

Les vétérinaires, en effet, peuvent l'étouffer dès qu'elle se montre, en mettant à mort tout ce qui est susceptible de la transmettre, et en détruisant partout les germes qui peuvent la produire.

Il existe encore un point de comparaison entre la peste à bubons, la fièvre jaune et le choléra asiatique d'un côté, et la peste bovine de l'autre. Toutes ces maladies réclament également la réunion d'un congrès sanitaire international. Toutefois les résolutions que ce congrès formulera, ayant pour but commun la préservation de l'individu sain, reposeront sur un principe différent : chez l'homme, réglementer l'isolement et la séquestration ; chez l'animal, systématiser la destruction.

DEUXIÈME PARTIE

Des applications particulières de l'hygiène internationale.

LIVRE PREMIER

Des applications de l'hygiène internationale contre la peste.

LIVRE II

Des applications de l'hygiène internationale contre la fièvre jaune

---

LIVRE III

Des applications de l'hygiène internationale contre le choléra asiatique.

FIN DE LA TABLE DES MATIÈRES

CLICHY. — Impr. PAUL DUPONT, rue du Bac-d'Asnières, 12

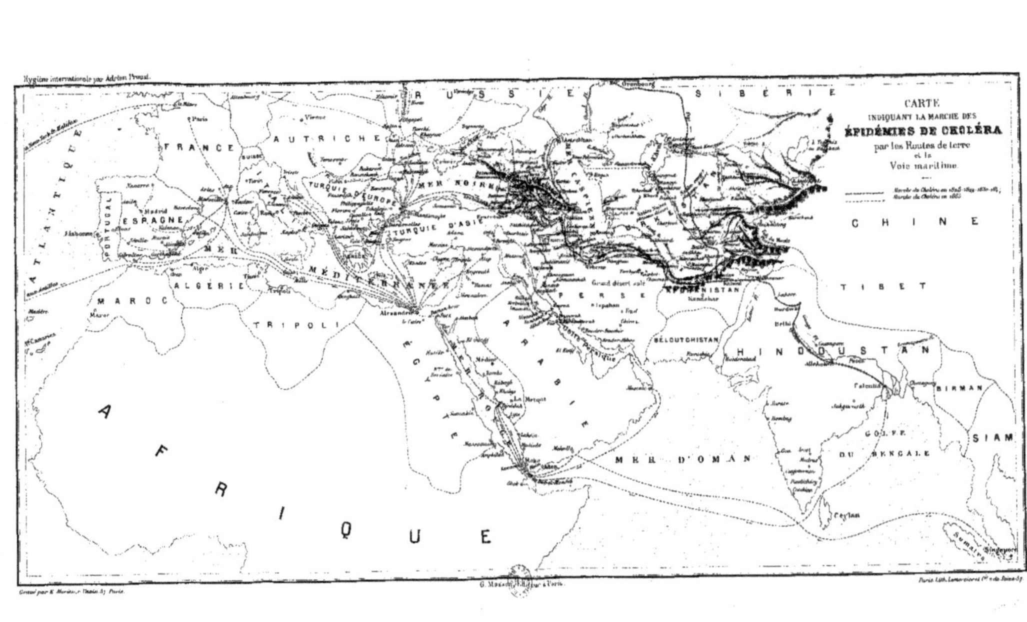

Hygiène internationale par Adrien Proust
CARTE
INDIQUANT LA MARCHE DES
ÉPIDÉMIES DE CHOLÉRA
par les Routes de terre
et la
Voie maritime
SIBÉRIE
RUSSIE
AUTRICHE
FRANCE
SUISSE
Vienne
PORTUGAL
ESPAGNE
Madrid
MER NOIRE
TURQUIE D'EUROPE
TURQUIE D'ASIE
CHINE
ATLANTIQUE
MER
MÉDITERRANÉE
ALGÉRIE
MAROC
Maroc
TRIPOLI
Alexandrie
Le Caire
ÉGYPTE
PERSE
Ispahan
AFGHANISTAN
Candahar
TIBET
BÉLOUTCHISTAN
HINDOUSTAN
ARABIE
Médine
La Mecque
Djeddah
Calcutta
BIRMAN
GOLFE
DU BENGALE
SIAM
MER ROUGE
Moka
Aden
Bombay
Madras
MER D'OMAN
AFRIQUE
Ceylan
Sumatra
Singapour
Gravé par E. Morieu, r. Thois 3, Paris.
G. Masson, Éditeur à Paris.
Paris Lith. Lemercier et C.ie r. de Seine 57